K. MÜTZE

DIE AKKOMMODATION DES MENSCHLICHEN AUGES

DIE AKKOMMODATION DES MENSCHLICHEN AUGES

DIPL.-ING. K. MÜTZE

INSTITUT FÜR OPTIK UND FEINMECHANIK
DER DEUTSCHEN AKADEMIE DER WISSENSCHAFTEN ZU BERLIN
BERLIN-ADLERSHOF

MIT 113 ABBILDUNGEN UND 15 TABELLEN

1956

AKADEMIE-VERLAG · BERLIN

Erschienen im Akademie-Verlag GmbH., Berlin W 8, Mohrenstraße 39
Lizenz-Nr. 202 - 100/278/56
Satz, Druck und Bindung: IV/2/14 - VEB Werkdruck Gräfenhainichen - 572
Schutzumschlag: Willi Bellert
Bestell- und Verlags-Nr. 5235
Printed in Germany

Vorwort

Wenn mit diesem Buch der Versuch unternommen werden soll, eine zusammenfassende Darstellung der heute herrschenden Ansichten und Gegenansichten über die Vorgänge bei der Akkommodation des menschlichen Auges zu geben, so bedarf dies zunächst einiger einleitender Worte der Begründung.

Die Literatur über das Problem der Akkommodation ist im Laufe der Jahre nach den Klassikern auf diesem Gebiet v. HELMHOLTZ, GULLSTRAND, v. HESS stark angewachsen, und mit Recht hat STREBEL einmal gesagt, daß kein Jahr vergeht, in dem nicht ein neuer Gedanke zur Erklärung des Vorganges der Akkommodation entwickelt wird. Die Theorie von v. HELMHOLTZ mit ihrer Ergänzung durch GULLSTRAND und v. HESS kann nicht alle Beobachtungen, die beim Akkommodationsvorgang gemacht werden können, restlos und voll befriedigend erklären. Sie besitzt Lücken, die noch manche Frage offen lassen. Dies führte zu Versuchen, diese Theorie weiterhin zu ergänzen oder sie durch die Aufstellung neuer Theorien zu ersetzen. Aber auch die Gegentheorien leisteten bisher nicht alles, und eine befriedigende Erklärung aller gemessenen und beobachteten Geschehnisse gibt es auch heute noch nicht. Andererseits haben die Forschungen der letzten Jahre doch zu schönen Ergebnissen geführt, und diese Ergebnisse sind ein Anlaß der Veröffentlichung dieses Buches.

Ein anderer Anlaß liegt darin begründet, daß die alten umfangreichen und eingehenden Handbücher nur noch in wenigen Exemplaren in den größeren Bibliotheken vorhanden sind. Sie sind zum großen Teil überholt und besitzen Gültigkeit nur noch im Zusammenhang mit den Veröffentlichungen über die seit ihrem Erscheinen gemachten Forschungen. Aber diese Veröffentlichungen sind ebenfalls weit verstreut und z. T. nur noch in wenigen Exemplaren vorhanden und wie die Handbücher schwer zugänglich.

Dieses Buch will dem am Problem der Akkommodation Interessierten die Arbeit erleichtern, sich durch den Berg des Schrifttums hindurch zu arbeiten. Wer sich allgemein orientieren will, wird hier vielleicht schon finden, was er sucht. Es kann dem ein Wegweiser sein, den nur ein Teilgebiet interessiert. Wer sich aber tiefer mit den Ergebnissen der Forschung befassen, wer sich selbst einen Standpunkt im Kampfe der Meinungen und der Theorien schaffen möchte, wird zunächst einen Überblick erhalten und im umfangreichen Literaturverzeichnis die Veröffentlichungen genannt finden, die ihn weiter führen und an die Forschung selbst heranbringen. Es wurde deshalb Wert darauf gelegt, ein Verzeichnis der Literatur aufzustellen, die dem Verfasser bekannt wurde, also nicht nur der Arbeiten, die bei der Abfassung dieses Buches benutzt wurden.

Dies gilt allerdings nur für die Veröffentlichungen nach 1925. Für die vor diesem Zeitpunkt veröffentlichten Arbeiten gibt es ausgezeichnete Zusammenstellungen in HELMHOLTZ, Handbuch der Physiologischen Optik, 3. Ausgabe (1909) und GRAEFE-SAEMISCH, Handbuch der gesamten Augenheilkunde, Berlin 1925, auf die verwiesen werden muß.

Ich danke Herrn Prof. Dr. LAU, der auf Grund unserer gemeinsamen Arbeiten auf dem Gebiet der Akkommodationsruhelage die Anregung zu diesem Buche gab, für die Mithilfe und die wertvollen Ratschläge und Herrn Dr. G. WEBER für wichtige Hinweise bei der Durchsicht.

Berlin, im Mai 1956 Der Verfasser

Inhaltsverzeichnis

I. Definition des Begriffes Akkommodation

Das Wort Akkommodation kommt vom lateinischen *accommodare* = sich anpassen, sich einrichten und bedeutet im Zusammenhang mit dem Auge und seinen Eigenschaften die Fähigkeit des Auges, sich auf ein Objekt, das sich in beliebiger Entfernung vom Auge befindet, so einzustellen, daß dieses Objekt scharf gesehen werden kann.

Nach den Gesetzen der optischen Abbildung bestehen zur Verwirklichung dieser Forderung des Scharfsehens drei Möglichkeiten. Eine Abbildung hängt ab von den Größen: Entfernung des Objektes vom abbildenden System, Entfernung der Bildebene vom abbildenden System und Brennweite des abbildenden Systems. Die Entfernung des Objektes vom abbildenden System ist in unserem Falle der Akkommodation des Auges als gegeben anzusehen, denn wir wollen ja die Möglichkeiten, sich auf eine gegebene Entfernung einzustellen, betrachten. Es können also nur die Brennweite des abbildenden Systems oder die Entfernung der Bildebene, d. h. beim Auge der Netzhaut vom abbildenden System, oder beide gleichzeitig geändert werden. Wir können dabei im einzelnen noch unterscheiden, daß eine Änderung der Brennweite sowohl durch eine Änderung der Krümmungsradien der begrenzenden Flächen des abbildenden Systems als auch durch eine Änderung des Brechungsindex der brechenden Substanzen möglich ist und daß die Entfernung der Netzhaut vom abbildenden System sowohl durch eine Verschiebung des abbildenden Systems, also besonders der Linse, als auch durch Verschiebung der Netzhaut geändert werden kann. Diese Möglichkeiten wurden deshalb besonders herausgestellt, da jede von ihnen einzeln oder mehrere von ihnen zusammen im Tierreich oder beim Menschen zur Erreichung einer Akkommodation in Anwendung kommen.

Auch ein Rückblick auf die verschiedenen Versuche einer Erklärung des Akkommodationsmechanismus des menschlichen Auges zeigt, daß man alle diese Mögichkeiten einmal zur Erklärung herangezogen hat.

II. Anatomie des Auges

1. Die funktionelle Anatomie

Wenn man etwas über den Vorgang bei der Akkommodation des Auges sagen will, läßt es sich nicht umgehen, zuvor einen Überblick über die Anatomie der Organe zu bringen, die an der Akkommodation beteiligt sind, es sei denn, man setzt die eingehende Kenntnis des Lesers darüber voraus oder erwartet, daß er sich nötigenfalls in den vorhandenen Lehrbüchern und Zeitschriften orientiert. Letzteres wird nicht immer gut möglich sein, da auch in der Kenntnis der Anatomie ständig Fortschritte zu verzeichnen sind, die Veröffentlichungen hierüber aber verstreut und nicht immer unmittelbar greifbar sein werden. Insbesondere ist es die funktionelle Anatomie, die nach neuen Gesichtspunkten auch für die Erforschung des Akkommodationsvorganges durch die Arbeiten von MOLLIER, ROHEN, MEESMANN u. a. Hervorragendes geleistet hat und deren Ergebnisse hier Erwähnung und Berücksichtigung finden sollen.

Die funktionelle Anatomie sieht die Gestalt des Organs im Zusammenhang mit seiner Leistung. ROHEN hat in seiner Arbeit auf die vielen Bemühungen und Versuche hingewiesen, dieser neuentwickelten Denkweise, die doch so selbstverständlich erscheint, Eingang in die Anatomie zu verschaffen. Danach herrschte bis zum Ende des vergangenen Jahrhunderts die analytische Beschreibung der Form. Die Fülle der dabei gewonnenen Erkenntnisse drängte jedoch zu einer Synthese, zur Suche nach allgemeineren Gestaltungsprinzipien. Es kann hier nicht die Aufgabe sein, näher auf die Entwicklung einzugehen, die mit dem Namen ROUX, HEIDENHAIN und BENNINGHOFF verknüpft ist. BENNINGHOFF schloß dann diese Entwicklung im wesentlichen mit der Prägung des Begriffes „funktionelles System“ ab.

Im lebendigen gesunden Organismus gibt es keine selbständigen Einzelglieder. Alle Einzelglieder werden durch Schachtelung harmonisch zusammengefügt, wobei immer eine größere Ordnung eine Mehrzahl von kleineren Ordnungen umfaßt. Die Aufgabe eines derartigen funktionellen Systems ist die gemeinsame Leistung. Hierbei ist die Größenordnung dieses Systems unterschiedlich. Es kann eine einzelne Zelle, ein Gewebe, ein Organ oder eine Zusammenfassung von Organen sein, je nachdem welche Leistung man im einzelnen im Auge hat. ROHEN schreibt, „daß der Begriff des funktionellen Systems, wenn er exakt gefaßt werden soll, nur in der jeweils zu ihm gehörigen Dimension angewendet werden darf, daß er aber andererseits immer über sich hinausweist auf einen nächsthöheren Wirkungszusammenhang“.

Die z. T. erheblichen Schwierigkeiten in der Durchführung von Untersuchungen in der funktionellen Anatomie liegen u. a. in diesen verschiedenen Größenordnungen, über die sich die Systeme kontinuierlich erstrecken. Unsere bisherigen Untersuchungsmethoden kennen nur ein makroskopisches Untersuchen mit der Erfassung des Raumes, der Anwendung des stereoskopischen Sehens, und ein mikroskopisches und übermikroskopisches Untersuchen mit Dünnschnitten, also der Ausdehnung der Untersuchung nur in der Ebene. Zwischen beiden liegt ein bisher wenig zugänglicher Bereich, den BENNINGHOFF als „makromikroskopischen Raum“ bezeichnete, ein „Reich der vernachlässigten Dimensionen“ (PETERSEN 1932). Erst die neuere Entwicklung der stereoskopischen Optik, der Stereo-Mikroskope mit 6- bis 160facher Vergrößerung gestattet, hier den Übergang zu finden, das stereoskopische Sehen in die mikroskopische Untersuchung hineinzutragen und eine funktionelle Systembetrachtung durchzuführen, die zu ihren wichtigsten Ergebnissen gerade bei Untersuchungen in dem makro-mikroskopischen Raum gelangt. Die Beseitigung dieses Risses in den Untersuchungsverfahren ermöglicht die funktionelle Verknüpfung von der histologischen bis zur makroskopischen Einheit.

Für das Auge hat ROHEN diese funktionell-anatomischen Untersuchungen durchgeführt, MEESMANN hat sie für den Ziliarmuskel durch seine Arbeiten bestätigt. Die Netzhaut dient der Aufnahme des Lichtreizes und bildet damit ein funktionelles System. Untersuchungen von BENNINGHOFF und PUFF (1950, 1951, 1952) ergaben, daß in der Retina des Froschauges bei jeder Belichtung Veränderungen in den Kerngrößen auftreten. ROHEN hat dasselbe an der Netzhaut der Säuger zeigen können. Diese Kernveränderungen, Kernschwellungen und -schrumpfungen sind Schädigungen, die durch die Versorgung wieder ausgeglichen werden müssen. Damit ergibt sich ein funktioneller, stoffwechselphysiologischer Zusammenhang zur Aderhaut und zum Zentralgefäßkreislauf.

Die Netzhaut dient aber nicht nur der Aufnahme eines Lichtreizes. Es soll ja ein Bild, und zwar ein scharfes Bild empfangen werden.

Über die Entstehung des Bildes soll hier nichts näher ausgeführt werden. Es sei hier nur auf die Untersuchungen der Gestaltpsychologie hingewiesen (WERTHEIMER, KÖHLER, GOTTSCHALDT, LAU, meist in „Psychologische Forschung", auch EHRENSTEIN und METZGER). Hier interessiert nur die Schärfe des Bildes. Zur Erreichung dieser Schärfe ist ein ausgedehnter, feingegliederter Apparat, der Akkommodationsapparat erforderlich. Hier besteht also ein funktionell optisch-mechanischer Zusammenhang, an dem zunächst Aderhaut, Ziliarkörper, Zonula und die Linse beteiligt sind. Schließlich muß aber auch die Iris als Blende dieses abbildenden Systems mit hinzugenommen werden. Optisch-mechanisches System der Blende und des Akkommodationsapparates und stoffwechsel-physiologisches System der Aufnahme eines Lichtreizes bilden zusammen wieder ein funktionelles System der Bildentstehung im Auge. Aber erst die Vereinigung des Systems der Bildentstehung mit dem System der Weiterleitung des Eindruckes durch die Nervenbahnen und mit dem System der Bildverarbeitung im Gehirn bezeichnen wir als das Sinnesorgan des Sehens. Dazu kommen die funktionellen Systeme, die als Einzelleistungen die Formgebung (Sklera, Hornhaut), den Schutz (Orbita, Lider, Conjunctiva, Tränenorgane), die Bewegung (Muskel, Fettkörper) haben. Sie werden „als Glied erst sinnvoll, wenn man sie im Gesamtverband des Sinnesorgans betrachtet Damit weitet sich die Betrachtung zwangsläufig auf das Gesamtorgan aus. Aus der Synthese aller funktionellen Systeme des Auges ergibt sich auf diese Weise etwas, was man vielleicht als die funktionelle Gestalt des Sehorgans bezeichnen könnte" (ROHEN 1953).

Da diese Arbeiten von ROHEN, MEESMANN u. a. erst aus der jüngsten Zeit stammen und daher nicht jedem Leser bekannt oder sofort zugänglich sein werden, wird eine kurze gedrängte anatomische Beschreibung des Auges zunächst gebracht werden. Sie soll nicht eingehend sein und nur das bringen, was zum Verständnis der folgenden Kapitel notwendig ist.

2. Die Anatomie des Auges

Die am Akkommodationsmechanismus des Auges unmittelbar beteiligte Einrichtung setzt sich im wesentlichen aus den folgenden Teilen zusammen: der Linse mit Linsenkapsel, dem Aufhängebändchen oder der Zonula, dem Strahlen- oder Ziliarkörper und der Aderhaut. Diese Teile sind aber nur im engen Zusammenhang mit den übrigen Teilen des Auges am Akkommodationsmechanismus beteiligt; eine Beschreibung und ein Verständnis des Akkommodationsvorganges oder der zu seiner Erklärung aufgestellten Theorien ist nur möglich, wenn ihm vorher eine Beschreibung des gesamten Auges vorangegangen ist.

Das Sehorgan unseres menschlichen Körpers besteht aus dem Augapfel, den Teilen, die den Augapfel umgeben und seinem Schutze und seiner Bewegung dienen, dem Sehzentrum im Gehirn und den Leitungsbahnen, die Auge und Sehzentrum miteinander verbinden. Der ganze Vorgang des Sehens ist sehr kompliziert. Dementsprechend ist das Netz der Leitungsbahnen differenziert gebaut und mit Ganglien als Zwischen- und Umschaltstationen ausgerüstet. Im Gehirn sind nicht nur bestimmte Teile am Zustandekommen eines Seheindruckes beteiligt. Es müssen auch die Verbindungen zu den übrigen Zentren des Bewußtseins vorhanden und intakt sein, zu denen der Erinnerung, der Sprache, dem Gehör usw., damit die gewonnenen Seheindrücke verarbeitet und gedeutet werden können. Störungen dieser Querverbindungen führen zur Blindheit, der sogenannten Seelenblindheit.

Uns interessiert hier insbesondere das Auge (siehe Abb. 1) als Empfänger des Seheindruckes, und wir wollen an ihm drei Gruppen von Organen unterscheiden: den Augapfel, die den Augapfel umgebenden Teile, die seiner Befestigung, seinem Schutze und seiner Erhaltung dienen und die Muskeln, Nerven und Blutbahnen, die das Auge bewegen und versorgen. Die Schutz- und Halteorgane sind:

1. die knöcherne Augenhöhle (Orbita)
2. die Augenlider (Palpebrae)
3. die Bindehaut (Conjunctiva)
4. die Tränenorgane.

a) Die Schutzorgane

Die knöcherne Augenhöhle (Orbita) (siehe Abb. 2)

Sieben Knochen des Schädels und des Gesichtes bilden die knöcherne Augenhöhle. Es sind, von oben über die Schläfenseite gezählt: das Stirnbein, das Keilbein, das Jochbein, das Wangen- und Gaumenbein, der Oberkiefer, das Siebbein und das Tränenbein. Diese Knochen sind miteinander durch feste Nähte verbunden. Sie bilden ungefähr eine vierseitige Pyramide, deren Grundfläche der vordere Eingang der Orbita, deren Spitze das Sehnervenloch am hinteren Ausgang der Orbita bilden. Die Flächen dieser Pyramide stoßen nicht scharfkantig aneinander, sondern gehen allmählich ineinander über. Verschiedene Einbuchtungen, Löcher und Kanäle sind vorhanden und von Bedeutung. So befinden sich an der oberen Wand zwei Vertiefungen an der Schläfe zur Aufnahme der Tränendrüse und nasal

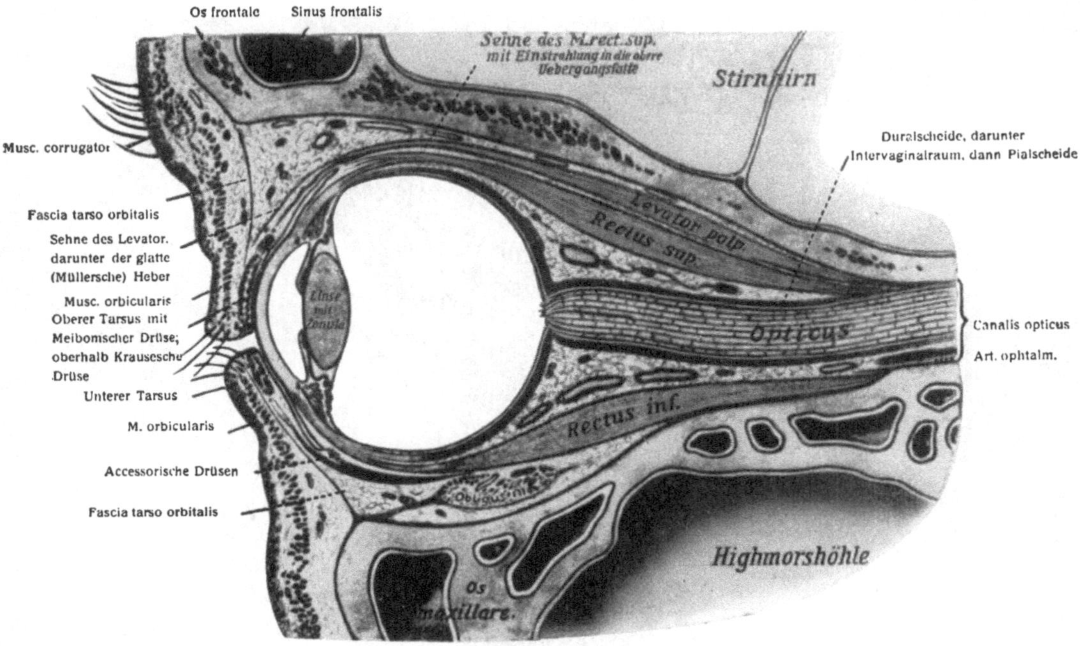

Abb. 1. Senkrechter Schnitt durch die Augenhöhle (nach SATTLER aus AXENFELD)

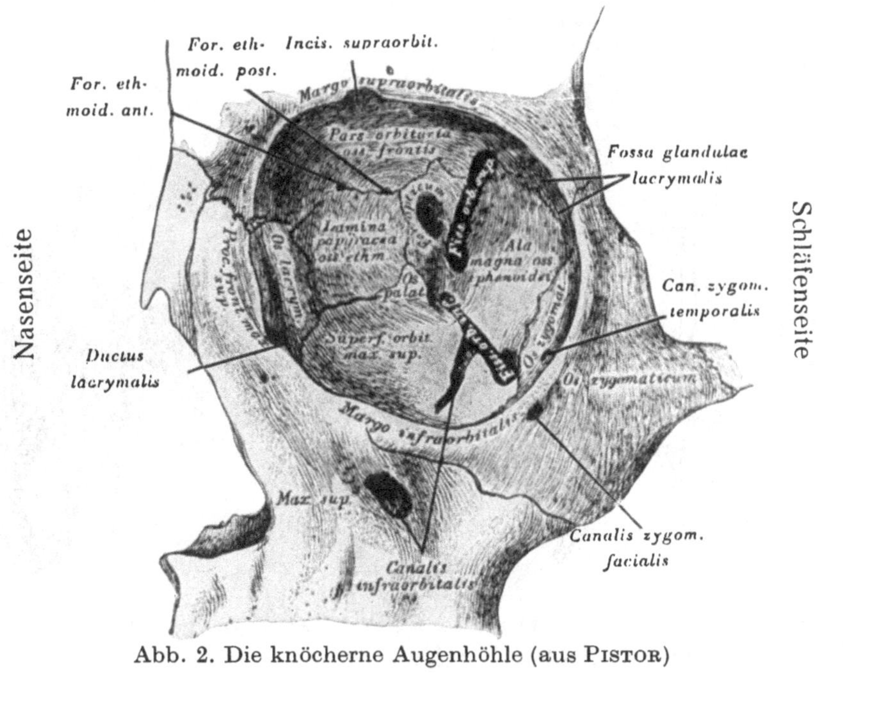

Abb. 2. Die knöcherne Augenhöhle (aus PISTOR)

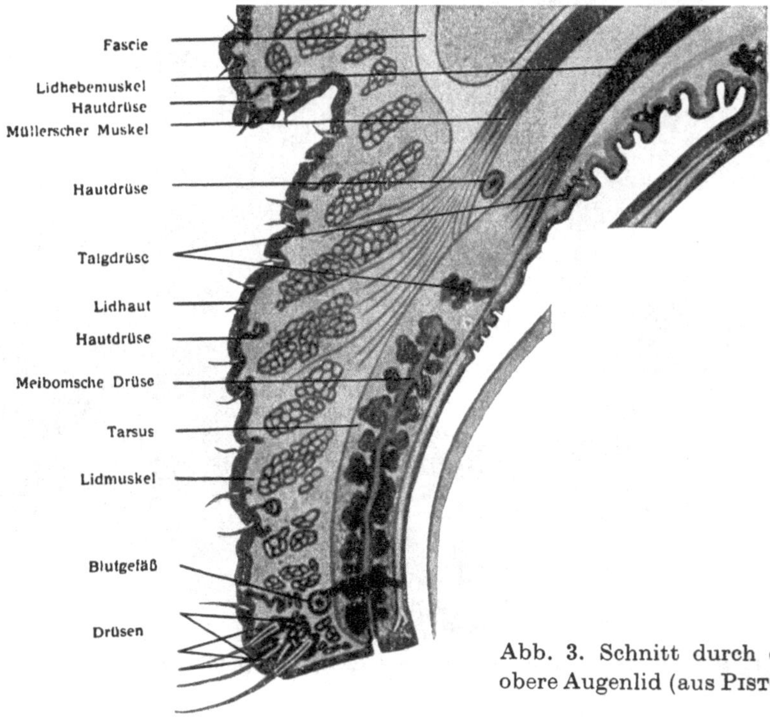

Abb. 3. Schnitt durch das obere Augenlid (aus PISTOR)

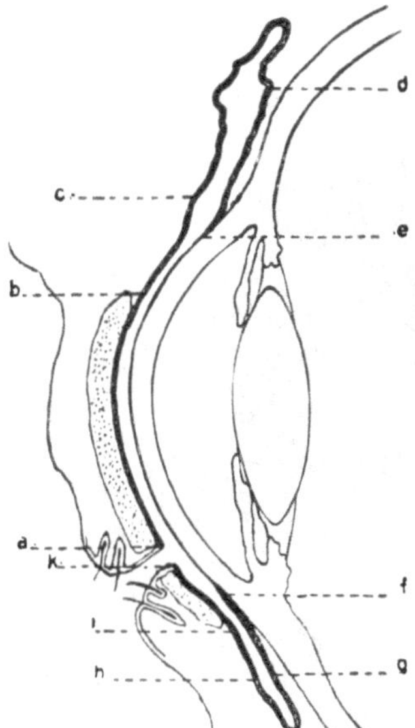

Abb. 4. Die Bindehaut (schematisch) (aus AXENFELD)

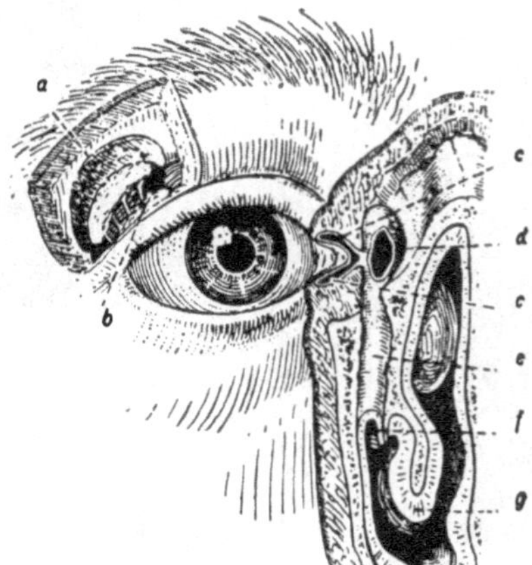

Abb. 5. Lage der Tränenorgane (aus AXENFELD)

für die Rolle des oberen schiefen Augenmuskels, an der Nasenseite eine Höhlung, in der der Tränensack liegt. Von den Löchern erwähnten wir bereits das Sehnervenloch an der Spitze der Pyramide. Durch dieses Loch tritt der Sehnerv aus der Augenhöhle in den Sehnervenkanal.

An der Schläfenseite liegen zwei große Spalten, von denen die untere für den Eintritt wichtiger Nerven, so des Nervus oculomotorius, des Nervus abducens, des Nervus nasociliaris u. a. dient. Ein Nasen-Tränenkanal führt zur Nasenhöhle, das hintere Siebbeinloch führt ebenfalls dorthin und das vordere Siebbeinloch zur Schädelhöhle. Die beiden Augenhöhlen nähern sich mit ihren hinteren Enden, den Sehnervenlöchern, einander. Auch sind die unteren Flächen zu den Schläfen hin leicht geneigt. Der Raum der Augenhöhle ist von Fettgewebe angefüllt, in dem sich Muskeln, Nerven, Gefäße und der Sehnerv eingebettet finden und der Augapfel gut gleitend bewegen kann. Die Knochen der Orbita sind unterschiedlich in ihrer Stärke. Sie sind z. B. sehr dünn an der oberen Wand oder Decke der Augenhöhle und besonders in der Papierplatte des Siebbeins an der Seite, die der Nase zugewandt ist.

Im Gegensatz zu diesen sehr dünnen Seitenflächen der Orbita sind die Ränder sowohl am vorderen Eingang als auch am Sehnervenloch sehr kräftig ausgebildet. Am Sehnervenloch schließt der Sehnervenkanal an, ein ca. 9 mm langes und ca. 6 mm weites kräftiges Rohr, das dem Sehnerv an seiner empfindlichsten Stelle einen Schutz bietet. Am vorderen Orbitalrand sind besonders die oberen Teile sehr stark und dickwulstig. Sie sind imstande, kräftige Stöße und Schläge aufzufangen und vom Auge fernzuhalten.

Die Augenlider (Palpebrae)

Nach vorn schließen die Augenlider die Orbita ab und bilden für den Augapfel einen Schutz. Sie sind eine Fortsetzung der Haut der Stirn und der Wange. Das obere Lid ist nach oben durch die Augenbraue, das untere nach unten durch eine Furche begrenzt. Zwischen den Lidern befindet sich die Lidspalte, eine zur Schläfe hin etwas abfallende Spalte. Die beiden Winkel der Lidspalte sind verschieden ausgebildet. Der äußere an der Schläfe ist spitz, der innere an der Nase abgerundet. In ihm liegt der Tränensee und am unteren und oberen Lid das Tränenpünktchen, die Öffnungen der Tränenröhrchen.

Die Lider (siehe Abb. 3) bestehen aus mehreren Schichten; diese sind von außen nach innen: die äußere Haut, sehr dünn, so daß hier oft die Blutgefäße durchschimmern, die Muskelschicht mit dem Lidmuskel, der die Lidspalte kreisförmig umschließt, die Knorpelschicht (Tarsus) als Stützschicht des Lides und die Bindehaut (Conjunctiva).

An den Lidrändern oberhalb und unterhalb der Lidspalte sitzen die Wimpern (Zilien). Sie dienen dem besonderen Schutze vor eindringenden kleineren Fremdkörpern. Am oberen Lid sind es ungefähr 150, am unteren Lid 70 Härchen, die im Laufe von ca. 5 Monaten absterben und sich erneuern.

Die Form der Lidspalte ist entscheidend für das Aussehen des Auges. Man spricht von großen Augen, wenn die Lidspalte weit geöffnet ist. Die Lider schließen sich in der Minute 5 bis 7 Mal. Dadurch wird die Oberfläche des Auges feucht gehalten. Gleichzeitig werden kleine Fremdkörper nasalwärts zum Tränensee geschwemmt. Bei der Annäherung von sichtbaren Fremdkörpern an das Auge tritt der unwillkürliche Lidreflex ein und die Lider schließen sich.

Die Bindehaut (Conjunctiva) (siehe Abb. 4)

Den Lidern liegt innen die Bindehaut an. Sie geht vom Lidrand an der Lidspalte aus (*a* und *k*) am Lid entlang (bis *b* und *l*), legt sich dann um (*c—d* und *h—g*) und liegt dem Augapfel auf (*d—e* und *g—f*). An der Hornhaut geht sie in diese über (*e* und *f*). Dementsprechend unterscheidet man drei Teile der Bindehaut: die Bindehaut der Lider, den Umschlagteil und die Bindehaut des Augapfels. Die Bindehaut der Lider und des Augapfels gleitet bei der Bewegung des Auges aufeinander. Der Umschlagteil ermöglicht diese Augenbewegung ohne Schwierigkeit.

Die Bindehaut bildet also einen Sack, der vorn an der Lidspalte aufgeschlitzt ist, den Bindehautsack.

Die Tränenorgane (siehe Abb. 5)

Bei den Tränenorganen unterscheidet man die tränenabsondernden von den tränenabführenden. Die tränenabsondernden sind die eigentliche Tränendrüse am oberen temporalen Rand der Orbita (*a*) und die akzessorischen Tränendrüsen, die sehr viel kleiner sind als die eigentliche Tränendrüse, aber sonst den gleichen Bau aufweisen und sich in der oberen Umschlagfalte der Bindehaut befinden. Auch die eigentliche Tränendrüse setzt sich aus zwei Teilen zusammen, dem orbitalen in einer Grube der Orbita und darunter dem palpebralen Teil hinter dem Oberlid.

Die tränenabführenden Organe sind die Tränenröhrchen (*c*), der Tränensack und der Tränen-Nasenkanal. Die Tränenröhrchen beginnen in den Tränenpünktchen am oberen und unteren Lid nahe dem inneren Lidwinkel. Sie verlaufen zunächst senkrecht zur Lidkante, knicken dann ungefähr rechtwinklig nasenwärts um und vereinigen sich dicht vor dem Eintritt in den Tränensack oder treten dort getrennt ein. Der Tränensack liegt in einer Grube an der Nasenseite der Orbita. Sein oberes Ende ist etwas höher als die Einmündungsstelle der Tränenröhrchen (*d*) und abgerundet verschlossen. Nach unten geht er in den Tränen-Nasenkanal (*g*) über, der in die Nasenhöhle unterhalb der unteren Nasenmuschel mündet.

Die Tränendrüsen der Bindehaut sorgen für die Feuchthaltung des Auges. Die eigentliche Tränendrüse sondert Tränenflüssigkeit durch psychische oder reflektorische Einflüsse durch Mitinnervation ab. Psychische Einflüsse entstehen bei Schmerz, Trauer, Mitleid und oft auch bei Freude, Lachen. Reflektorische Reize liegen z. B. bei Reizungen der Schleimhäute der Nase, des Augapfels oder der Bindehaut durch Fremdkörper, Blendung, Kälte u. a. vor. Die Tränensekretion wird dann so stark, daß die Tränenröhrchen die Tränenflüssigkeit nicht mehr fassen können und es zum Überfließen der Tränenflüssigkeit kommt. Die Tränenflüssigkeit überspült dabei das Auge von der Tränendrüse aus temporal oben zum Tränensee nasal unten und nimmt etwa vorhandene, Reize verursachende Fremdkörper und Verunreinigungen mit.

b) Der Augapfel (Bulbus) (siehe Abb. 6)

Die Bezeichnung Bulbus (d. h. Zwiebel) trägt der Augapfel wegen des Aufbaues seiner äußeren Hülle, die aus mehreren Schichten besteht, welche sich ähnlich den Schalen einer Zwiebel aufeinanderlegen. Der Augapfel ist in der Orbita in ein weiches Fettgewebe eingefügt, in dem er wie ein Gelenkkopf in der Gelenkpfanne sich mit seinem rückwärtigen kugligen Teil nach allen Seiten bewegen kann. Die

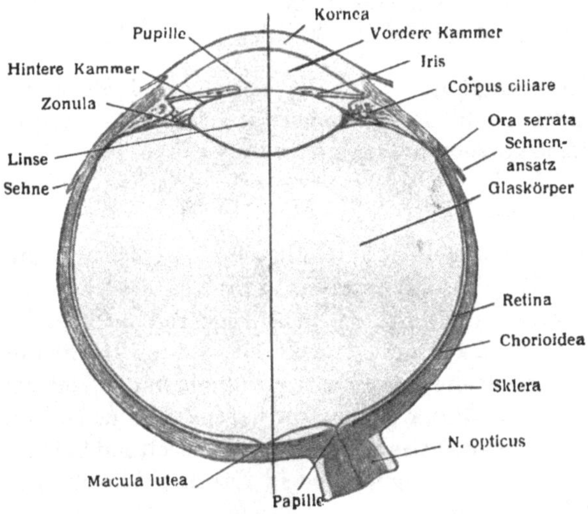

Abb. 6. Schnitt durch das menschliche Auge (schematisch)
(aus Pistor)

Bewegung wird durch die Augenmuskeln veranlaßt, über die weiter unten Näheres ausgeführt wird. Die Einbettung gestattet ein federndes Zurückweichen bei einem Druck oder Stoß auf den Augapfel. Die Bewegungen des Auges gehen um einen Punkt, den Drehpunkt des Auges, der seine Lage bei Drehung des Auges nach allgemeiner Ansicht wohl annähernd beibehält. Er liegt ca. 13,5 mm hinter dem Hornhautscheitel auf der Sehachse des Auges.

Die Gestalt des Augapfels gleicht, abgesehen von seiner rückwärtigen Hälfte, die genau kuglig ist, nur annähernd einer Kugel. Seine Durchmesser liegen ungefähr im Verhältnis folgender Zahlen: Hornhautscheitel-Netzhaut = 24 mm, der vertikale Durchmesser = 23,33 mm und der horizontale = 23,6 mm. An ihrer Vorderfläche ist der ungefähren Kugel des Bulbus die Hornhaut (Cornea), eine Kugelfläche mit kleinerem Krümmungsradius aufgesetzt. Am Übergang dieser beiden Kugelflächen verläuft eine Einschnürung, die Hornhautfurche.

An den Ansatzstellen der Augenmuskeln ist der Bulbus etwas abgeflacht.

Man unterscheidet am Bulbus im wesentlichen drei Schichten. Diese sind von außen nach innen:

1. die Faserhaut. Am vorderen Teil des Bulbus ist sie durchsichtig (Hornhaut, Cornea), im übrigen aber weiß und undurchsichtig (Lederhaut, Sklera). Sie bildet eine geschlossene Hülle.
2. Die Uvea. Sie besteht aus drei Teilen und besitzt in ihrer Vorderseite ein kreisförmiges Loch, die Pupille. Der Teil, der die Pupille unmittelbar umgibt, ist die Regenbogenhaut (Iris), ihm schließt sich der Strahlenkörper (Corpus ciliare) und dann die Aderhaut (Chorioidea) an.
3. Die Netzhaut (Retina). Sie ist die innerste Schicht und beginnt erst am Ende des Strahlenkörpers, wenn man von ihren nicht mehr als Netzhaut fungierenden Fortsätzen auf der Innenseite des Strahlenkörpers absieht.

Das Innere des Augapfels enthält die Vorder- und Hinterkammer, getrennt durch die Iris und angefüllt mit Kammerwasser, die Linse mit der Linsenkapsel und dem Aufhängebändchen und den Glaskörper.

Die Faserhaut (Hornhaut, Lederhaut)

Die Faserhaut ist die äußere Schutzhülle des Augapfels. Sie gibt ihm die Form und sorgt für eine Regulierung des Binnendruckes. Der vordere Teil ist durchsichtig und etwas dicker und fester als der übrige Teil der Faserhaut (in der Mitte 0,8 bis 0,9 mm, am Rand 1,1 mm). Dieser Teil wird mit Hornhaut bezeichnet und gehört mit Linse und Kammerwasser zum abbildenden Teil des Auges. Er ist stärker gekrümmt als der übrige Bulbus und hat im allgemeinen einen Krümmungsradius der Vorderfläche von etwa 7,7 mm in vertikaler und 7,8 mm in horizontaler Richtung (physiologischer Astigmatismus). Die Hinterfläche der Hornhaut hat einen kleineren Krümmungsradius.

Der Durchmesser des Hornhautrandes, des Limbus corneae, ist horizontal 11,5 und vertikal 10,5 mm, so daß man den Eindruck einer schwach elliptischen Form hat. Der Durchmesser ist bei verschiedenen Individuen als konstant zu betrachten. Dagegen sind die Krümmungsradien bei verschiedenen Personen Schwankungen unterworfen.

Über den funktionellen Bau der Hornhaut liegen Untersuchungen ROHENS vor. Besondere Schwierigkeiten der Erforschung des Faserbaues waren durch die gekrümmte Form, die die Herstellung von Flachschnitten erschwerte, und durch die Durchsichtigkeit der Fasern gegeben. Die Fasern der Hornhaut zeigen eine deutliche Verflechtung. Sie gehen vom Rande der Hornhaut, dem Limbus corneae, aus und spalten sich zur Mitte der Hornhaut hin mehrfach y-förmig auf (siehe Abb. 7), wobei sie bogenförmig in ein ballonnetzartiges Gitter umbiegen. Dieses ballonnetzartige Gitter hebt sich am Negativ des Nervennetzes bei polarisiertem Licht deutlich ab (siehe Abb. 8). Das Strukturbild gleicht dem von KRAUSS (1937) für die Rindercornea ermittelten (siehe Abb. 11). Man findet Fasern, die sehnenförmig vom Rande der Cornea ausgehen und wieder in ihn einmünden,

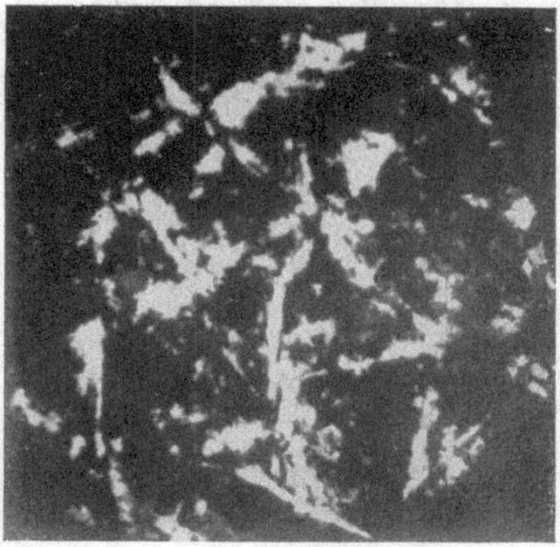

Abb. 7. Y-förmige Aufspaltung der Hornhautfasern (nach ROHEN)

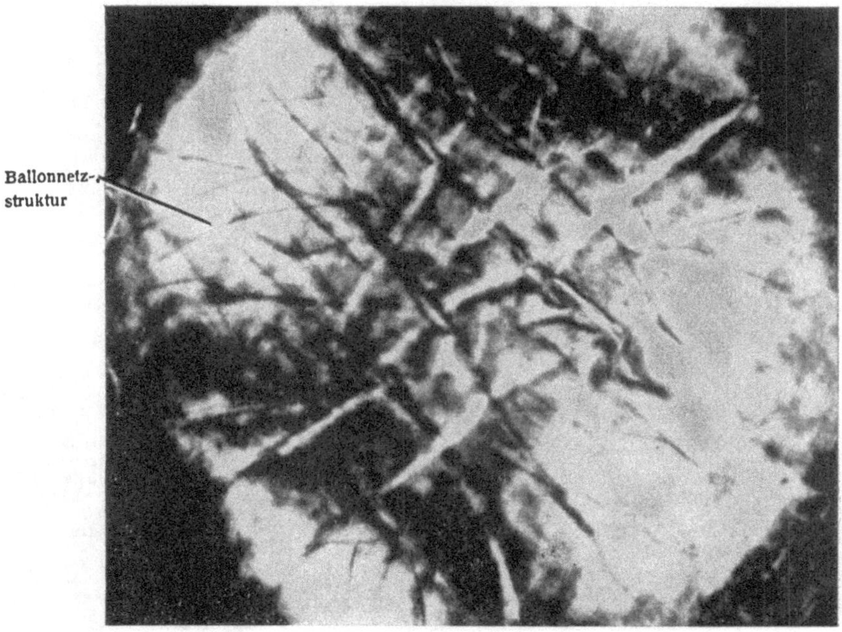

Abb. 8. Netzartige Struktur der Hornhaut (nach ROHEN)

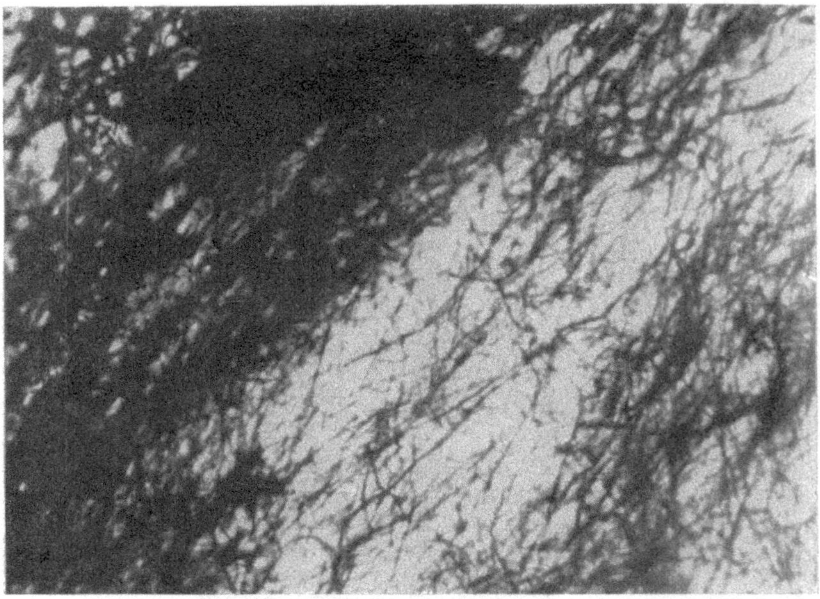

Abb. 9. Lamina elastica chorioideae: Elastische Längsnetze (nach ROHEN)

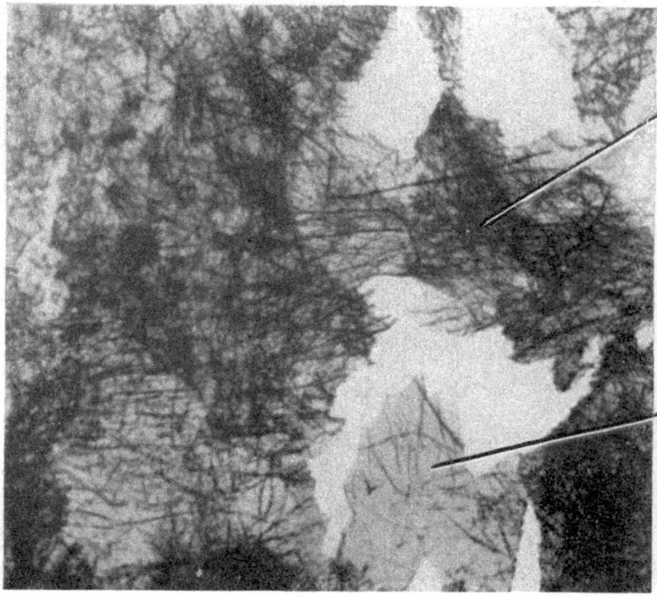

Abb. 10. Lamina elastica chorioideae: Elastische Quernetze (nach ROHEN)

und solche, die die Hornhautmitte überqueren. Diese ballonnetzartige Struktur gibt der Hornhaut eine besondere unnachgiebige Festigkeit.

Der übrige Teil der Faserhaut ist die Lederhaut oder Sklera. Der Übergang von der Hornhaut zur Sklera wird mit Limbus corneae bezeichnet. An der Innenseite des Limbus corneae ist eine flache Vertiefung vom Gewebe, dem Ligamentum pectinatum, überdeckt. Dadurch wird ein Röhrchen, der Schlemmsche Kanal, gebildet, der Bedeutung für den Flüssigkeitswechsel des Augeninnern besitzt.

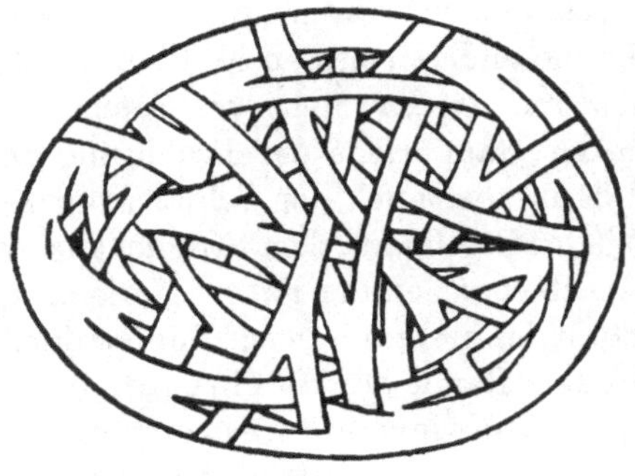

Abb. 11. Strukturbild der Rindercornea (nach KRAUSS aus ROHEN)

Die Sklera hat eine weißliche Färbung, die jedoch auch geringe Tönung zum bläulichen, besonders bei Jugendlichen, oder gelblichen Ton, besonders im Alter, besitzen kann. Sie ist vorn an der Hornhaut ca. 0,6 mm, in der Mitte am Äquator ca. 0,5 mm und an der Austrittstelle des Sehnerven ca. 1,0 mm dick. An dieser Stelle ist sie unterbrochen. Die Öffnung für den Austritt des Sehnerven ist aber durch einzelne Skleralfasern überbrückt, so daß sie mehr den Eindruck eines Siebes macht.

H. BECHER (1932), E. FISCHER (1933), OSTERHAGE (1933) haben am Rinderauge und KOKOTT (1934, 1935) auch am Menschenauge Untersuchungen über den Bau der Sklera durchgeführt. Es ergibt sich dabei ein deutlicher Unterschied zwischen der vorderen und hinteren Bulbushälfte (siehe Abb. 12). In der vorderen Hälfte zum Limbus corneae hin herrschen die äquatorialen Richtungen im Faserverlauf vor, in der hinteren Hälfte zeigt sich ein mehr meridionales ballonnetzartiges Gitter. Die vordere Hälfte besitzt daher mehr Festigkeit und bietet den Augenmuskeln einen Halt, die hintere Hälfte ist dagegen elastisch dehnbar.

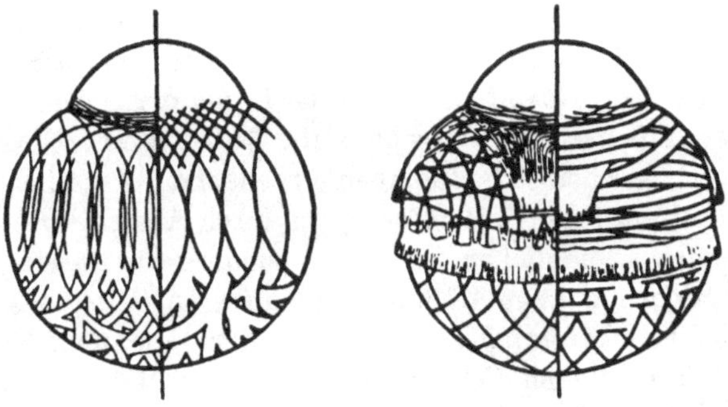

Abb. 12. Struktur der Sklera (nach BECKER aus ROHEN)

Die Uvea oder Traubenhaut, Gefäßhaut (Aderhaut, Ziliarkörper, Regenbogenhaut)

Die Gefäßhaut trägt den Namen Traubenhaut, weil sie freigelegt einer dunklen Weinbeere gleicht. Sie gliedert sich in drei Teile: a) die Aderhaut (Chorioidea), b) den Strahlenkörper (Corpus ciliare) und c) die Regenbogenhaut (Iris). Die Gefäßhaut ist der blutreichste Teil des Auges, und von ihren drei Teilen ist es wieder die Aderhaut, die in dieser Hinsicht die anderen beiden Teile übertrifft. Sie liegt der Lederhaut des Augapfels innen an. An der Stelle des Sehnerveneintritts ist sie unterbrochen. Sie dient in der Hauptsache der Ernährung der Netzhaut, der Linse und des Glaskörpers, dann aber auch der Schwärzung des Augeninnern. Der Übergang zum zweiten Teil der Gefäßhaut, dem Strahlenkörper, ist nicht scharf, sondern allmählich. Er läßt sich etwas an der Färbung erkennen, da der Strahlenkörper innen schwarz, die Chorioidea mehr braun ist. Der Strahlenkörper liegt ebenfalls der Sklera ungefähr bis zum Rande der Hornhaut an. In der Fortsetzung als Regenbogenhaut verläßt die Uvea die innere Augenwandung. Die Regenbogenhaut trennt die Vorderkammer des Auges von der Hinterkammer und legt sich dann auf die Linse auf. Man unterscheidet danach an der Regenbogenhaut den Ziliarteil vom Pupillarteil. Der Pupillarteil gleitet bei den Veränderungen der Pupille auf der Linse. Die Pupille ist die vordere, rings von der Regenbogenhaut umgebene Öffnung der Gefäßhaut. Über ihre Mitwirkung bei der optischen Abbildung wird noch zu sprechen sein.

Der Untersuchung der funktionellen Struktur der Aderhaut hat sich ROHEN ebenfalls unterzogen. Es traten hier wegen der gekrümmten Form hinsichtlich der Anfertigung von Flachschnitten ähnliche Schwierigkeiten auf wie bei der Hornhaut. Die Aderhaut besitzt vor allem elastisches Bindegewebe. Auf der Innenseite der Aderhaut befindet sich ein feines elastisches Häutchen, die Lamina elastica chorioideae. An ihr kann man eine sehr regelmäßige Struktur erkennen. An der Innenseite dieser Membran ist die Richtung der Fasern meridional (siehe Abb. 9), an der Außenseite äquatorial (siehe Abb. 10). Die Fasern verlaufen in Bögen, so daß sie zwischen sich Rhomben einschließen. Zwischen der Außen- und Innenseite besteht ein fester Zusammenhang durch Austausch der Fasern. Dabei gibt es aber keinen allmählichen Übergang, sondern die Fasern ändern ziemlich plötzlich ihre Richtung beim Übertritt zur anderen Seite. Die Richtung ihrer Krümmung bleibt dabei erhalten. Verfolgt man eine meridional verlaufende Faser, die auf ihrer linken Seite in Richtung der Betrachtung eine konkave Krümmung hat, und biegt diese Faser beim Wechsel auf die Außenseite der elastischen Schicht zur äquatorialen Richtung um, so bleibt die Krümmung der linken Seite konkav.

Am Sehnerveneintritt bildet diese Schicht zunächst ein ringförmiges Gitter und strahlt dann von diesem aus durch den Sehnerven hindurch. Damit ist für die Chorioidea hier eine Befestigung geschaffen. In allen übrigen Teilen ist sie dagegen sehr beweglich (siehe Abb. 13).

Die Verbindung der Aderhaut zum Ziliarmuskel ist entsprechend dieser an der Innen- und Außenseite der elastischen Membran verschiedenen Faserstruktur unterschiedlich. Von der Innenseite des Ziliarmuskels gehen langgestreckte elastische Sehnenpinsel in die in Längsrichtung verlaufenden Fasern der Aderhaut über. Von den weiter außen liegenden, mehr meridionalen, aber auch radiären Schichten des Muskels gehen Sehnen in die äußere, querverlaufende Faserschicht der Aderhaut über, indem diese Sehnen sich stärker büschelartig verbreiten. Die Ansatzstellen der Sehnenenden an der elastischen Membran sind dabei nach hinten gestaffelt. Die Aderhaut ist demnach imstande, die Aufgabe zu erfüllen, die bereits HENSEN und VÖLKERS nach ihren Nadelversuchen, dann aber MEESMANN und KOKOTT von ihr erwarteten, nämlich als Antagonist des Ziliarmuskels zu wirken.

Aus der elastischen Membran strahlen Fasern in senkrechter und schräger Richtung nach außen in die Gefäßschichten. Das Gefäßsystem kann auf diese Weise bei akkommodativen Verschiebungen mitbewegt werden. Die übrige lockere Struktur der Aderhaut erlaubt zugleich dabei eine Dickenänderung.

Der Strahlenkörper ist der Teil des Auges, der hauptsächlich an der Akkommodation beteiligt ist; es ist daher nötig, näher auf ihn einzugehen.

Der der Lederhaut anliegende Teil des Ziliarkörpers ist der Ziliarmuskel (*M*) (siehe Abb. 14). BRÜCKE hat in seinen Untersuchungen festgestellt, daß die der Sklera zunächst liegenden Teile des Muskels meridionalen Verlauf zeigen, das heißt am Auge sich von vorn nach hinten erstrecken. Der Ziliarmuskel beginnt vorn am Trabeculum sklero-corneale (*T*) (siehe Abb. 15). Hier in der Nähe des Überganges der Lederhaut in die Hornhaut besitzt die Sklera eine Kante, den Skleralsporn (*Sp*), der in das Innere des Auges vorragt. Vor dieser Kante, und durch sie gebildet, liegt eine Rinne, die Lederhautrinne oder der Schlemmsche Kanal (*C*), der wegen seiner Wichtigkeit für die Flüssigkeitsregulierung des Augeninnern bereits erwähnt wurde. Diese Rinne ist gegen das Augeninnere durch das Trabeculum sklero-corneale (*T*) abgeschlossen und so erst zu einem Kanal ausgebildet. Das Trabeculum sklero-corneale, früher als Ligamentum pectinatum bezeichnet, ist ein Gerüstwerk aus Teilen der Sklera, aber auch, wenn auch geringen Teilen der Gefäßhaut, eben dieses Brückeschen Muskels, der sich hier im skleralen Gewebe verliert. Die innere Wandung des Schlemmschen Kanals an dieser Stelle ist wahrscheinlich porös und gestattet die Flüssigkeitsregulierung durch Abfluß des Kammerwassers in den Schlemmschen Kanal. Der Brückesche Muskel erstreckt sich bis zum Übergang des Ziliarkörpers in die Aderhaut an der Ora serrata (siehe Netzhaut). Den meridionalen Fasern nach innen und vorn vorgelagert fand MÜLLER zirkulär verlaufende Fasern, die also, von vorn gesehen, einen Kreis beschreiben. Bei einer Anspannung des Muskels wird danach durch die meridionalen Fasern die Chorioidea nach vorn gezogen, durch die zirkulären der Ring des Ziliarmuskels verkleinert, die Ziliarfortsätze (s. u.) schieben sich dabei nach vorn. Dies ist die heute in allen Lehrbüchern vorherrschende Ansicht, auf die wir später noch näher eingehen werden. Wir werden dann auch noch andere Ansichten kennenlernen.

Später fand IWANOFF radiär verlaufenden Fasern, die also die zirkulären und meridionalen ungefähr senkrecht kreuzen. Sie verlaufen in der Richtung vom Skleralsporn zur inneren Kante des Ziliarkörpers.

Innen an den Ziliarmuskel und etwas nach vorn vorspringend schließen sich die Ziliarfortsätze an, etwa 70 bis 80 Vorsprünge, zwischen ihnen zurücktretend Vertiefungen und Furchen. Die Ziliarfortsätze reichen mit ihren Vorsprüngen fast bis zum Rande der Linse.

Stieve hat Untersuchungen über den Bau des Ziliarmuskels und seine Veränderungen im Laufe des Lebens angestellt. Auch er stellt die drei Anteile, einen meridionalen, einen radiären und einen äquatorialen Anteil fest. Der meridionale entspringt am Skleralsporn und geht zu Bindegewebsfasern, die in der Nähe der Ora serrata in die Chorioidea übergehen. Die an der Sklera gelegenen Fasern setzen direkt an der Sklera an und verbinden so Sklera und Ziliarmuskel fest miteinander. Der radiäre Teil beginnt ebenfalls am Skleralsporn und geht zum Bindegewebe an der langen Kante des Ziliarmuskels, die am Glaskörper im Innern des Auges liegt. Der äquatoriale Anteil verläuft ringförmig an der Kante des Ziliarmuskels an dem inneren und vorderen Teil des Ziliarkörpers.

In der Abbildung 16, die der Veröffentlichung von Stieve entnommen wurde, sind die Veränderungen im Laufe des Lebens dargestellt. Er unterscheidet im wesentlichen vier Abschnitte:

1. den jugendlichen Ziliarmuskel bis zum 35. Lebenjahr,
2. den Ziliarmuskel während der Umgestaltung bis zum 45. Lebensjahr,
3. den Ziliarmuskel nach der Umgestaltung bis zum 55. Lebensjahr,
4. den senil-atrophischen Ziliarmuskel nach dem 55. Lebensjahr.

Über die Bedeutung des Ziliarmuskels für die Akkommodation nach Ansicht Stieves wird in Abschnitt IV berichtet.

Stieve stützt seine Angaben auf die Ergebnisse von Untersuchungen an 120 gesunden Augen.

Bis zum 18. Lebensjahr erfolgt die Ausbildung des meridionalen und radiären Anteiles; der äquatoriale Anteil ist dabei nur schwach entwickelt. Schmale Züge von Bindegewebe liegen zwischen den Muskelbündeln in Richtung der Muskulatur. An der Innenseite des Muskels zieht sich ein schmaler Bindegewebssaum entlang, der sich nach vorn zu verbreitert.

Ungefähr vom 18. Lebensjahr an verdicken sich die Bindegewebszüge zwischen den Muskelbündeln und drängen diese auseinander. Die Muskulatur wird am vorderen Teil des Muskels vermehrt, am hinteren beginnt ihre Ersetzung durch Bindegewebe. Der Bindegewebssaum an der Außenseite ändert sich unwesentlich.

Zwischen dem 35. und 45. Lebensjahr etwa vollzieht sich eine wesentliche Umgestaltung. Das Bindegewebe, das bisher nur in Richtung der Muskulatur verlief, spaltet Fasern ab, die Querverbindungen herstellen. Dabei wird der vordere Teil erheblich dicker, und es bildet sich Muskulatur mit äquatorialer Faserrichtung. Der hintere Teil wird weiterhin stark durch Bindegewebe ersetzt. Die Hypertrophie des neu entstehenden äquatorialen Teils gleicht die Atrophie des meridionalen Teils nur zum Teil aus. Der Muskel verliert an Ausdehnung, der Bindegewebssaum an der Innenseite verbreitert sich etwas.

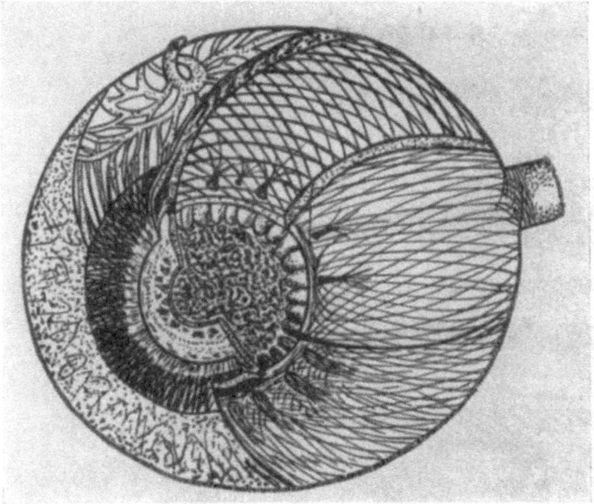

Abb. 13. Konstruktionsschema der Aderhaut (schematisch) (aus ROHEN)

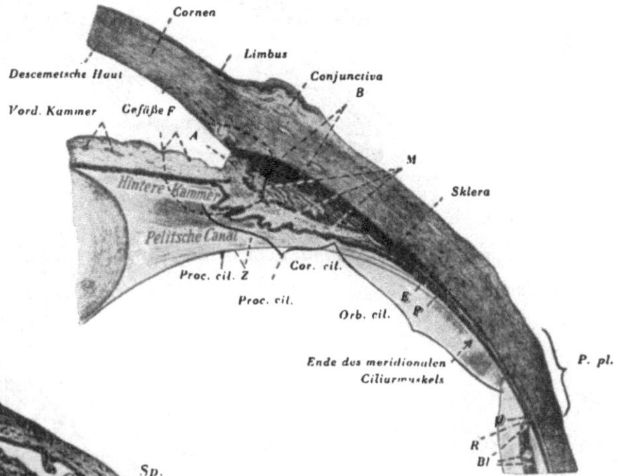

Abb. 14. Vorderer Augenabschnitt (aus AXENFELD)

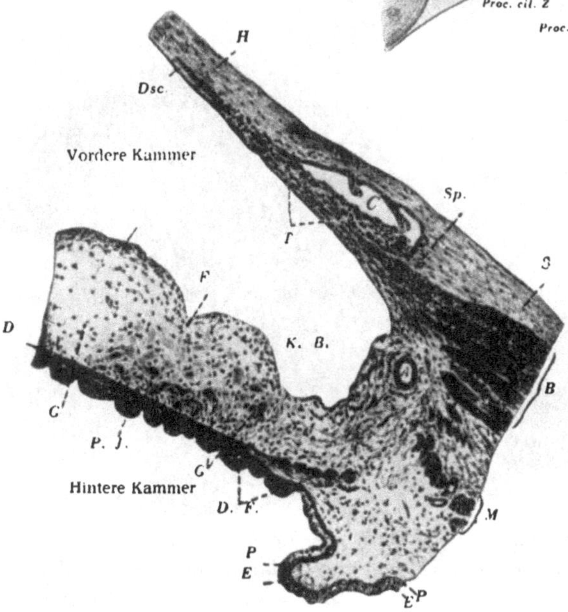

Abb. 15. Umgebung des Kammerwinkels (aus AXENFELD)

TAFEL 6

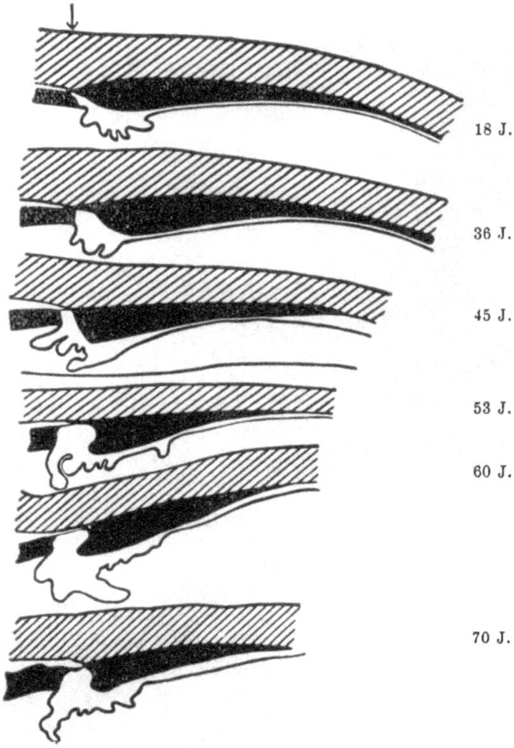

Abb. 16. Veränderungen des Ziliarmuskels im Laufe des Lebens (nach STIEVE)

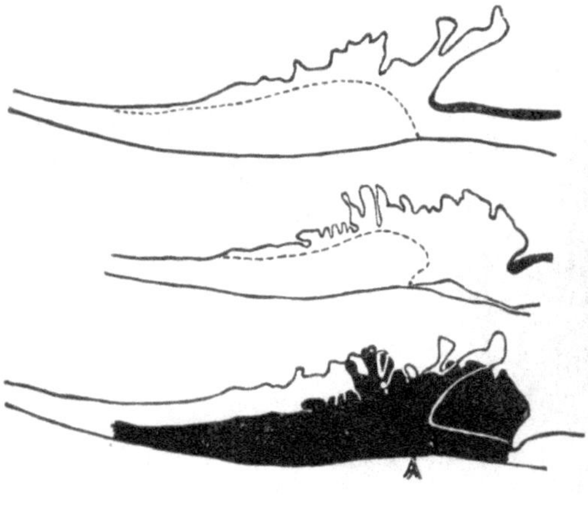

Abb. 17. Veränderung des Ziliarmuskels zwischen dem 22. und dem 60. Lebensjahr (nach STIEVE)

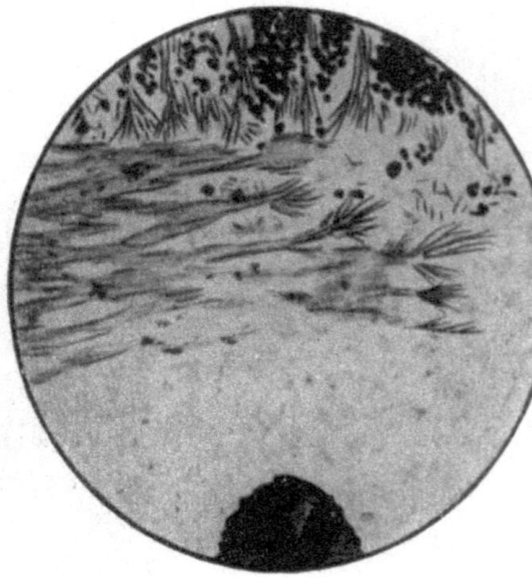

Abb. 18 Elastische Sehnenbüschel der äquatorialen Muskelbündel des Ziliarmuskels (nach ROHEN)

Diese Umgestaltung ist im wesentlichen bis zum 45. Lebensjahr beendet. Es werden zwar noch neu Muskelfasern äquatorialer Richtung angelagert, so daß sich dieser Teil weiter nach vorn schiebt. Gleichzeitig geht die Umwandlung in Bindegewebe im hinteren Teil weiter. Die Querverbindungen der Bindegewebszüge zwischen den Muskelfasern erreichen bald die Stärke der längsverlaufenden Bindegewebszüge. Ein weitmaschiges Bindegewebsnetz durchsetzt den Muskel. Der Bindegewebssaum an der Innenseite des Muskels verstärkt sich besonders in seinem vorderen Teil.

Nach dem 50.—55. Lebensjahr bilden sich keine Muskelfasern mehr. Doch wuchert das Bindegewebe weiter.

Nach dem 60. Lebensjahr atrophieren sowohl Muskelfasern wie Bindegewebe. Die Form bleibt im wesentlichen erhalten.

In der Abbildung 17 sind noch einmal Querschnitte des Muskels eines 22jährigen und eines 60jährigen Mannes dargestellt und dann beide Querschnitte übereinandergelegt, so daß die Ansatzstellen am Irido-Cornealsporn sich decken. Die Umwandlung zeigt sich hierbei deutlich.

Allgemein wurde bisher bei den Untersuchungen die Dreiteilung des Ziliarmuskels in einen meridionalen (Brücke), einen zirkulären (Müller) und einen radiären (Iwanoff) Anteil beibehalten und dabei im wesentlichen die Tätigkeit des Ziliarmuskels auf die Wirkung des meridionalen und zirkulären Teiles beschränkt. Dabei war der Muskel als solcher Gegenstand der Betrachtung und Untersuchung. Die Wirkung auf seine Umgebung wie Iris, Aderhaut und Schlemmscher Kanal blieb unberücksichtigt. Dies haben erst in jüngerer Zeit Mollier (1937), Kohott (1948) und Rohen (1951) getan.

Cogan (1937) war einer der ersten, der auch den radiären Anteil hinzuzog und ihm eine Tätigkeit bei der Einstellung des Auges auf die Ferne zuschrieb. Er wollte diese Ferneinstellung als eine aktive Tätigkeit des Muskels ansehen und nicht als einen Vorgang der Erschlaffung. Nach ihm hat auch Romero (1943) eine ähnliche Ansicht vertreten.

Nach den neuesten Untersuchungen von Mollier, Meesmann und Rohen kann die Dreiteilung des Ziliarmuskels in dem Sinne, daß jeder Teil ein System bildet und eventuell sogar, wie es Cogan (1937) und Romero (1943) noch behaupteten, verschiedene Wirkungsgrade haben, nicht mehr aufrechterhalten werden.

Der Muskel stellt ein regelmäßiges Raumgitter aus lamellenartigen breiten Muskelbändern dar, die sich unter verschiedenen Winkeln kreuzen. Zwischen den elastischen Muskelbändern befindet sich intermuskuläres Bindegewebe. Die Kreuzungswinkel sind im äußeren Teil sehr spitz, so daß der Eindruck einer meridionalen Faserstruktur entsteht. Nach innen nehmen die Winkel immer mehr zu. Die Faserrichtungen verlaufen daher immer mehr radiär oder im vordersten Abschnitt des Muskels sogar zirkulär.

Der äußere, mehr meridional verlaufende Teil ist hinten mit breiten elastischen Sehnenpinseln an der Aderhaut befestigt (siehe Abb. 18). Die Sehnen sitzen an dicken Fasergruppen, die aus Fasern mehrerer Faserrichtungen bestehen. An der vorderen Anheftungsstelle sind es keine Sehnenpinsel, sondern mehr Einzelsehnen, die sich büschelartig verzweigen und ein Netz bilden. Dieses Netz durchsetzt den Skleralsporn und endet in der Lamina limit. int. corneae.

In den tieferen Schichten ist die Faserrichtung nicht mehr so einheitlich. Die Kreuzungswinkel sind größer. Die Fasern behalten aber nicht eine Richtung bei, sondern biegen oft in andere Richtungen um.

Die innersten Schichten zeigen dann die Ringstruktur. Die Befestigung bleibt hinten die gleiche wie bei den äußeren Schichten mit elastischen Sehnenpinseln an der Grundplatte. Die innere Befestigung reicht nicht mehr bis zum Skleralsporn, sondern endet im Ringgitter der Iris. Diese Befestigung ist für die Erklärung der Bewegung des Muskels bei einer Kontraktion wichtig. Bei einer Kontraktion des Muskels kommt es also zu einer Verengerung dieses Ringes. Nach den Feststellungen MOLLIERS, der auch vorn eine Befestigung am Skleralsporn annahm, müßte sich bei Kontraktion der Ring öffnen, da die Ansatzstelle am Skleralsporn unnachgiebig ist.

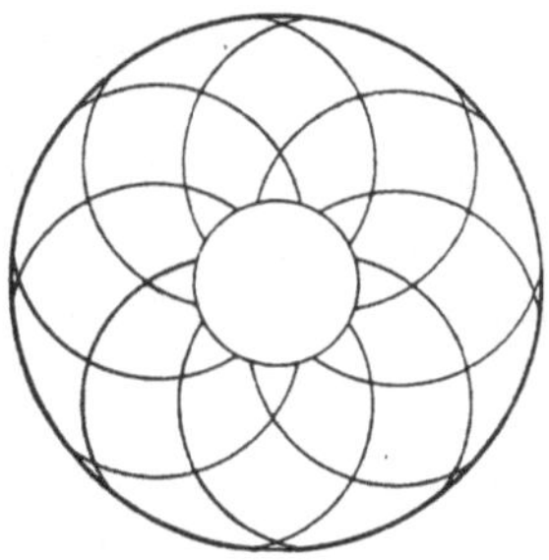

Abb. 19. Bogengitterförmige Anordnung des Bindegewebes in der Iris (nach ROHEN)

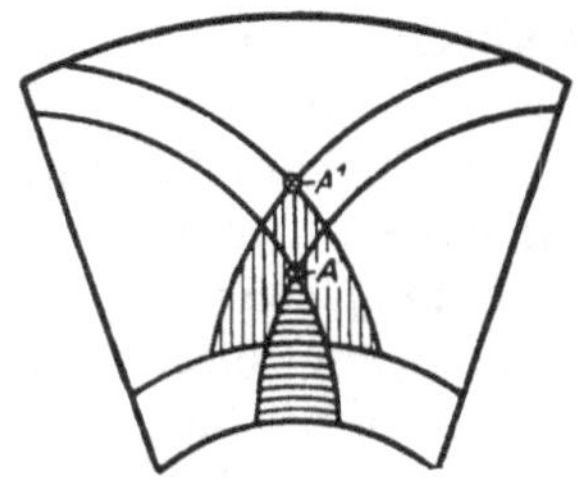

Abb. 20. Schema des geweblichen Umbaues der Iris bei der Funktion (nach ROHEN)

Die Regenbogenhaut muß zur Erfüllung ihrer Aufgabe als Blende des Auges eine große Formveränderung durchführen können. Das ist nur möglich, wenn Muskel und Nerven, Bindegewebe und Gefäßsystem entsprechend dieser Leistung genau aufeinander abgestimmt sind. Demgegenüber versagen unsere bisherigen Anschauungen über den Bau der Iris, die Vorstellungen von einer Radiärstruktur oder einem schwammartigen Aufbau. Nach neuesten Untersuchungen an Hunden, die auch für das menschliche Auge im allgemeinen bestätigt wurden, zeigt das Bindegewebe eine bogengitterartige Struktur (siehe Abb. 19), ähnlich dem Bau einer mechanischen Irisblende, nur daß bei dieser die Lamellen am gegenüberliegenden Außenrand der Blende endigen, bei der menschlichen Iris jedoch am Rande der Pupille. Beim Öffnen und Schließen führt die Iris ihren Flächenumbau nach dem Schema der Abbildung 20 durch. Hierbei verschieben sich einzelne Stellen der Iris, wie in der schematischen Abbildung angedeutet, von A nach A^1 oder umgekehrt. Die Iris ist dadurch in der Lage, sich bis zu 1/3 ihrer Fläche zu verkleinern (siehe Abb. 21, 22).

Abb. 21.
Flächenänderung der Iris:
Enge Pupille (nach ROHEN)

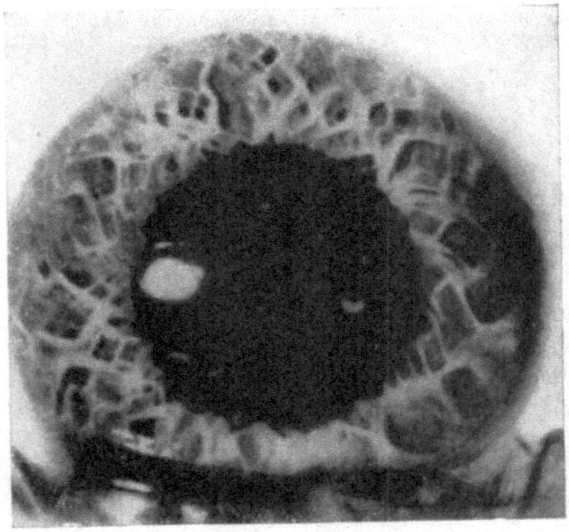

Abb. 22.
Flächenänderung der Iris:
Weite Pupille (nach Rohen)

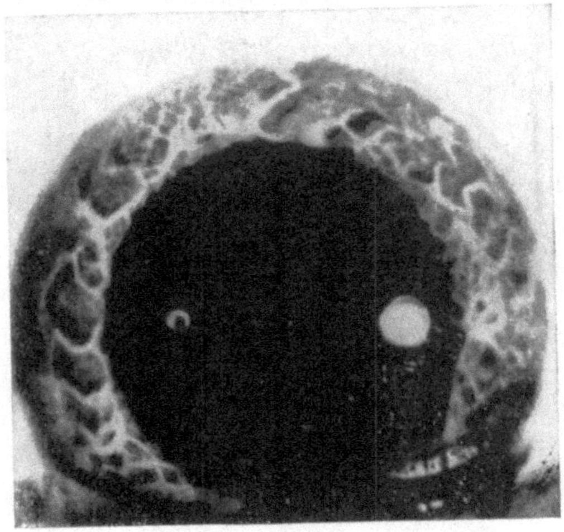

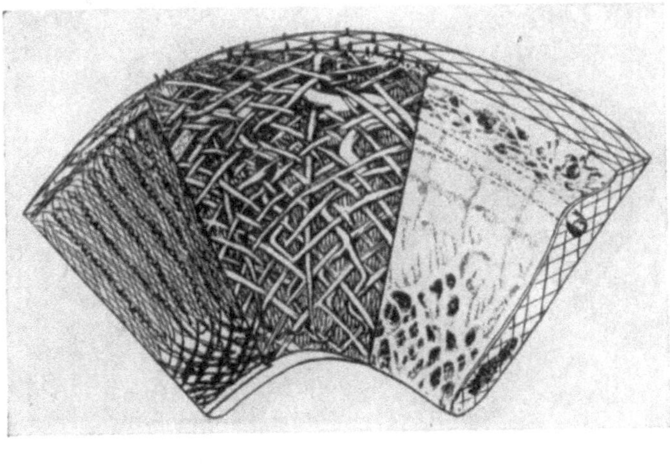

Abb. 23. Konstruktionsschema der Iris (nach RAUSCH): von links nach rechts Oberfläche, Gefäßbindegewebsschicht mit Blendengitter, Muskelschicht (aus ROHEN)

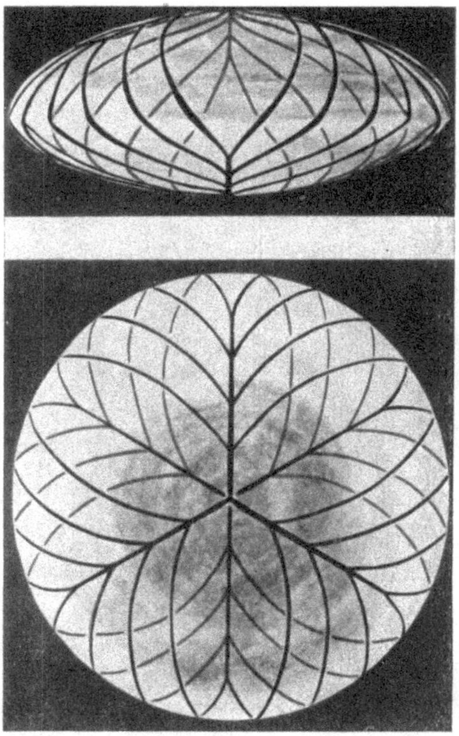

Abb. 24. Verlauf der Linsenfasern und Linsenstern (schematisch) (aus AXENFELD)

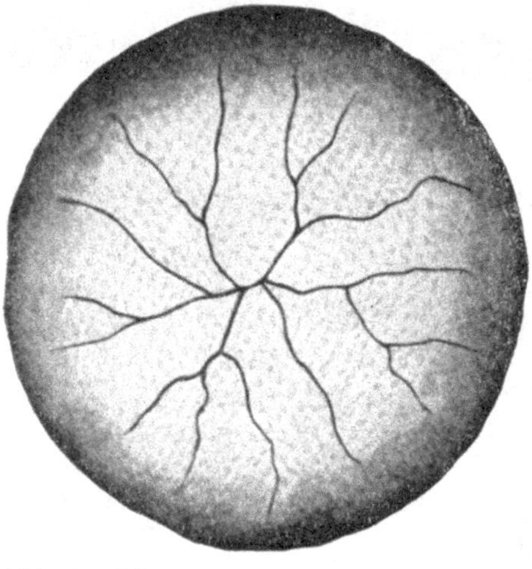

Abb. 25. Linsenäquator und Linsenstern (aus AXENFELD)

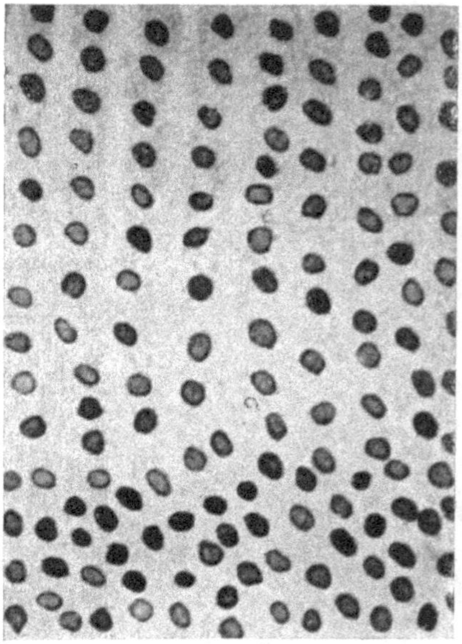

Abb. 26. Linsenepithel (vom Schwein) (aus AXENFELD)

Der Sphincter und auch der Dilatator zeigen raumgitterartige Struktur, die aus flach überkreuzten Bogenzügen besteht (siehe Abb. 23). Die Muskelzellen sind dabei zu Bündeln zusammengefaßt, die an der Pupille feiner, gegen die Peripherie gröber werden. Die Durchflechtungswinkel nehmen gegen die Peripherie hin ab und werden immer spitzer, bis der Übergang vom Sphincter zum Dilatator in arkadenartigen Bögen verläuft (ROHEN 1953).

Die Linse (Lens cristallina) (siehe Abb. 6)

Wir betrachteten vom Augapfel bisher die verschiedenen äußeren Schichten. Das Innere des Augapfels ist angefüllt von den übrigen Teilen des dioptrischen Apparates, der Linse, dem Glaskörper und dem Kammerwasser, das die zwischen Linse und Hornhaut, sog. Vorderkammer, und Linse, Glaskörper und Ziliarmuskel bzw. Iris, sog. Hinterkammer, liegenden Hohlräume ausfüllt.

Die Linse ist ein bikonvexer Körper, der sich mit seiner Vorderfläche an die Regenbogenhaut, mit seiner Hinterfläche an den Glaskörper in einer tellerförmigen Grube (Fossa patellaris) anlegt. Den Rand, an dem die Vorderfläche und die Hinterfläche der Linse zusammenstoßen, bezeichnet man als Linsenäquator, den Mittelpunkt der Vorderfläche als vorderen, den der Hinterfläche als hinteren Linsenpol oder Linsenscheitel. Die Verbindungslinie des vorderen mit dem hinteren Linsenpol ist die Linsenachse, der Abstand vom vorderen zum hinteren Linsenpol der sagittale Durchmesser oder die Dicke der Linse. Senkrecht zum sagittalen Durchmesser haben wir den äquatorialen Durchmesser als Durchmesser des Linsenäquators. Die beiden Flächen der Linse sind nicht genau sphärisch, die vordere zeigt eine mehr elliptische Form, die hintere eine mehr parabolische. Die Krümmung der Vorderfläche ist schwächer als die der Hinterfläche. Die Dicke der Linse beträgt ungefähr 3—5 mm, der äquatoriale Durchmesser ca. 10 mm. Der Äquator ist annähernd kreisförmig, zeigt aber geringe Einbuchtungen und Erhebungen, an die sich die Aufhängebändchen der Linse (s. d.) ansetzen.

Die Linse ist von einer elastischen festen Glashaut, der Linsenkapsel, umgeben (siehe Abb. 27). Diese zeigt verschiedene Dicke, vorn ca. 7 μ, hinten ca. 2 μ (siehe Tabelle I u. II). Um den hinteren Linsenpol, die Einbettungsstelle in den Glas-

Tabelle 1. Dicke der Linsenkapsel nach SALZMANN

Alter	Vorderfläche μ	Maximum d. Vorderfläche ca. 3 mm vom Pol μ	Äquator μ	Hinterfläche μ	Maximum d. Hinterfläche Nähe des Äquators μ
15	9	14	14	3	23
19	12	23	17	3	26
26	10	18	10	3	17
32	12	16	16	2,3	21
35	14	21	17	4	23
36	9	21	16	3,4	22

Tabelle 2. Dicke der Linsenkapsel nach FINCHAM

	Pole μ	2 mm vom Pol μ	3 mm vom Pol μ
Vorderfläche	10	17,5	13,5
Hinterfläche	2,5	7	17
Vorderfläche	21,5	28	24
Hinterfläche	4	8	19,5
Vorderfläche	15	22	18
Hinterfläche	2	4	4

körper, befindet sich eine ringförmige Verdickung, das Ligamentum hyaloideo capsulare (siehe Abb 28). Dem vorderen Teil der Kapsel liegt innen das Linsenepithel an, eine einfache Schicht kubischer Zellen, die sich bis zum Linsenäquator erstreckt. Das Linseninnere ist angefüllt von den Linsenfasern (Fibrae lentis) (siehe Abb. 29), bandartigen, im Querschnitt sechseckigen Lamellen. Sie liegen dicht aneinander und verlaufen von vorn nach hinten; hierbei beschreiben die peripherer gelegenen einen weiten Bogen nach beiden Seiten der Linse zum Äquator hin (siehe Abb. 24). Der Bogen wird flacher, je mehr sich die Fasern dem Zentrum nähern. Die Enden der Fasern an der vorderen und hinteren Linsenfläche sind in Form eines Y angeordnet (Linsenstern) (siehe Abb. 25).

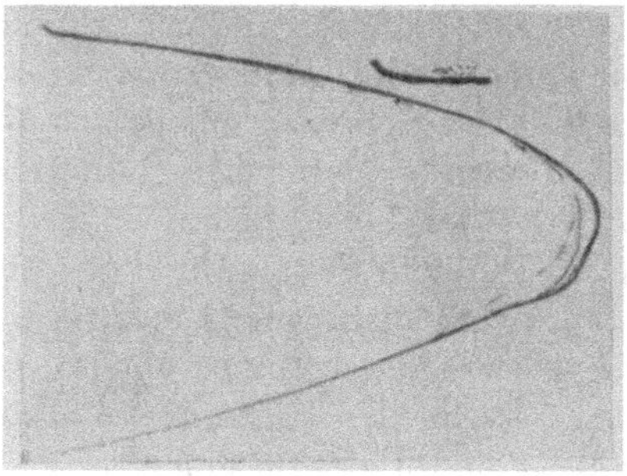

Abb. 27. Linsenkapsel, Querschnitt (nach FINCHAM)

Die Fasern werden aus dem Linsenepithel am Äquator ständig neu gebildet. Man unterscheidet nach ihrem Alter neugebildete Fasern in der Linsenrinde, eine Übergangsform und die Zentralfasern, die ältesten, die den Linsenkern bilden (siehe Abb. 26).

Auch die Linse wächst während des Lebens wie andere epitheliale Gebilde, z. B. Nägel und Haare. Bei diesen werden die älteren Zellen abgestoßen; dies ist bei der Linse nicht möglich, da sich die ältesten Zellen im Innern befinden, die jungen aus dem Epithel am Äquator ersetzt werden. Die Linse darf aber trotz des Wachsens an Größe nicht zunehmen, da ihr ja nur ein beschränkter Raum zur Verfügung steht — sie nimmt um ca. $^1/_3$ ihres Volumens zu. Es kommt daher zu einer Schrumpfung, Erhärtung und Abplattung der ältesten Fasern im Innern, dem Kern der Linse, der sog. Linsensklerose. Während die jugendliche Linse ohne äußere Beeinflussung einer möglichst stark gekrümmten Form zustrebt, flacht die ältere Linse immer mehr ab und geht in eine Scheibenform über. Mit dieser Änderung im Linsenkern und dann auch allmählich in der ganzen Linse ist eine

Farbänderung verbunden. Die Linse des Neugeborenen zeigt keine oder nur eine geringe gelbliche Färbung. Diese geht mit der Erhärtung immer mehr in eine bräunliche oder braune Färbung über. Die Linse verliert dadurch nicht an Durchsichtigkeit, doch wird der Farbsinn des Auges wesentlich beeinflußt.

Wesentlich für die Abbildung ist der Brechungsindex der Linsensubstanz. Dieser ist aber wegen des altersabhängigen Aufbaues des Linseninnern nicht konstant. Die äußeren Linsenschichten haben einen Brechungsindex von etwa 1,386, der Linsenkern etwa 1,406. Im jugendlichen Alter ist diese Zunahme des

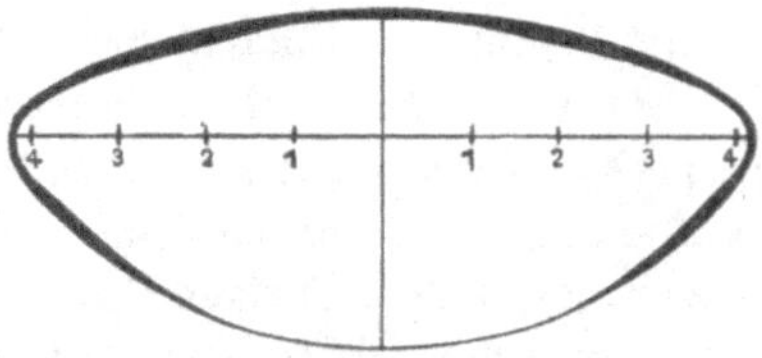

Abb. 28. Linsenkapsel, Querschnitt schematisch (Kapseldicke vergrößert) (nach FINCHAM)

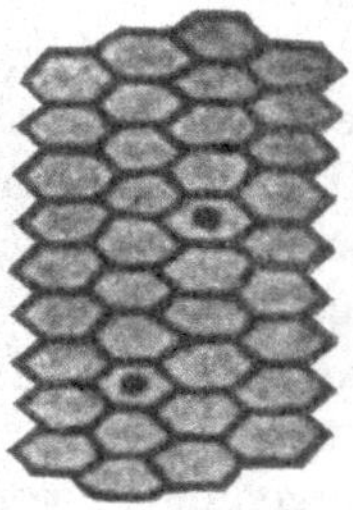

Abb. 29. Linsenfasern (Querschnitt) (aus AXENFELD)

Brechungsindex vom Äquator zum Kern kontinuierlich, etwa vom 30. Lebensjahr an dagegen sprunghaft, so daß man Schichten mit verschiedenen Brechungsindices mit zum Kern hin abnehmenden Krümmungsradien unterscheiden kann, die sich ähnlich den Schichten einer Zwiebel übereinanderlegen.

Es fehlen im Innern der Linse die Blut- und Lymphgefäße, Muskeln und Nerven, desgleichen derartige Verbindungen nach außen hin. Die Ernährung der Linse muß daher im Wege der Osmose oder Diffusion erfolgen. Wahrscheinlich geschieht dies hauptsächlich am Äquator und an der vorderen Linsenfläche. Es ist damit zu rechnen, daß dieser Stoffwechsel im jugendlichen Auge wegen der starken Bewegungen sehr groß, in der sklerosierten Linse dagegen wohl klein ist.

Die Zonula Zinii

Die Linse ist an dem Aufhängebändchen, der Zonula Zinii, befestigt, feinen Fäden, die zum größten Teil aus den Einbuchtungen zwischen den Ziliarfortsätzen, zum kleineren Teil von den Ziliarfortsätzen selbst oder weiter hinten gelegenen Teilen des Ziliarmuskels entspringen und büschelförmig sich kreuzend zur vorderen und zur hinteren Fläche der Linse und zum Linsenäquator ziehen. Der dreieckige Raum zwischen den Zonulafasern und dem Linsenäquator heißt Canalis Petiti.

Der Glaskörper

Der Glaskörper füllt den ganzen inneren Raum des Auges zwischen Linse, Ziliarkörper und Netzhaut aus. Er hat ungefähr die Form einer Kugel, die vorn an der Berührungsstelle mit der Linse etwas eingebaucht ist (Fossa patellaris).

Der Glaskörper besteht aus einer gallertartigen, weichen und durchsichtigen Masse, die sich zu 99% aus Wasser und nur zu 1% aus Bestandteilen wie Eiweiß und Salzen zusammensetzt. Zum Rande verdichtet sich diese Masse zu einer feinen Haut, der Glaskörpergrenzmembran. Er ist ebenfalls frei von Blutgefäßen und Nerven; es führt lediglich ein ca. 1 mm breiter Lymphkanal von der Hinter fläche der Linse zum Sehnerveneintritt.

Die Netzhaut (Retina)

Die innerste dritte Schicht der verschiedenen Schichten des Augapfels, die das Innere (Linse, Glaskörper, Vorder- und Hinterkammer) umgeben, ist die Netzhaut. Sie liegt zwischen Glaskörper und Aderhaut und erstreckt sich nach vorn bis zur Ora serrata, einer gezackten Linie am Beginn des Ziliarkörpers. Bis hier ist sie der eigentliche bildempfangende Teil des Auges. Sie findet dann noch eine Fortsetzung an der Innenseite des Ziliarkörpers und der Iris bis vorn zur Pupille, in diesem zweiten Teil jedoch ohne bildaufnehmende Eigenschaften. Die Netzhaut ist ein feines, ca. 0,3 mm dickes, netzartiges, durchsichtiges Häutchen, ein in das Augeninnere vorgeschobener Teil des Gehirnes. Feste Verbindungen bestehen zwischen der Netzhaut und den anderen Schichten und Teilen des Auges nur an der Eintrittsstelle des Sehnerven und an der Ora serrata. Im übrigen liegt sie ohne feste Verbindung zwischen dem Glaskörper und der Aderhaut und wird durch den inneren Druck des Glaskörpers gegen die Aderhaut gepreßt.

Die Netzhaut ist der Teil des Auges, der die durch den dioptrischen Apparat des Auges (Hornhaut, Linse, Glaskörper, Kammerwasser) hindurchtretenden Lichtstrahlen empfängt, in eine andersartige (elektrisch-chemische) Erregung umwandelt und zum Gehirn weiterleitet. Entsprechend dieser Aufgabe ist die Netzhaut sehr kompliziert gebaut, und wir sind auch noch heute trotz vieler Forschungen der letzten Jahre weit davon entfernt, über alle Vorgänge in ihr genau unterrichtet zu sein.

Wir zählen und beschreiben die Zonen und Schichten der Netzhaut in der allgemein üblichen Weise von außen nach innen, d. h. von der Aderhaut zum Glaskörper (siehe Abb. 30). Das auf die Netzhaut auftreffende Licht geht den umgekehrten Weg vom Glaskörper durch sämtliche Schichten der Netzhaut hindurch bis zur äußeren Schicht, die die eigentliche empfangende Schicht ist.

Man kann zunächst an einem Querschnitt der Netzhaut drei Zonen erkennen. Die äußere Zone ist die Zone der Sinnesepithelien, der Sinneszellen (Neuroepithelien), die zweite Zone ist die Zone der sog. Bipolaren, d. s. Nervenzellen mit zwei Fortsätzen, einem zur ersten und einem zur dritten Zone, der Zone der Ganglienzellen mit den Nervenfasern, die sich dann zum Sehnerven vereinigen. Zwischen den Zonen befinden sich Schichten, in denen die Verbindung der einzelnen Zonen miteinander erfolgt. Wir wollen nun die Schichten der einzelnen Zonen und die Zonenzwischenschichten mit den dabei auftretenden Verbindungen betrachten.

Die Sinnesepithelien bestehen aus einem Zellkörper (II) und einem Zellkern (III), daran schließt sich eine Verbindungsfaser (IV) zur nächsten Nervenzelle

(VI), dem Bipolar, an. Die Zellkörper sind weit nach außen vorgestreckt und ragen mit ihren Enden in eine Schicht, das Pigmentepithel (I). Dieses Pigmentepithel dringt mit seiner inneren Schicht mehr oder weniger weit in die Zwischenräume zwischen den Zellkörpern der Sinnesepithelien ein. Aus diesem Pigmentepithel erhält die Netzhaut die Stoffe für ihre Ernährung. Die Zellkerne der

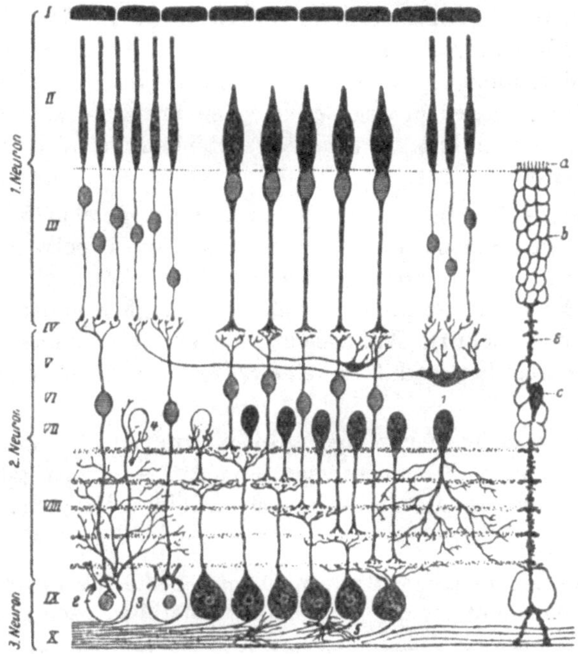

Abb. 30. Bau der menschlichen Netzhaut (schematisch)

Sinnesepithelien liegen weiter innen als zweite Schicht, der sog. äußeren Körnerschicht (III). Zwischen den Zellkörpern und den Zellkernen verläuft die äußere Begrenzungsmembran der Netzhaut, die Membrana limitans externa. Die Zellkörper der Sinnesepithelien ragen also aus der Netzhaut heraus in die Aderhaut hinein. Man unterscheidet bekanntlich zwei Formen der Sinneszellen, die mehr schlanken Stäbchen mit einer hohen Lichtempfindlichkeit. Sie dienen dem Dämmerungssehen, und die kürzeren, mehr plumpen Zapfen mit verhältnismäßig geringer Lichtempfindlichkeit, sie dienen dem Tagessehen.

In der folgenden Schicht, die als äußere granulierte Schicht bezeichnet wird (IV), erfolgt die Verbindung zwischen den Ausläufern der Sinnesepithelien und den empfangenden Ausläufern der Bipolaren der zweiten Zone, den sog. Dendriten (V) der Bipolaren (VI). Die Ausläufer der Stäbchen sind knotenförmig und werden von den Dendritenverästelungen umfaßt. Die Ausläufer der Zapfen verzweigen oder verästeln sich zu einem strauß- oder baumkronenähnlichen Gebilde (IV), das den Dendritenverästelungen gegenüber steht. Beide Verästelungen passen genau aufeinander. Die eigentlichen Zellen der Bipolaren bilden die nächste Schicht, die innere Körnerschicht (VI). Die weiterleitenden Ausläufer der Bipolaren, die Achsenzylinder (VII) oder Neutriten der Bipolaren, strecken sich der dritten Zone, den Ganglien entgegen und vereinigen sich wieder unter beiderseitiger Verästelung (VIII) mit den empfangenden Ausläufern der Ganglien, den Dendriten der Ganglienzellen in der inneren granulierten Schicht (IX). Es folgen die Ganglienzellenschicht und die Nervenfaserschicht (X). Den Abschluß und die Begrenzung der Netzhaut gegen den Glaskörper bildet wieder eine Begrenzungsmembran, die Membrana limitans interna. Zwischen diesen beschriebenen Nervenzellen liegen Stützorgane, die sog. Müllerschen Stützfasern, die die innere und äußere Begrenzungsmembran miteinander verbinden und nicht zum eigentlichen Sehapparat gehören.

Stäbchen und Zapfen sind auf der Netzhaut nicht gleichmäßig verteilt. In der Stelle des schärfsten Sehens, der Netzhautgrube (Fovea zentralis), haben wir nur Zapfen. Außerhalb der Fovea beginnen auch die Stäbchen. Nach außen zur Peripherie der Netzhaut hin nimmt die Zahl der Zapfen immer mehr ab und die der Stäbchen immer mehr zu. Wahrscheinlich bleiben aber immer Zapfen zwischen den Stäbchen vorhanden, so daß es keine zapfenfreien Bezirke auf der Netzhaut gibt.

Stäbchen sind in mehr oder weniger großen Gruppen über ihre Bipolaren und Ganglienzellen zu einer Sehnervenfaser vereinigt. Ähnliches gilt nach neueren Untersuchungen von POLYAK wahrscheinlich auch für die Zapfen in den peripheren

Tabelle 3. Beziehung zwischen Blickwinkel und Dichte der Zapfen und Stäbchen auf der Netzhaut für den waagerechten Meridian nach OSTERBERG

Temporale Netzhauthälfte			Nasale Netzhauthälfte		
Winkel mit der Blicklinie in Grad	Stäbchen pro mm²	Zapfen pro mm²	Winkel mit der Blicklinie in Grad	Stäbchen pro mm²	Zapfen pro mm²
0	0	135542	0	0	135542
0,9	34178	41336	1,9	56937	25259
2,7	65783	22920	3,7	77123	14556
6,3	102777	10052	6,2	105189	12062
11,4	136714	5871	9,2	115885	8203
16,3	153602	5468	18,5	138966	6594
20,1	148777	4825	20,4	157784	7077
32,4	112266	4101	28,5	137116	6353
39,2	108406	3297	42,0	132050	5951
50,5	79133	4181	52,3	107843	5790
61,0	62728	3860	62,6	94332	4986
70,2	79133	4181	73,2	80420	5468
—	—	—	83,2	69965	6112
			94,6	49941	16325

Tabelle 4. Zahl der Empfindungselemente auf der Netzhaut und die darin enthaltenen Zapfen nach DOESSCHATE

Netzhautzone, gemessen durch den Winkel mit der Blicklinie in Grad	Zahl der Zapfen im Sehwinkelbereich	Zahl der Empfindungselemente im Sehwinkelbereich	Zahl der Zapfen im Empfindungselement
0–10	320000	320000	1
10–20	570000	218000	3
20–30	910000	122000	7
30–40	1120000	95000	12
40–50	1550000	57000	25
50–60	1630000	18000	89
		830000	

Gesamtzahl aller Empfindungselemente bis zum Blickwinkel von 60°

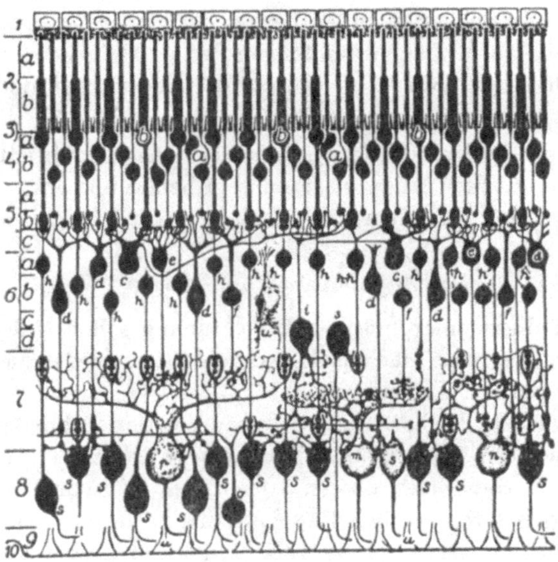

Abb. 31. Histologisches Bild der Netzhaut (nach POLYAK aus STUDNITZ)

Teilen der Netzhaut. Eine solche Gruppe, die zu einer Sehnervenfaser vereinigt ist, bildet dann ein Empfindungselement.

Ein schematisches Bild eines Netzhautquerschnittes nach den Untersuchungen von POLYAK zeigt die Abbildung 31. Die vorstehenden Tabellen bringen die Verteilung der Zapfen und Stäbchen für den waagerechten Meridian nach OSTERBERG (siehe Tabelle 3) und die Zahl der Empfindungselemente und der in einem Empfindungselement enthaltenen Zapfen nach Untersuchungen von DOESCHATTE (siehe Tabelle 4).

Es ist aber nicht die Zahl der in einem Empfindungselement enthaltenen Stäbchen und Zapfen als konstant anzusehen; diese Zahl unterliegt Änderungen, bedingt durch den Adaptationszustand des Auges.

Auch für die Fovea gilt dies annähernd. Hier ist allgemein ein Zapfen mit einer Nervenfaser verbunden und bildet ein Empfindungselement. Aber auch hier haben die Zapfen Verbindungen zu den anderen Bipolarzellen und die Bipolarzellen Verbindungen untereinander, so daß ein Teil der Impulse dorthin übergeht. Eine Steigerung der Sehschärfe bei Helladaptation bedeutet dann Unterdrückung der Seitenverbindungen und mehr eine Bevorzugung des direkten Weges Zapfen — Bipolar — Ganglion.

Gegenüber der beschriebenen Gestaltung der Netzhaut bilden zwei Stellen Ausnahmen, die bereits erwähnte Netzhautgrube (Fovea zentralis) und die Papille, die Stelle des Eintrittes des Sehnerven, die im Gesichtsfeld den blinden Fleck verursacht (siehe Abb. 32). Die Fovea zentralis ist die Stelle des schärfsten Sehens. Zur Vermeidung jeglicher Lichtbrechung in den verschiedenen Schichten und zur Erreichung einer möglichst geringen Absorption ist diese Netzhautstelle verdünnt (siehe Abb. 33). Alle Schichten außer der der Zellkörper der Sinnesepithelien sind auf die Seite geschoben. Die Verbindungen der verbleibenden Schichten zu den zugehörigen Zellkernen, Bipolaren usw. sind langgestreckt und bilden die sog. Henlesche Faserschicht.

Die zweite Stelle anderer Bauart ist die Stelle des Durchtritts des Sehnerven durch die Netzhaut. Hier fallen die Sinnesepithelien und ihre Verbindungen zu den Nervenfasern aus, ein Sehen ist dort nicht möglich.

c) Augenmuskeln und Nerven

Den Beschluß dieser anatomischen Beschreibung sollen einige Erläuterungen über die Muskeln des Auges machen. Es werden unterschieden die Lidmuskeln, die äußeren und die inneren Augenmuskeln.

Bei den Lidmuskeln (siehe Abb. 34) haben wir den Schließmuskel (Musculus orbicularis), innerviert vom großen Gesichtsnerv (Nervus facialis), und seinen Gegenspieler, den Heber des oberen Augenlides (Musculus levator palpebrae superioris), innerviert vom großen Bewegungsnerv (Nervus oculomotorius).

Die äußeren Augenmuskeln (siehe Abb. 35, 36 und 37) bewirken die Bewegung des Augapfels in der Orbita. Die Bewegungen kommen meist durch die Zusammenwirkung mehrerer dieser äußeren Muskeln zustande (siehe Abb. 38). Es werden vier gerade und zwei schiefe Augenmuskeln unterschieden. Die vier geraden und ein schiefer entspringen am Sehnervenloch der Orbita (Foramen opticum), gehen nach vorn und setzen sich etwas vor dem Äquator am Bulbus an:

der gerade äußere Augenmuskel (Musculus rectus externus) an der Schläfenseite,
der gerade innere Augenmuskel (M. rectus internus) an der Nasenseite,
der gerade obere Augenmuskel (M. rectus superior) oben,
der gerade untere Augenmuskel (M. rectus inferior) unten und der schiefe obere

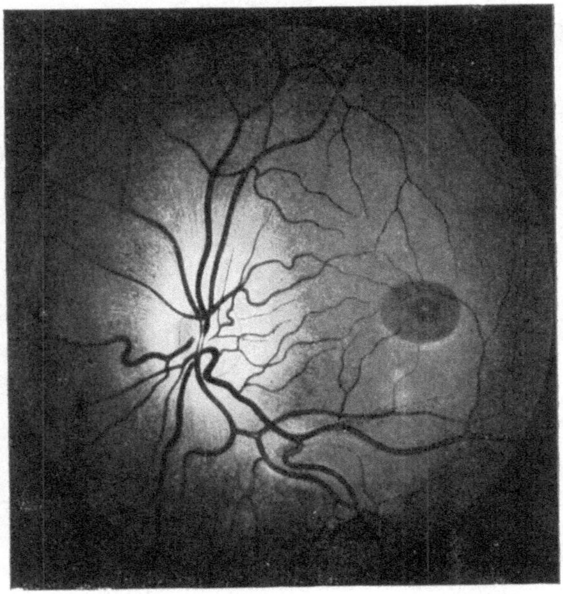

Abb. 32. Augenhintergrund

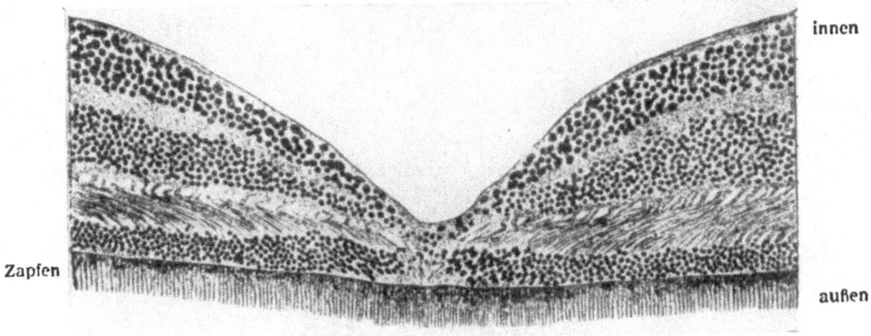

Abb. 33. Fovea zentralis
(aus PISTOR)

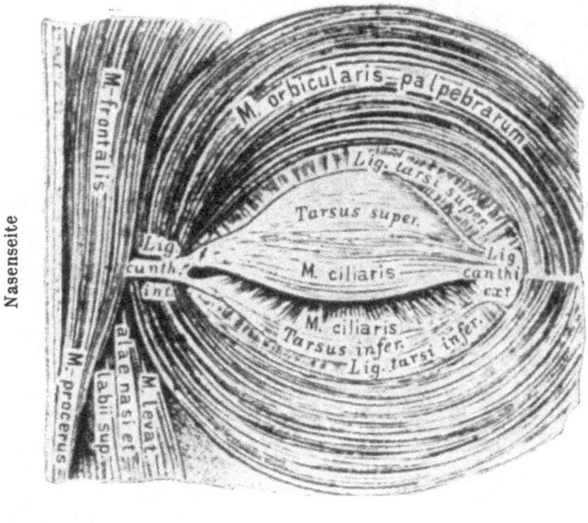

Abb. 34.
Schließmuskel des Auges
(aus PISTOR)

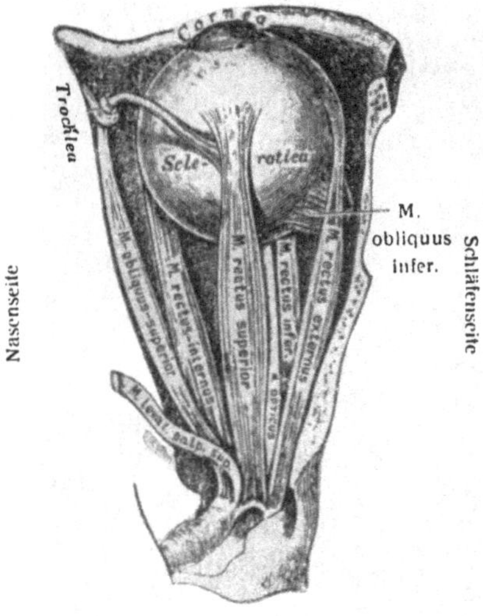

Abb. 35. Die äußeren Augenmuskeln von oben (aus PISTOR)

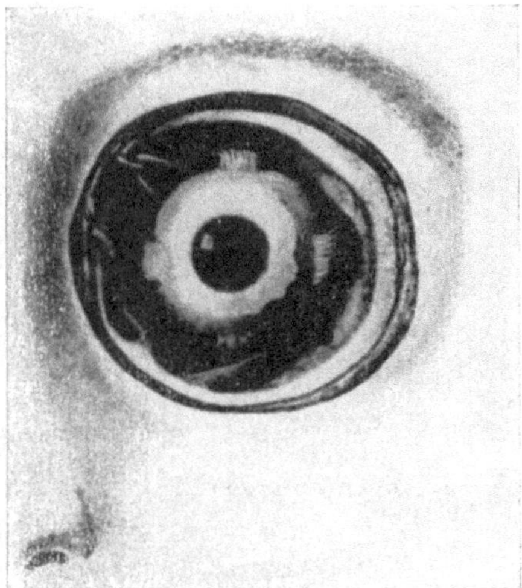

Abb. 37. Die äußeren Augenmuskeln von vorn (aus LINDNER)

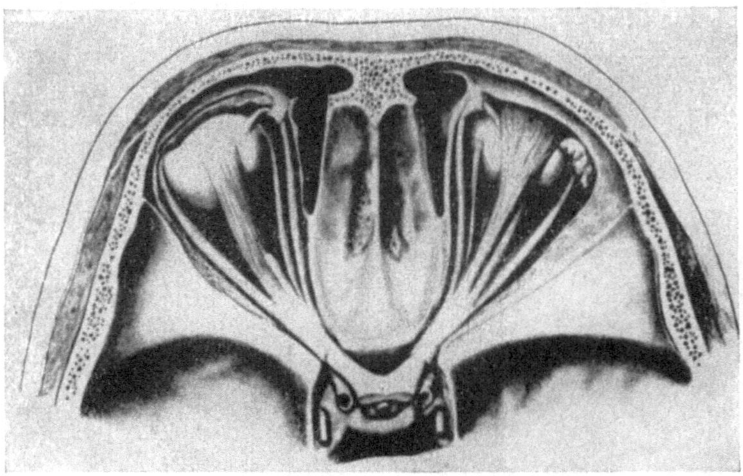

Abb. 36. Die äußeren Augenmuskeln von oben (aus LINDNER)

Augenmuskel (M. obliquus superior), nachdem er über eine Knochenschlaufe, die Trochlea, gelaufen ist, in der Nähe der Ansatzstelle des oberen geraden Muskels.

Der sechste Muskel, der schiefe untere Muskel (M. obliquus inferior) geht von der Schläfenseite der Orbita aus zur Schläfenseite des Bulbus.

Die äußeren Augenmuskeln werden mit Ausnahme des Rectus externus und des Obliquus superior vom Nervus oculomotorius, der Rectus externus vom Nervus abducens, der Obliquus superior vom Nervus trochlearis innerviert.

Zu den inneren Augenmuskeln gehören die Muskeln der Iris: der Verengerer der Pupille (M. sphincter iridis) innerviert vom N. oculomotorius und der Erweitererder Pupille (M. dilatator iridis) innerviert vom N. sympathikus.

Dazu kommt als weiterer innerer Augenmuskel der bereits besprochene Muskel der Akkommodation, der Musculus ciliaris.

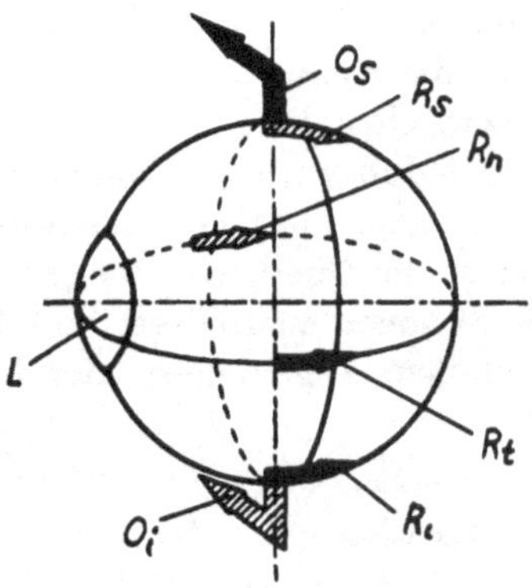

Abb. 38. Angriffspunkte und Zugrichtung der äußeren Augenmuskeln (schematisch) (aus SCHOBER)

III. Nerven und Muskeln

1. Nerven

Das Nervensystem hat zwei Aufgaben zu erfüllen: es bewirkt den inneren Zusammenhang der Tätigkeit der einzelnen Körperorgane untereinander und den äußeren Zusammenhang des Gesamtorganismus mit der Außenwelt durch Vermittlung der Sinnesorgane.

Man teilt das Nervensystem in das animale und in das vegetative Nervensystem. Das animale umfaßt die motorischen oder Bewegungsnerven und die sensiblen oder Empfindungsnerven; beim vegetativen unterscheidet man das sympathische (orthosympathische) und das parasympathische System.

a) Das animale Nervensystem

Zum animalen Nervensystem gehören das Zentralnervensystem, Gehirn und Rückenmark, und die peripheren Nerven. Die motorischen Nerven innervieren die quergestreiften Muskeln, die durch den Willen beeinflußt werden können (s. Muskeln). Sie vermitteln die Ausführung des im Bewußtsein vorhandenen Willens durch den Muskel. Beispiele sind die Auslösung der Kontraktionen unserer Arm- und Beinmuskeln oder am Auge die Bewirkung der seitlichen oder Höhenbewegung des Augapfels.

Die sensiblen Nerven sind die Vermittler von Reizen, die von der Haut der Körperperipherie oder des Körperinnern oder auch aus Gebieten kommen, die nicht in der Haut, sondern im Innern des Körpers liegen, zum Zentralorgan. Dort lösen sie u. U. Bewußtseinsakte aus. Beispiele für die Tätigkeit der sensiblen Nerven sind die Schmerz-, Wärme-, Kälteempfindungen, das Tastgefühl usw.

Zwischen den motorischen und sensiblen Nerven befinden sich außerdem Querverbindungen, sog. Reflexbahnen. Von den sensiblen Nerven empfangene Reize vermögen, ohne erst einen Bewußtseinsakt entstehen zu lassen, bereits vorher durch die Querverbindungen zu den motorischen Nerven reflektorisch durch diese Reaktionen auszulösen. So schließen sich z. B. die Lider, wenn ein Fremdkörper sich dem Auge nähert oder die Wimpern bzw. die Hornhaut berührt.

b) Das vegetative Nervensystem

Das vegetative Nervensystem regelt die Tätigkeit der Organe unseres Körpers, die nicht unserem Willen unterworfen sind. Hierher gehört die Tätigkeit der Drüsen und der glatten Muskeln, wie wir sie z. B. an den Blutgefäßen und Eingeweiden und auch im Auge beim Ziliarmuskel und beim Irismuskel finden. Atmung, Stoffwechsel, Blutkreislauf, Körpertemperatur usw. werden durch das vegetative Nervensystem gesteuert. Es führt auch die Bezeichnung „autonomes Nervensystem“, da es unabhängig vom Zentralnervensystem ist und auch losgelöst von diesem seine Funktion erfüllen kann.

Seine beiden Teile, der Sympathikus und der Parasympathikus, arbeiten in vielen Fällen gemeinsam als Gegenspieler. Man spricht dabei von einer antagonistischen Innervation durch das vegetative Nervensystem.

Daneben gibt es jedoch im vegetativen Nervensystem Nerven, die sich nicht in die Unterteilung sympathisch-parasympathisch einfügen lassen (intramurales System: in der Wand der Hohlorgane wie Herz, Blase, Magen, Darm).

2. Muskeln

Die Bewegungen der Organe unseres Körpers werden in letzter Funktion durch die Kontraktion und Dehnung der Muskeln erzeugt, die ihrerseits durch die Nervenreize zur Erregung gebracht werden. Die Muskeln setzen sich zusammen aus einzelnen Muskelfasern. Diese verkürzen sich in ihrer Längsrichtung.

Je nach dem Bau dieser Muskelfasern unterscheidet man die quergestreiften von den glatten Muskelfasern, und, da die Muskeln nur aus Fasern einer Art bestehen, quergestreifte und glatte Muskeln. Wichtiger jedoch als dieser Unterschied im Bau der einzelnen Muskelfaser und des ganzen Muskels ist das unterschiedliche Verhalten dieser beiden Muskelarten.

a) Quergestreifte Muskeln

Die quergestreiften Muskeln bestehen aus Bündeln zahlreicher sehr dünner Muskelfibrillen mit dem sie umgebenden Sarkoplasma. Muskelfibrillen und Sarkoplasma werden von einer dünnen Hülle umschlossen.

Die einzelnen Fibrillen setzen sich ihrer Länge nach aus dunklen und hellen Abschnitten, die sich ständig miteinander abwechseln, zusammen. Die dunklen Abschnitte zeigen im polarisierten Licht eine Doppelbrechung, die hellen dagegen nicht. In den Bündeln einer Muskelfaser sind die Fibrillen nun so angeordnet, daß immer nur dunkle Abschnitte neben dunklen und helle neben hellen zu liegen kommen, so daß sich für die Faser eine hell und dunkel abwechselnde Querstreifung ergibt, die ihr den Namen eingetragen hat.

An der motorischen Endplatte der Muskelfaser besteht die Verbindung zur motorischen Nervenfaser. Die Nervenfaser zerteilt sich hier in einzelne Äste mit knopfförmigen Enden. Die die Nerven umgebende Hülle geht in die Hülle der Muskelfaser über.

Die sensiblen Nervenfasern endigen in den Muskelspindeln. Neben den motorischen und sensiblen Nervenfasern sind aber auch sympathische Fasern mit ihren Endapparaten festgestellt worden.

Die quergestreiften Muskeln sind elastisch, dehnbar, reizbar, kontraktil, fähig zur Erregungsleitung.

Die Elastizität bedeutet für den Muskel einen Schutz seiner Befestigung an den Anheftungsstellen bei plötzlichen ruckartigen Kontraktionen. Die Dehnbarkeit nimmt mit zunehmender Belastung ab.

In der Regel erfolgt die Erregung des quergestreiften Muskels durch seine motorischen Nerven. Diese empfangen ihre Reize durch Impulse, die vom Großhirn ausgehen und dem Willen unterliegen, oder auf dem Wege der Reflexbahnen zwischen dem sensiblen und motorischen Nervensystem unter Ausschaltung des Bewußtseins. Außerdem erfolgt eine Kontraktion des Muskels bei künstlicher Reizung des motorischen Nerven (indirekte Reizung) oder auch bei künstlicher Reizung des Muskels selbst, wenn der motorische Nerv ausgeschaltet wird (direkte Reizung). Der Muskel ist also selbst reizbar.

Die Reizung des Nerven oder des Muskels führt zu einer Erregung des Muskels. Erfolgt eine Reizung über den Nerv, so geht die Erregung von der Endplatte in der Muskelfaser nach allen Seiten der Muskelfaser in Form einer Welle. Wird der Muskel direkt gereizt, so geht die Erregung von der Reizstelle aus. Eine Folge der Erregung des Muskels ist dann seine Kontraktion. Da der Ablauf der Erregung eine Zeit beansprucht, bei Nervenreizung alle Endplatten auch nicht gleichzeitig vom Reiz erreicht werden, erfolgt die Kontraktion aller Muskelfasern auch nicht gleichzeitig.

Jede Kontraktion, die willkürlich erzeugt ist, setzt sich aus einer Aneinanderreihung von Muskelzuckungen zusammen.

Reizt man einen Muskel künstlich mit einem Einzelreiz — dies kann mechanisch, chemisch, elektrisch oder thermisch sein — so tritt eine Muskelzuckung infolge Verkürzung der Muskelfaser ein, der eine sofortige Erschlaffung folgt (siehe Abb. 39). Bei elektrischen Reizungen mit Gleichstrom ist dies nur bei Schließung oder Öffnung des Stromkreises der Fall. Während der Strom fließt, bleibt der Muskel dagegen ohne Erregung. Diese Muskelzuckung setzt sich aus drei Abschnitten zusammen:

1. der Latenzzeit (*a*—*b*), da der Muskel nicht sofort auf den Reiz reagiert; sie hängt von der Stärke des Reizes, der Ermüdung des Muskels und seiner Belastung und von der Temperatur ab und beträgt unter 0,003 sec.;
2. dem Stadium der steigenden Energie (*b*—*c*); es ist der Abschnitt der Verkürzung der Faser;
3. dem Stadium der sinkenden Energie (*c*—*d*); es ist der Abschnitt der Erschlaffung. Dieser hängt in seiner Länge wesentlich von der Ermüdung des Muskels ab.

Erfolgt eine zweite Reizung innerhalb der Latenzzeit, so bleibt sie ohne Wirkung, da der Muskel in der Latenzzeit nicht erregbar ist (refraktäre Periode).

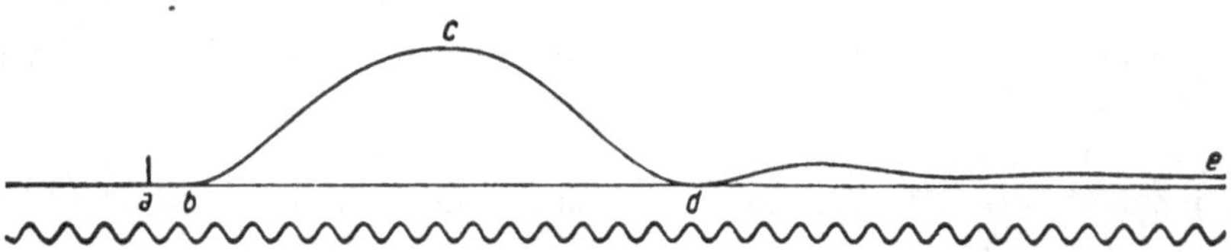

Abb. 39. Muskelreizung: Einzelreizung (nach SCHWARZ-WENDL)

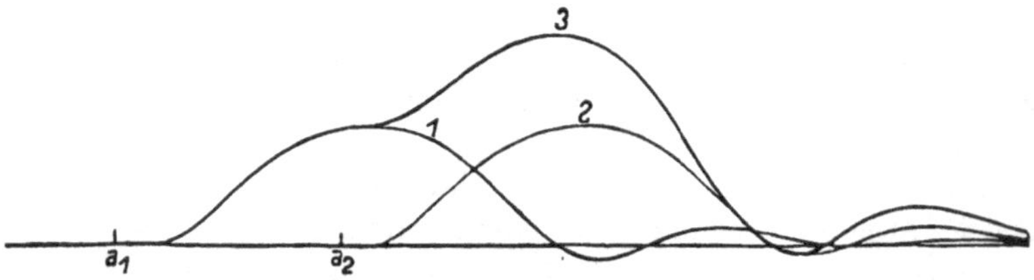

Abb. 40. Muskelreizung: Superposition der Reizwirkungen (nach SCHWARZ-WENDL)

Erfolgt sie später, so setzt sich die Wirkung des zweiten Reizes der Wirkung des ersten Reizes auf (Superposition, Abb. 40). In a_1 erfolgt der erste Reiz mit seiner Wirkung 1, in a_2 der zweite mit einer gleich großen Wirkung 2, die aber durch Superposition zu einer erhöhten Reizwirkung 3 des Muskels führt, da die zweite Reizung zur Zeit des Stadiums der steigenden Energie erfolgte. Erfolgen mehrere Reize in zeitlichen Abständen, die der stärksten Verkürzung entsprechen, so kommt es zu einer maximalen Verkürzung des Muskels, die niemals durch Einzelreiz erreicht wird.

Bei den willkürlichen Muskelkontraktionen handelt es sich um Erregungen durch Reize, die in einer Frequenz so aufeinander folgen, daß die Reizintervalle kürzer sind als das Verkürzungsstadium. Der Muskel kommt dadurch zu einer Dauerkontraktion, dem Tetanus (siehe Abb. 41). Die Frequenz ist von der Zuckungsdauer des Muskels abhängig und entspricht der Eigenfrequenz der Ganglienzelle der Nervenfaser. Geregelt wird dieser feine Mechanismus im Nervenapparat.

Der sympathische Nerv, der ebenfalls am quergestreiften Muskel beobachtet wurde, ist wahrscheinlich der Regeler der Spannung und des Längszustandes des

Muskels. Dieser Spannungszustand wird als plastischer Tonus bezeichnet und ist Veränderungen unterworfen. Er ist nicht zu verwechseln mit dem Tonus des glatten Muskels. Ein derartiger Tonus ohne Energieverbrauch kommt beim quergestreiften Muskel nicht vor.

Längere Arbeitszeit oder Tätigkeit des Muskels führt zu Ermüdungen, die sich darin zeigen, daß die Latenzzeit und die Stadien der Verkürzung und Erschlaffung

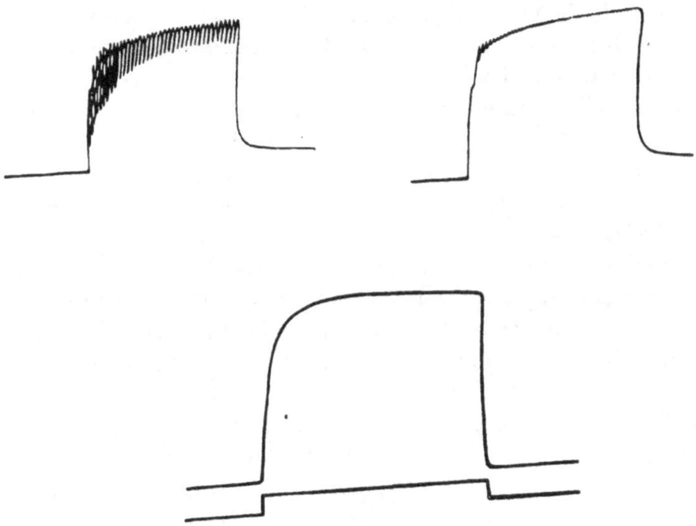

Abb. 41. Tetanus (nach SCHWARZ-WENDL)

immer länger werden, die Größe der Verkürzung immer mehr abnimmt und die Leistung des Muskels nachläßt. Die Reize und Impulse zur Erzeugung einer gleichstarken Erregung müssen immer stärker werden, der Muskel spricht schwerer auf die Reize an.

Die Ursache für eine Ermüdung ist das Überhandnehmen der Abbaustoffe, die nicht schnell genug beseitigt und durch Aufbaustoffe ergänzt werden können. Die Beseitigung der Ermüdungsstoffe stellt die Arbeitsfähigkeit des Muskels wieder her.

Als Ruhezustand des quergestreiften Muskels kann sein Erschlaffungszustand bezeichnet werden.

Quergestreifte Muskeln sind alle Muskeln unseres Körpers, die durch unseren Willen in Tätigkeit versetzt werden können; z. B. die Arm- und Beinmuskeln, Kau- und Gesichtsmuskeln, Muskeln der Zunge und des Kehlkopfes, die äußeren Muskeln des Auges u. a.

Eine Ausnahme bildet der Herzmuskel, der auch zu den quergestreiften Muskeln gehört, aber dem Willen nicht unterworfen ist. Er wird, da sich auch noch weitere Unterschiede gegenüber den anderen quergestreiften Mukeln zeigen, oft auch als eine dritte Form der Muskeln aufgefaßt.

b) Glatte Muskeln

Ein anderes Verhalten zeigen die glatten Muskeln.

Die glatten Muskeln bilden keine kompakten Massen wie die quergestreiften, sondern nur zerstreut liegende Faserzüge. Die Fasern sind spindelförmige Zellen, in denen Sarkoplasma und Fibrillen nur schwer und durch feine Längsstreifen zu unterscheiden sind. Die Fibrillen bestehen nur aus einer Substanz, sind an ihren Enden miteinander verbunden und bilden so dünne Schichten und Häute, in denen sie in einer Richtung oder in verschiedenen Richtungen verlaufen und mit denen sie ganze Organe überziehen, so z. B. die Magen-, Darm- und Harnblasenmuskulatur, die Blut- und Lymphgefäße.

Die glatten Muskeln sind dehnbar, kontraktil, reizbar, fähig, Reize weiter zu leiten.

Glatte Muskeln können ebenfalls direkt oder indirekt mechanisch, chemisch, elektrisch oder thermisch gereizt werden. Die Erregung pflanzt sich von einer Faser auf die andere fort.

Die natürliche Reizung erfolgt durch das vegetative Nervensystem. Sympathikus und Parasympathikus arbeiten meistens zusammen als Gegenspieler; man nennt dies eine antagonistische Doppelinnervation. Überwiegt der eine, so kommt es zur Kontraktion, überwiegt der andere, zu einer Verlängerung der Muskelfaser. Zwischen Sympathikus und Parasympathikus besteht ein gewisser Spannungszustand, der Tonus, der starken Schwankungen unterliegen kann, ohne daß es hierbei zu einem Energieverbrauch im Muskel kommt. Der jeweilige Spanungszustand kann als Ruhelage des Muskels bezeichnet werden, aus dem der Muskel durch Reiz des Sympathikus oder Parasympathikus zur Kontraktion oder zur Verlängerung angeregt wird. Doch ist es fraglich, ob ein glatter Muskel überhaupt einen Ruhezustand besitzt. Die Muskelfasern reagieren auf Einzelreize mit einer langen Latenzzeit (0,2—10 sec.), besitzen eine langsamere Kontraktion, verbleiben in der Verkürzung und erschlaffen von sich aus nur langsam, wobei sie den Ausgangszustand nicht erreichen. Die Erschlaffung muß erst durch den Gegenspieler innerviert werden; eine automatische Erschlaffung wie beim quergestreiften Muskel fehlt. Es wird aus diesem Grunde behauptet, daß man von einer Ruhelage des glatten Muskels nicht sprechen kann.

Diese Verkürzung auf Grund einer Reizung durch den Sympathikus ist mit Energieverbrauch verbunden. Daneben besitzt der glatte Muskel aber die Fähigkeit, durch Reiz sich auf einen bestimmten Längenzustand einzustellen und dort zu verharren und einen Zug auszuüben, ohne daß es zu einem Energieverbrauch und zur Ermüdung kommt. Er kann ferner Reize, die an sich wegen ihrer Kleinheit unwirksam sind, aber in einer gleichmäßigen Folge auf ihn treffen, summieren und zu einem Erregungserfolg bringen.

Der glatte Muskel unterliegt nicht dem Willen und ist unbeeinflußbar.

Der Ziliarmuskel und der Irismuskel gehören zu den glatten Muskeln.

IV. Der Akkommodationsmechanismus

1. Grundlegende Theorie von v. HELMHOLTZ

Die heute als allgemeingültig angesehene Erklärung des Mechanismus der Akkommodation des Auges geht auf eine Theorie zurück, die zuerst in umfassender Form durch v. HELMHOLTZ aufgestellt wurde. In seinem Handbuch der Physiologischen Optik, 2. Aufl. schreibt er darüber:[1])

„Die Kristallinse ist ein elastischer Körper, der bei Entspannung der inneren Augenmuskeln durch den Zug der an ihrem Rande sich anheftenden Zonula in radialer Richtung gedehnt und daher in Richtung ihrer Symmetrieachse etwas zusammengezogen ist. Die Elastizität der Linse wird hauptsächlich ihrer Kapselmembran zu verdanken sein, denn wenn die Kapsel abgestreift ist, zeigen die oberflächlichen Schichten der Linse mehr eine schleimige als eine gallertige Konsistenz. Sie haben keine Spur von dem Bestreben, ihre Form gegen äußere Kräfte zu behaupten oder nach Änderung der Form in die frühere Form zurückzukehren. Daß aber die von der Kapsel umschlossene Linse elastisch ist und daß der Zug der Zonula genügt, sichtbare Formveränderungen hervorzubringen, läßt sich an toten, nicht zu alten menschlichen und tierischen Linsen zeigen, wenn man von vorn her Linse und Zonula freilegt und dann vorsichtig mit zwei feinen Pinzetten die Zonula an entgegengesetzten Seiten der Linse fassend einen Zug ausübt. Man sieht dabei die Linse sich in Richtung des Zuges verlängern und wieder in ihre Kreisform zurückkehren, sobald der Zug nachläßt.

Im unverletzten Zustande ist die Zonula an ihrem äußeren Rande ziemlich fest mit den niedrig auslaufenden Firsten der Ziliarfortsätze und dadurch mit der Aderhaut verbunden, so daß Linse, Zonula und Aderhaut eine vollständig geschlossene vom Glaskörper prall ausgefüllte Kapsel bilden. Der Druck der Flüssigkeit wird die Spannung der genannten Teile unterhalten müssen.

Die in Richtung der Meridiane des Auges verlaufenden Radialfasern des Ziliarmuskels, welche am hinteren Ende der Ziliarfortsätze im Gewebe der Aderhaut endigen, werden bei ihrer Zusammenziehung das dort mit der Aderhaut und Glashaut fest verbundene hintere Ende der Zonula nach vorn ziehen, und dadurch die Spannung der Zonula und ihren Zug gegen die Peripherie der Linse aufheben müssen, so daß infolge davon die Linse in Richtung ihrer Durchmesser sich zusammenziehen, in Richtung ihrer Achse sich verdicken wird. Dadurch wird auch notwendig die Wölbung ihrer beiden Flächen vergrößert werden.

Die vordersten mehr nach der Augenachse hin gerichteten Fasern des Ziliarmuskels biegen zum Teil in Richtungen um, die dem Rande der Linse parallel verlaufen, und setzen so eine Art Ringfaserschicht zusammen, die von Max LANGENBECK entdeckt und Compressor lentis oder Sphincter lentis genannt worden ist. Sie liegen der Linse aber nirgends an. Die Funktion dieser Fasern scheint mir nur die zu sein, auch den vorderen Teil der Ziliarfortsätze der zurückweichenden Linse und Zonula nachzuschieben, so daß keine Zerrungen in deren Gewebe und kein Zug auf den vorderen Teil der Zonula entstehen kann, wodurch die Wirkung der Radialfasern des Ziliarmuskels beeinträchtigt würde.

---

[1]) Die Abbildungsbezifferung wurde entsprechend geändert.

Der Zug des Ziliarmuskels wird aber auch nach vorn hin sich geltend machen, wo er sich an das elastische Gewebe an der inneren Seite des Canalis Schlemmii ansetzt. Er wird dieses nach rückwärts hin dehnen und damit auch den Ansatz der Iris nach rückwärts ziehen, was . . . im lebenden Auge wirklich geschieht. Es wird dadurch Platz gewonnen für die wäßrige Feuchtigkeit, die andererseits durch das Vordringen der Kristallinse in der Augenachse an Raum verliert.

Welche Fläche der Linse durch diese Änderung stärker verändert wird, muß wesentlich davon abhängen, ob der Zug der Zonula mehr die vordere oder hintere Linsenfläche trifft. Nach Max SCHULTZE treffen geradezu alle Fasern der Zonula auf den peripherischen Rand der vorderen Hälfte der Linsenkapsel. Jedenfalls tun das die starken Fasern, welche auf den nach vorn vortretenden Firsten der Zonulafalten verlaufen. Daß diese gespannt und unnachgiebig sind, zeigt sich auch bei dem alten . . . anatomischen Experimente PETITS, wo man eine feine Kanüle in den sogenannten Canalis Petiti, d. h. in den Raum zwischen Zonula und Glashaut, einsticht und dann Luft einbläßt. Dabei stülpen sich die hinteren schlaffen Teile der Zonula nach vorn aus und treten zwischen den straff gespannten Außenfirsten eiförmig gewölbt nach vorne, einer antiken Eierleiste entsprechend, daher PETIT den Canal Canal godronné nannte.

Aus dieser Straffheit der Außenfirsten der Zonula folgt nun, daß der Zug derselben hauptsächlich die vordere Linsenkapsel treffen und abplatten muß, wodurch das ganze Zentrum der Linse etwas nach rückwärts gedrängt wird.

Eine solche Durchbiegung der Linse wird die vordere Fläche platter machen müssen, als sie durch rein radialen Zug geworden wäre. An der hinteren Fläche dagegen wird der größere Teil der Abplattung, den die radiale Spannung hervorbringen könnte, durch die Durchbiegung wieder aufgehoben. Auch die Verschiebung nach vorn, welche die hintere Fläche durch die Verkürzung der Linsenachse erleiden sollte, wird durch die beschriebene Durchbiegung wieder aufgehoben. Indessen ist klar, daß die Linsensubstanz und der vor ihr ausweichende Glaskörper längs der Peripherie der Linse der wäßrigen Feuchtigkeit gegenüber an Platz wieder gewinnen müssen, was die Linse in der Mitte durch das Zurückweichen ihrer vorderen Fläche verliert.

In der Tat schiebt sich . . ., wenn diese Spannung im fernsehenden Auge eintritt, der davorliegende peripherische Teil der Iris vor. Da die Iris ventilartig der vorderen Fläche der Linse anliegt, ist an ein schnelles Eindringen von Wasser in den Raum hinter der Iris nicht zu denken; das Vortreten der peripherischen Iris zeigt ohne Zweifel auch ein entsprechendes Vortreten des hinter ihr liegenden Ziliarkörpers an.

Gespannte elastische Membranen, die ein unveränderliches Volumen einer inkompressiblen Flüssigkeit umschließen, und mit einem kreisförmigen Rande angeheftet sind, wie die Zonula an der Aderhaut, streben, je mehr ihre Spannung wächst, desto mehr sich der Form eines Kugelsegmentes zu nähern. Im ungespannten Zustande, beim Nahesehen, wölbt sich die vordere Linsenfläche vor der flachen Krümmung der vorderen Zonulafirsten hervor. Im gespannten Zustande, beim Fernsehen, viel weniger. Indessen ist der Krümmungsradius der vorderen Linsenfläche von etwa 10 mm doch immer noch kleiner als der der Zonulawölbung, der etwa auf 14 mm zu schätzen ist."

Die Veränderungen, die man am Auge bei der Änderung seiner Akkommodation bemerken kann und die v. HELMHOLTZ zur Aufstellung seiner Theorie veranlaßten, werden von ihm wie folgt angegeben:

„1. Die Pupille verengert sich bei der Akkommodation für die Nähe, erweitert sich bei der für die Ferne. Diese Veränderung ist leicht zu beobachten, und am längsten bekannt. Man bemerkt sie an jedem Auge, welches man abwechselnd einen nahen und einen in derselben Richtung fern liegenden Gegenstand betrachten läßt. Man hat nur darauf zu achten, daß die Pupille nicht durch zu starkes Licht dauernd sehr verengt wird.

2. Der Pupillarrand der Iris und die Mitte der vorderen Linsenfläche verschieben sich bei eintretender Akkommodation für die Nähe etwas nach vorn. Um dies zu beobachten, wähle man einen scharf bestimmten fernen Fixationspunkt und stelle als näheren eine Nadelspitze hin. Der Beobachter bedeckt das eine Auge und bringt das andere in eine solche Stellung, daß die Nadelspitze ihm den fernen Fixationspunkt genau deckt. Er muß darauf achten, daß sein Auge diese Stellung nicht verläßt, und darf es auch nicht auf seitlich liegende Gegenstände abschweifen lassen, weil es bei diesem Versuch wesentlich darauf ankommt, daß die Richtung des Auges nicht verändert wird. Der Beobachter stellt sich so, daß er die Hornhaut des beobachteten Auges von der Seite und etwas von hinten sieht, und daß er die schwarze Pupille dieses Auges etwa noch zur Hälfte vor dem Hornhautrande der Sklerotica hervorragen sieht, solange das beobachtete Auge in die Ferne sieht. Nun lasse er den näheren Gesichtspunkt, die Nadelspitze, fixieren; sogleich wird er bemerken, daß das schwarze Oval der Pupille und auch wohl ein Teil des ihm zugekehrten Irisrandes vor der Sklerotica sichtbar werden.

3. Die vordere Fläche der Kristallinse wird gewölbter beim Nahesehen, flacher beim Sehen in die Ferne. Man kann sich davon durch das an der vorderen Fläche der Linse zurückgeworfene Licht überzeugen. Man gebe wie beim vorigen Versuche, dem beobachteten Auge wieder zwei scharf bestimmte, in einer Linie vor ihm liegende Gesichtspunkte. Das Zimmer muß vollständig verdunkelt sein, und außer einer großen und hellen Lampenflamme, welche man seitwärts von der Gesichtslinie in gleicher Höhe mit dem Auge aufstellt, darf sich kein größerer heller Gegenstand vor dem beobachteten Auge befinden, um alle störenden Hornhautreflexe zu vermeiden. In Figur 42 sei A das beobachtete Auge, C die Flamme im Grundriß, n der nähere und f der fernere Gesichtspunkt. Der Beobachter muß nun sein Auge in gleicher Höhe mit dem beobachteten Auge und mit der Lampe bringen, so daß der Winkel BAf ungefähr gleich CAf ist, und solange sein Auge in der Nähe von B hin und her bewegen, bis er die Reflexe von beiden Linsenflächen sieht. Diese beiden Reflexe, Abbildung 43 b und c, sind sehr viel lichtschwächer als der Reflex der Hornhaut a. Der von der vorderen Linsenfläche b bildet ein aufrecht stehendes Bildchen der Flamme, etwas größer als das von der Hornhaut entworfene, aber meist so verwaschen, daß man die Gestalt der Flammen nicht genau erkennen kann. Sein scheinbarer Ort ist weit (8 bis 12 mm) hinter der Pupille. Er verschwindet daher auch schon bei leichten Bewegungen des beobachtenden Auges oder des Lichtes hinter

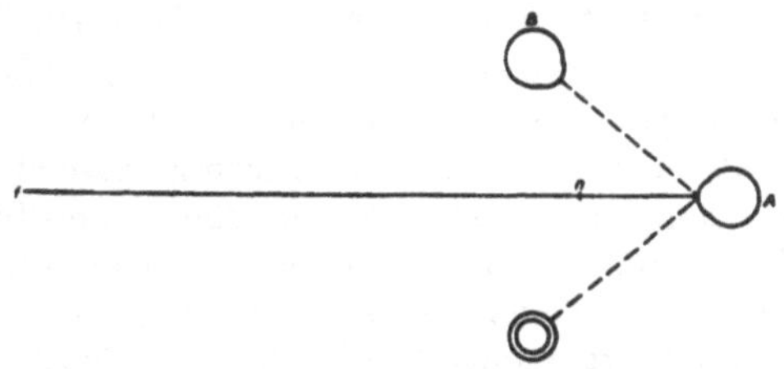

Abb. 42. Nachweis der Wölbungsänderung der Linse bei Akkommodation durch Lichtreflexe (nach v. Helmholtz)

dem Irisrande. Wir wollen es das erste Linsenbild nennen, das von der hinteren Fläche entworfene dagegen das zweite. Dieses letztere, Abbildung 43c, ist umgekehrt und viel kleiner als das Hornhautbild und das erste Linsenbild, erscheint daher als ein helles, ziemlich gut begrenztes Pünktchen. Sein scheinbarer Ort ist nahe hinter der Fläche der Pupille, etwa 1mm von ihr entfernt; es verschiebt sich daher verhältnismäßig wenig gegen die Pupille und das Hornhautbild, wenn der Beobachter die Stellung seines Kopfes ändert.

Wenn das beobachtete Auge sich für die Nähe akkommodiert, wird das erste Linsenbild beträchtlich kleiner und nähert sich in der Regel auch der Mitte der Pupille. Die Verkleinerung des Bildes bemerkt man am besten, wenn man statt einer Flamme einen Schirm mit zwei senkrecht übereinanderstehenden Öffnungen angewendet hat, durch deren jede eine Flamme ihr Licht wirft, oder wenn man etwas unterhalb der einen Flamme einen horizontalen Spiegel anbringt, in dem sich die Flamme spiegelt. Das Spiegelbild der Flamme vertritt dann die zweite Flamme. Jedes der reflektierten Bilder besteht dann aus zwei lichten Stellen, und man sieht leicht und deutlich, wie die der vorderen Linsenfläche angehörigen sich einander nähern, wenn das Auge in die Nähe, auseinandertreten, wenn es in die Ferne sieht. In Abbildung 44 stellt *A* die Reflexe beim Fernsehen, *B* beim Nahesehen dar; *a* ist der Reflex an der Hornhaut, *b* an der vorderen, *c* an der hinteren Linsenfläche. Als Lichtquelle sind zwei Flammen angenommen, welche durch rechtwinklige Ausschnitte eines Schirms Licht senden.

Da nun ein konvexer Spiegel unter übrigens gleichen Umständen desto kleinere Bilder liefert, je kleiner sein Radius, so folgt aus dieser Beobachtung, daß die vordere Fläche der Kristallinse bei der Akkommodation für die Nähe sich stärker wölbt. Allerdings würde eine sehr geringe Verkleinerung des Spiegelbildchens auch wegen der Brechung der Strahlen in der Hornhaut entstehen, wenn die vordere Fläche der Kristallinse sich nur der Hornhaut nähert, ohne ihre Wölbung zu verändern. Doch ergibt die Rechnung, daß die Verkleinerung des Bildchens aus dieser Ursache äußerst unbedeutend sein würde im Vergleich zu der wirklich beobachteten.

4. Auch das Spiegelbildchen, welches die hintere Fläche der Kristallinse entwirft, wird bei der Akkommodation für die Nähe etwas kleiner. Um dies zu konstatieren, muß man genauere Beobachtungsmethoden anwenden ... Durch ebensolche Methoden findet man, daß der scheinbare (durch Linse und Hornhaut gesehene) Ort der hinteren Linsenfläche sich nicht merklich verändert. Da der scheinbare Ort der hinteren Linsenfläche sich nur wenig von ihrem wirklichen Ort unterscheidet, und die Veränderungen der Kardinalpunkte des Auges bei Akkommodationsänderungen ... derart sind, daß sie einen sich wenigstens teilweise gegenseitig aufhebenden Einfluß auf diesen scheinbaren Ort ausüben würden, können wir annehmen, daß der wahre Ort der hinteren Linsenfläche bei der Akkommodation sich nicht merklich ändert. Auch auf die Größe des Spiegelbildchens der hinteren Linsenfläche üben die Veränderungen der Kardinalpunkte einen teilweise entgegengesetzten Erfolg aus. Doch läßt sich zeigen, daß auch bei den günstigsten Annahmen, welche für die Veränderungen der optischen Konstanten möglicherweise gemacht werden können, um die Verkleinerung des Bildchens beim Nahesehen zu erklären, die Verkleinerung nicht ganz so groß ausfallen könnte, als sie wirklich beobachtet wird. Daraus kann also geschlossen werden, daß jedenfalls auch die hintere Linsenfläche beim Nahesehen sich stärker wölbt, aber nur im geringen Grade.

Da somit den Beobachtungen nach die vordere Fläche der Linse vorrückt, die hintere ihren Ort nicht verläßt, wird die Linse beim Nahesehen in der Mitte dicker.

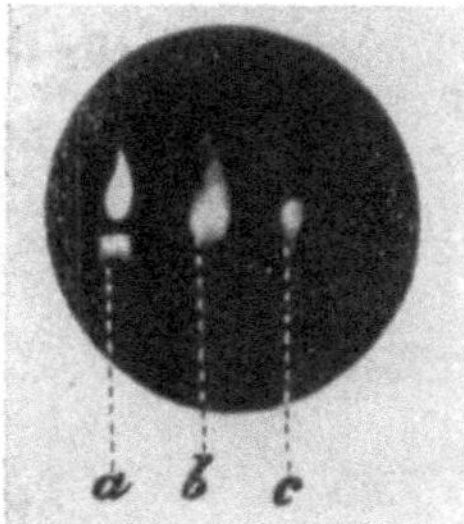

Abb. 43. Linsenbildchen einer Flamme (PURKINJE-SANSON-Reflexbilder)

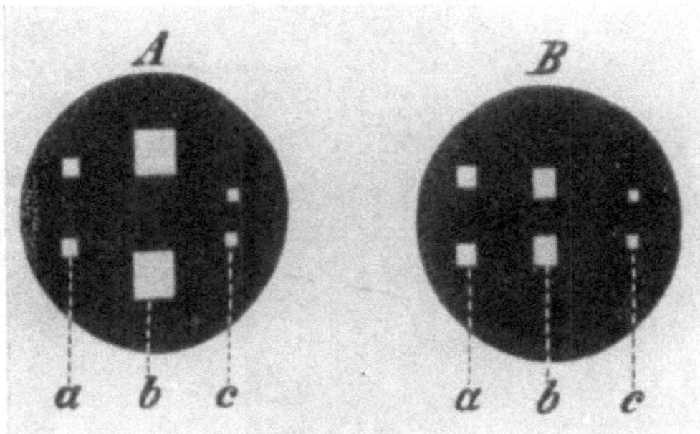

Abb. 44. Veränderung im Abstand der Linsenbildchen bei Akkommodation (nach v. HELMHOLTZ)

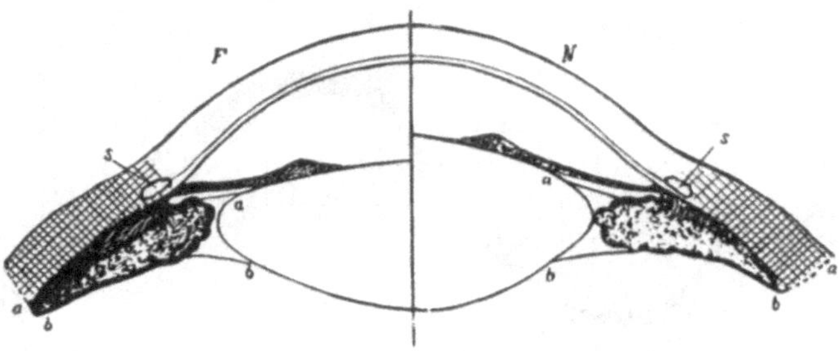

Abb. 45. Querschnitt des vorderen Augenabschnittes: links in Desakkommodation, rechts in Akkommodation (nach v. HELMHOLTZ)

TAFEL 12

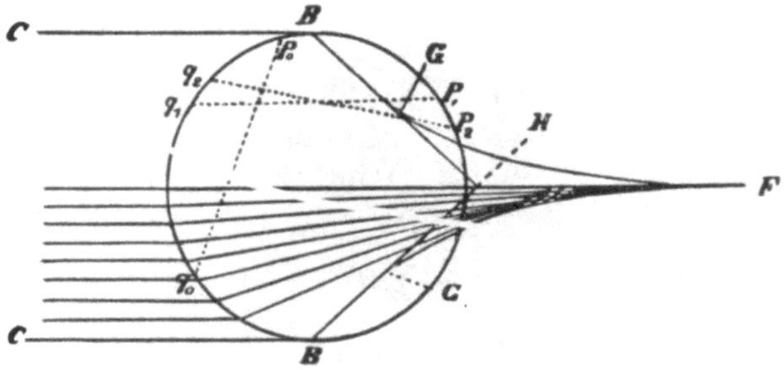

Abb. 46. Strahlengang zum Nachweis der Erweiterung der Vorderkammer (nach v. HELMHOLTZ)

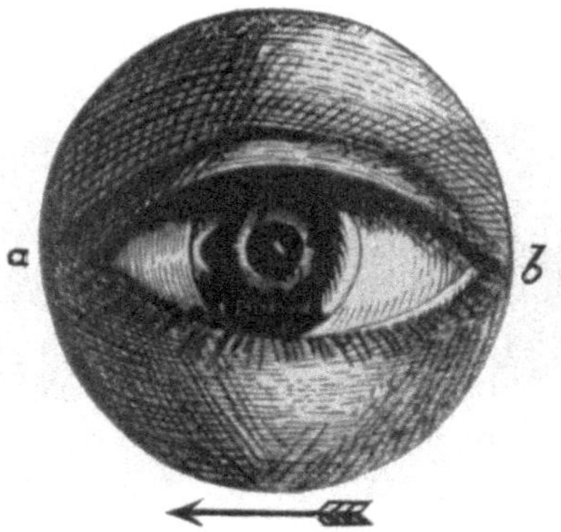

Abb. 47. Reflexe beim Nachweis der Erweiterung der Vorderkammer bei Akkommodation (nach v. HELMHOLTZ)

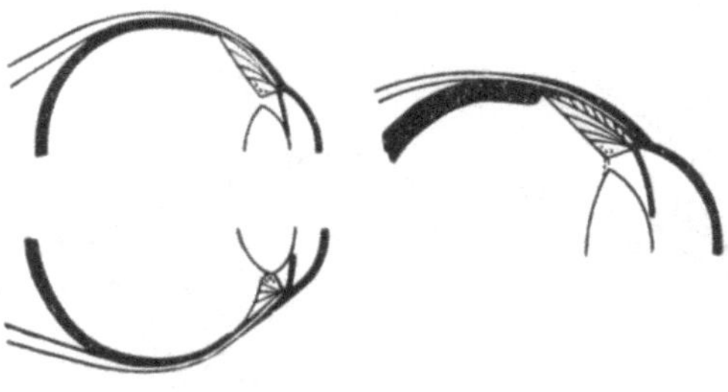

Abb. 48. Mitwirkung der äußeren Augenmuskeln bei der Akkommodation des Auges (nach STIEVE)

Da sie andererseits ihr Volumen nicht verändern kann, müssen wir daraus schließen, daß sich die Durchmesser ihrer Äquatorialebene verkürzen.

In dem Querschnitte des vorderen Teiles des menschlichen Auges Figur 45 habe ich Hornhaut und Linse nach den Maßen eines der von mir untersuchten lebenden Augen in fünfmaliger Vergrößerung konstruiert, und zwar auf der mit *F* bezeichneten Seite in der Akkommodation für die Ferne, auf der mit *N* bezeichneten in der für die Nähe[1]). Die Ziliarfortsätze sind in dieser Figur so gezeichnet, als wenn man sie durch die zwischen sie eingeschobene Falte der Zonula hindurchsähe, so daß man den Verlauf der Zonula erkennt. Mit *aa* ist der vordere Rand ihrer Falten, mit *bb* der hintere bezeichnet.

Durch die stärkere Wölbung der Oberflächen der Linse wird ihre Brennweite verkürzt, während ihre Hauptpunkte sich gleichzeitig nach vorn verschieben, teils weil die vordere Fläche der Linse vorrückt, teils weil die vordere Fläche im Verhältnis zur hinteren sich stärker wölbt. Beide Umstände tragen dazu bei, die von der Hornhaut konvergent auf die Linse fallenden Strahlen äußerer leuchtender Punkte eher zur Vereinigung zu bringen, als dies in dem fernsehenden Auge geschieht. Die Größe der an der Linse beobachteten Veränderungen scheint auch auszureichen, um die Breite der Akkommodation des lebenden Auges zu erklären.

5. Der periphere Rand der Iris weicht beim Nahesehen zurück. Cramer hat zuerst bemerkt, daß man bei Kindern mit bloßem Auge beobachten könne, wie sich die vordere Kammer beim Nahesehen erweitert. Ich selbst habe gefunden, daß man dies auch bei Erwachsenen mittels einer besonderen Art der Beleuchtung des Auges erkennen könne. Wenn man nämlich Licht ganz von der Seite her auf das Auge fallen läßt, so daß die Iris größtenteils beschattet ist, so bildet sich bei einer richtigen Stellung des Auges auf der dem Lichte gegenüberliegenden Seite der Iris ein gekrümmter heller Streifen, eine kaustische Linie. In Figur 46 ist in der unteren Hälfte der Gang der gebrochenen Strahlen für eine Kugel von dem Brechungsvermögen der wäßrigen Feuchtigkeit darstellt, auf welche parallele Strahlen fallen. *F* sei der Brennpunkt der Zentralstrahlen. Die Randstrahlen weichen erheblich von dem Brennpunkte der Zentralstrahlen ab und schneiden sich mit den nächst benachbarten Strahlen in einer kaustischen Fläche, deren Durchschnitt durch die Kurven *GF* angegeben ist. Der äußerste Strahl ist *CB*, er wird gebrochen nach *BH*; in dem Halbierungspunkte der Sehne des Kreises, welche der gebrochene Strahl bildet, in *C*, ist das Ende der kaustischen Linie *GF*, Nun denke man sich im Inneren der brechenden Kugel Ebenen gelegt, die ähnlich der Iris in der wäßrigen Feuchtigkeit liegen. Legen wir eine solche Ebene senkrecht zur Ebene der Zeichnung durch q_0 P_0, so wird ihre ganze Vorderfläche vom Lichte getroffen und beleuchtet werden. Legen wir die Ebene durch q_1 P_1, so liegt ein Teil derselben vor dem äußersten gebrochenen Strahl *BG*, dieser wird beleuchtet werden; ein anderer liegt dahinter und bleibt dunkel. Legen wir die Ebene durch q_2 P_2, so schneidet sie die kaustische Fläche. Es bleibt wieder ein Teil hell, einer dunkel, aber die Grenze zwischen dem beleuchteten und nicht beleuchteten Teile wird jetzt durch eine helle Linie bezeichnet, welche der Linie entspricht, in welcher die Ebene q_2 P_2 die kaustische Fläche schneidet. Aus der Figur ist leicht ersichtlich, daß, wenn der Teil der Fläche q_2 P_2, welcher die kaustische Fläche schneidet, sich rückwärts bewegt, also von der brechenden Fläche entfernt, die helle Linie dem Rande näher rücken muß.

---

[1]) Die Abbildungsgröße entspricht nicht der von v. Helmholtz angegebenen.

Dies kann man nun an der Iris beobachten, wenn sich das Auge für die Nähe akkommodiert. Beleuchtet man das Auge eines anderen, welcher abwechselnd einen näheren und ferneren Fixationspunkt betrachtet, die sich genau decken, so von der Seite, daß die kaustische Linie nahe am Ziliarrande der Iris erscheint, so sieht man sie bei der Akkommodation für die Nähe sich dem Rande nähern, bei der für die Ferne sich davon entfernen. In Figur 47 ist diese Beleuchtung der Iris dargestellt; das Licht fällt von der Seite in der Richtung des Pfeiles auf das Auge: auf der Iris sieht man an der dem Lichte zugekehrten Seite b den Hornhautreflex des Lichtes, auf der anderen nach *a* hin die kaustische Linie, deren Licht z. T. noch durch den vorspringenden Rand der Sclerotica hindurchscheint."

Die Theorie des Akkommodationsmechanismus nach v. Helmholtz können wir in zwei Teile gliedern: die Änderung der Linsenwölbung durch Anspannung und Entspannung des Ziliarmuskels und die Aufrechterhaltung der Spannung der zusammenhängenden Teile Linse, Zonula und Aderhaut durch den Druck des Glaskörpers, der nach Ansicht von v. Helmholtz die durch diese Teile gebildete Kapsel „prall ausfüllt". Hensen und Völkers (1868), die als erste durch ihre Untersuchungen die von v. Helmholtz aufgestellte Theorie unterbauten, äußerten auch zu dem zweiten Teil der Theorie, daß „im wesentlichen die Abplattung der Linse abhängig von dem Füllungszustand des Bulbus" sei. Während aber der erste Teil, wie wir später sehen werden, durch weitere Beobachtungen und Versuche gesichert werden konnte, wurde für den zweiten bald der Nachweis erbracht, daß er nicht zutreffen könnte. v. Hess vertrat die Ansicht, daß unmöglich die Linsenspannung durch den Glaskörperdruck erhalten werde, denn er wies nach (s. u.), daß die Zonula vollständig bis zur Erschlaffung entspannt werden kann. Dies müßte aber Veränderungen im Glaskörperdruck voraussetzen, wenn die Theorie stimmen sollte, was andererseits nicht der Fall war. Beer (1898) stellte dann am Affenauge bei Kontraktion des Ziliarmuskels eine Vorwölbung der Linse auch dann fest, wenn er in die Sklera am hinteren Augenpol ein Fenster einschnitt und somit die Wirkung des Glaskörperdruckes ausschaltete. Heine gelang der gleiche Versuch am überlebenden Auge eines Kindes.

In der ersten Auflage seines „Handbuches der Physiologischen Optik" hatte auch v. Helmholtz diesen zweiten Teil seiner Theorie nicht gebracht. Er hatte dort noch geschrieben, daß die Art und Weise der Formveränderung der Linse nicht mit Sicherheit festzustellen sei. Versuche mit elektrischen Strömen, die bereits Cramer, aber auch dann er selbst gemeinsam mit v. Wittich an Tieraugen gemacht hatten, bestätigten nicht die Ansicht Th. Youngs, der geglaubt hatte, daß die Linse in ihrem Innern von Muskelfasern durchsetzt sei, die eine Formveränderung bewirken könnte. Diese Muskeln ließen sich nicht unmittelbar feststellen, auch fehlten jegliche Nervenverbindungen zum Innern der Linse.

Cramer hatte seine Versuche weiter ausgedehnt und am Auge eines jungen Seehundes nach Entfernen eines Teiles der Sklera, Aderhaut und Netzhaut am hinteren Augenpol mit einem Mikroskop das sonst auf der Netzhaut entstehende Bild beobachtet. Durch elektrischen Strom gelang es, Akkommodationsänderungen zu erzielen. Diese blieben aus, sobald die Iris entfernt oder aufgetrennt wurde. Er schloß daraus auf eine besondere Mitwirkung der Iris bei der Formveränderung der Linse. Nach seiner Meinung werden die Kreis- und Radialfasern der Irismuskeln bei der Akkommodation verkürzt. Die Kreisfasern bilden einen festen Ring und geben dadurch den Radialfasern an ihrem der Pupille naheliegenden Ende einen festen Halt. Das andere Ende der Radialfasern verlegt er allerdings weiter in das Auge zurück, als es andere Anatomen taten. Die gespannten Radialfasern sollen nun einen Druck auf die hinter ihnen liegenden Teile, den Rand der Linse und den Glaskörper ausüben und dabei die Linse an ihrer einzigen freien Stelle, nämlich der Pupille, hervorpressen und wölben.

DONDERS teilte eine Ansicht über die Formveränderung der Linse mit, die auf einer ähnlichen Wirkung beruht. Er weist auf die Dehnungsmöglichkeit des elastischen Gewebes an der Innenseite des Canalis Schlemmii hin. An diesem Gewebe sind Iris und Ziliarmuskel befestigt. Nimmt man die Anheftung des Ziliarmuskels mit seinem hinteren Ende an der Aderhaut als fest an — dies trifft nicht ganz zu, wie die Versuche von HENSEN und VÖLKERS (s. u.) beweisen —, so wird bei einer Zusammenziehung des Ziliarmuskels das elastische Gewebe und damit die Iris nach hinten gezogen und kann einen Druck auf den Linsenrand und den Glaskörper ausüben.

v. HELMHOLTZ greift diese Erklärungen als möglich auf und schreibt:

„Die Gestaltsveränderung der Linse dagegen, welche aus meinen Messungen sich ergibt, möchte sich, ohne eine andere Kraft noch zu Hilfe zu nehmen, nicht erklären lassen. Durch den hydrostatischen Druck, der auf die hintere Seite und die Ränder der Linse einwirkt, kann diese nicht wohl in der Mitte dicker werden. Ein solcher Druck würde streben, die Äquatorialebene der Linse nach vorn zu wölben, und dabei ihre hintere Seite flacher zu machen.

Eine Annahme, welche diese Schwierigkeit zu beseitigen geeignet erscheint, ist die, daß die Linse im ruhenden fernsehenden Zustande des Auges durch die an ihrem Rande befestigte Zonula gedehnt wird. Die Falten der Zonula laufen von ihrem Ansatz an der Linsenkapsel nach außen und hinten, wobei sie Scheiden für die Ziliarfortsätze bilden, und verschmelzen endlich am hinteren Ende dieser Fortsätze und des Ziliarmuskels mit der Glashaut, Netzhaut und Aderhaut. Wenn der Ziliarmuskel sich zusammenzieht, kann er das hintere Ende der Zonula nach vorn der Linse nähern und die Spannung der Zonula vermindern. Durch die gespannte Zonula muß aber die Linse nach ihren Äquatorialdurchmessern gedehnt, in der Achse verkürzt, ihre Flächen müsse flacher gemacht werden. Wenn der Zug der Zonula bei der Akkommodation nachläßt, wird die Äquatorialfläche der Linse kleiner, ihre Mitte dicker werden, beide Flächen werden sich stärker wölben. Kommt dazu noch der Druck der Iris, so wird diese die Äquatorialebene der Linse nach vorn wölben, und dadurch wird die Wölbung der vorderen Fläche verstärkt, die der hinteren vermindert werden, so daß sie der ursprünglichen Wölbung der fernsehenden Linse wieder nahehin gleich werden kann."

Andererseits hat v. HELMHOLTZ bei der Untersuchung der Augen eines Astronomen, dessen Iris vollständig gelähmt war, trotzdem eine vollkommene Akkommodationsfähigkeit festgestellt. v. GRAEFE machte den gleichen Versuch bei einem Arbeiter, dessen Iris wegen Verletzung entfernt war. Daher besteht wohl die Annahme mit Recht, daß lediglich nur der Ziliarmuskel am Akkommodationsmechanismus wirksam ist. Über die Bedeutung der Iris soll später noch etwas gesagt werden.

Der erste Teil der v. HELMHOLTZschen Theorie ist dagegen vielfach gestützt und gesichert worden, wurde andererseits aber auch angegriffen.

2. Erweiterung durch v. Hess

Die sichtbaren Veränderungen wurden erneut bestätigt und insbesondere durch v. HESS erweitert.

Die Verengerung der Pupille ist wohl die am frühesten beobachtete Veränderung bei der Akkommodation. Bereits SCHEINER (1619) berichtet uns hierüber. Sie wurde vielfach als alleinige Ursache der Akkommodation des Auges angesehen. Durch die Pupillenverengerung wird eine Vergrößerung der Abbildungstiefe des Auges erreicht und damit die Akkommodation erheblich erleichtert. Mit der Aberration des Auges hat sie nichts zu tun.

Entgegen Untersuchungen GROSSMANNS (1904), der behauptete, daß das Pupillenspiel nicht konzentrisch sei, stellte HUMMELSHEIM (1906) durch sorgfältige Versuche fest, daß die Erweiterung und Verengerung nahezu konzentrisch geschieht. Die akkommodative Verengerung der Eintrittspupille erfolgt dagegen nicht konzentrisch. Das hatten bereits KNAPP, ADAMÜCK und WOINOW beim Ophthalmometrieren gefunden. GULLSTRAND wies nach, daß infolge der schiefen Inzidenz der Visierlinie und der Asymmetrie der Hornhaut dies eintritt, auch wenn die anatomische Pupille sich konzentrisch verengert. Er berechnete unter Voraussetzung einer sphärischen Hornhaut für einen beobachteten Fall eine Verschiebung von 0,28 mm, sagt aber, daß eine so große Verschiebung zu den Ausnahmen gehört und durch die asymmetrische Abflachung der Hornhaut vorgetäuscht sein könnte.

Pupillenverengerung und -erweiterung werden durch die Muskeln der Iris bewirkt. Veränderungen der Blutmenge in der Iris oder im Ziliarmuskel, die von Einfluß auf die Verengerung oder Erweiterung sein könnten, sind nicht nachgewiesen worden. HEINES Untersuchungen bestätigten dieses. Desgleichen zeigte es v. HESS an Tieraugen.

Das Vorrücken des Linsenscheitels wurde von HUECK (1841) zum ersten Male beobachtet. Es ist um so stärker, je jugendlicher die Versuchsperson ist und je stärker akkommodiert wird. Bei älteren Leuten kann sie fehlen. v. HELMHOLTZ hat Durchschnittswerte von 0,4 mm bei Akkommodation auf 7 dptr, GULLSTRAND solche von 0,3 und 0,4 mm bei Akkommodation auf 10 dptr festgestellt. TSCHERNING bestreitet die Beweisfähigkeit dieser Erscheinung. Er beobachtete keine Verschiebung bei einem von ihm untersuchten jugendlichen Auge, doch ist bisher kein gleicher Fall bekannt geworden.

Die in der Wirkung für die Akkommodation wichtigste sichtbare Veränderung ist die Änderung der Krümmung der Linsenflächen. Auch hier wird die erste Beobachtung SCHEINER (1619) zugeschrieben, der diesen Vorgang mit der Akkommodation in Verbindung gebracht haben soll. Daneben vertrat er allerdings auch die Ansicht, daß bei der Akkommodation die Linse ihre Lage in Richtung der Augenachse verändert. Andere nennen DESCARTES (1619) als denjenigen, der zuerst den Zusammenhang der Linsenwölbung mit der Akkommodation erkannt habe.

Die ersten genaueren Versuche in der von v. HELMHOLTZ beschriebenen Form machten LANGENBECK (1849) und CRAMER (1851) und, ohne von diesen Versuchen zu wissen, v. HELMHOLTZ (1853).

KNAPP (1860) hat dann an vier von ihm untersuchten Augen die Lage des Fernpunktes und Nahpunktes, die Krümmung und Lage der Hornhaut und der Linsenflächen bei einer Akkommodation für die Ferne und für die Nähe gemessen und eine gute Übereinstimmung der gemessenen mit der errechneten Akkommodationsbreite gefunden. Aus diesen Ermittlungen folgt die große Bedeutung der Änderung in der Wölbung der Linsenflächen und der Dicke der Linse für die Akkommodation, gleichzeitig aber auch, daß die Hornhaut keine Änderung ihrer Krümmung bei der Akkommodation erfährt und daß die Annahme der Änderung der Achsenlänge des Auges als Akkommodationsfaktor ausscheidet.

Die hintere Linsenfläche wird bei der Akkommodation unwesentlich stärker gewölbt, desgleichen ändert sich der Ort des hinteren Linsenscheitels bei der Akkommodation nur unmerklich. Nach v. HELMHOLTZ nimmt die Dicke der Linse bis zu 0,4 mm von 3,6 auf 4,0 mm zu.

Die unmittelbare Messung der Krümmungsradien an toten Linsen führt nicht zu sicheren Ergebnissen, da die Linsen, insbesondere die jugendlicher Individuen, nach dem Tode zu leicht ihre Form verlieren oder durch eigenes Gewicht auf ungeeigneter Unterlage sich abplatten oder sonstwie verändern.

Über die Veränderungen der Linsenflächen in ihren peripheren Teilen soll später in Zusammenhang mit den Theorien von TSCHERNING und von v. PFLUGK gesprochen werden.

Die Meinungen über das Verhalten der peripheren Teile der Vorderkammer sind geteilt. TSCHERNING bestreitet ein Zurückweichen, GULLSTRAND dagegen stellt fest, daß das Zurückweichen mit der CZAPSKIschen binokulären Lupe gut zu beobachten sei wie auch das Hervortreten der zentralen Teile. Besonders bei Jugendlichen sei es gut zu sehen, wenn diese stark akkommodieren. Er weist wie v. HELMHOLTZ auf die Notwendigkeit dieses Vorganges hin, damit eine Flüssigkeitsverlagerung erfolgen könne, weil die Iris der Linse dicht aufliegt und keine Flüssigkeit nach hinten treten läßt.

v. HELMHOLTZ erklärt das Zurückweichen in der Form, daß die Iris am elastischen Gewebe an der Innenseite des Canalis Schlemmii befestigt ist. Dieses Gewebe geht nach hinten in die vorderen Ausläufer der Sklera über, die nicht so elastisch sind. Die erschlaffte Iris wird durch das elastische Gewebe an den Schlemmschen Kanal herangezogen. Die gespannte Iris dagegen findet im elastischen Gewebe keinen Halt sondern erst ca. 0,45 mm dahinter an den Ausläufern der Sklera. Sie wird sich also etwas vom Schlemmschen Kanal abheben.

Zu diesen fünf sichtbaren Veränderungen bei der Akkommodation des Auges, wie sie v. HELMHOLTZ beschrieben hat, führt v. HESS drei weitere Erscheinungen an, die er bei seinen Untersuchungen immer wieder beobachten konnte. Er schreibt darüber im „Handbuch der gesamten Augenheilkunde“:

„Der Untersuchte, von dem wir bisher angenommen hatten, daß er nur eine mäßig große Akkommodationsanstrengung mache, soll jetzt willkürlich möglichst stark akkommodieren; viele Menschen können dies ohne besondere Hilfsmittel, andere nur, indem sie sich einen Gegenstand dicht vor das Auge halten oder einen solchen vorstellen, den sie zu fixieren suchen. Man sieht dann am Auge die folgenden Veränderungen eintreten:

a) Die Linse sinkt um ca. 0,25—0,3 mm, ihrer Schwere folgend, nach unten; je nach der Haltung des Kopfes sinkt sie also gegen den temporal oder nasal, gegen den frontal oder infraorbital gelegenen Teil des Ziliarkörpers; nur bei einer solchen Stellung des nach vorn oder hinten geneigten Kopfes, bei welcher die Iris in einer horizontalen Ebene liegt, sieht man auch bei stärkster Akkommodationsanstrengung keine Verschiebung der Linse gegen den Pupillenrand eintreten.

b) Bei kleinen zuckenden Bewegungen des Auges schlottert die Linse deutlich hin und her. Ist das Auge aber unbewegt, so sieht man auch bei maximaler Akkommodationsanstrengung kein Linsenschlottern.

Zu diesen objektiv festzustellenden Veränderungen bei der Akkommodation kommen noch die folgenden, subjektiv wahrnehmbaren:

c) Bei entoptischer Beobachtung des Linsenspektrums sieht man, wenn die akkommodative Anstrengung eine gewisse Höhe erreicht hat, plötzlich eine scheinbare Verschiebung der entoptischen Linsenfigur (bzw. einzelner besonders deutlich in ihr hervortretender Punkte, die kleinen Trübungen der Linse entsprechen) nach oben; bei Entspannung der Akkommodation erfolgt eine rasche Verschiebung der Figur bzw. der Punkte nach unten. Während und unmittelbar nach kleinen zuckenden Bewegungen des Auges beobachtet man ein starkes Zittern der entoptisch gesehenen Linsenfigur.“

Wie v. Hess angibt, läßt sich das Linsenschlottern sehr gut an der Bewegung des hinteren Linsenbildchens beobachten. Vereinzelt sah er auch an Augen ohne Akkommodation eine Bewegung des Linsenbildchens bei zuckenden Augenbewegungen. Doch waren diese Bewegungen im Verhältnis zu den bei einer Akkommodation beobachteten sehr viel geringer, wurden auch nicht so regelmäßig wie diese wahrgenommen. Er schließt daraus, daß auch in einigen Fällen die nicht akkommodierte Linse nicht immer so unbeweglich befestigt ist, wie das normalerweise angenommen wird.

Bereits Coccius hat 1868 ähnliche Beobachtungen beschrieben und zu erklären versucht, doch trifft seine Erklärung nicht zu.

Das Linsenschlottern läßt sich allein nur darauf zurückführen, daß bei starker Akkommodation die Zonula vollständig erschlafft.

v. Hess stellte bei seinen Versuchen mit dem entoptischen Erscheinungsbild einer Trübung der Linse fest, daß die Pupillenverengerung und die Ziliarmuskelkontraktion nicht gleichzeitig erfolgen. Hierüber wird noch im Rahmen der Zusammenhänge Akkommodation-Konvergenz-Pupillenverengerung zu sprechen sein.

Auf Grund der Verschiebungen der entoptischen Erscheinung hat v. Hess an seinen Augen die Linsenverschiebung errechnet und Werte von ca. 0,28—0,3 mm erhalten. Heine, der gleichfalls Messungen objektiv mit dem Hornhautmikroskop durchführte, fand eine Linsenverschiebung von 0,25 mm. Diese Ergebnisse wurden durch einen weiteren Versuch, den v. Hess und Heine gemeinsam ausführten, bestätigt. Die akkommodative Linsenverschiebung muß zwei in gleicher Richtung zum Auge, aber in verschiedener Entfernung vom Auge liegende Punkte dem Auge in verschiedenen Richtungen liegend erscheinen lassen, und aus den scheinbaren verschiedenen Lagen muß auf die Größe der Linsenverschiebung zu schließen sein.

3. Theorien von v. Tscherning, v. Pflugk, Stieve, Nicolai

Die Gegentheorien gegen die Erklärung durch v. Helmholtz und seine Anhänger wurden in der Hauptsache von v. Tscherning und v. Pflugk aufgestellt. Andere Vertreter der Gegentheorien waren Schoen, Luedde, Stieve, Sysi u. a.

Es ist sicher, daß durch die Theorie, die in ihren Grundzügen auf die ersten Erklärungen von v. Helmholtz zurückgeht und dann weiter ausgebaut wurde, wie wir z. T. sahen, nicht alle Vorgänge der Akkommodation restlos erklärt werden können. Das gab dann den Anlaß dazu, andere Wege zu beschreiten. Aber auch diesen Theorien gelang es nicht, eine vollkommen befriedigende Antwort auf alle Fragen zu geben. Inzwischen sind aber durch neuere Forschungen auf dem Gebiet der Innervation des Ziliarmuskels und dem der Akkommodationsruhelage wesentliche Fortschritte erzielt worden, die die Schwierigkeiten, die der v. Helmholtzschen Erklärung im Wege standen, beseitigen halfen.

Trotzdem sollen die Theorien von v. Tscherning, v. Pflugk, Stieve und Sysi mit erwähnt werden, da sich die Forschung sehr viel mit diesen Theorien befaßte und dabei Neues fand.

v. Tscherning vertritt kurz zusammengefaßt folgende Ansicht: Der Ziliarmuskel ist in zweifacher Weise wirksam. Es spannt die Zonula und zieht den hinteren Teil des Ziliarkörpers mit dem vorderen Teil der Aderhaut nach vorn. Die Versuche von Hensen und Völkers bestätigen dieses. Beide stachen eine Nadel in den Bulbus in der Gegend des Überganges vom Ziliarkörper in die Aderhaut. Bei Akkommodationsreizung bewegte sich der außerhalb des Bulbus befindliche Teil der Nadel zum hinteren Teil des Bulbus hin. Das bedeutet, daß sich der Übergang vom Ziliarkörper zur Aderhaut im Innern des Bulbus nach vorn verlagert, da die Sklera unverändert bleibt und der Durchstoßungspunkt der Nadel für die Bewegung der Nadel als Drehpunkt wirkt.

Der periphere Teil des Glaskörpers, der eng damit zusammenhängt, mache die Bewegungen mit und übe einen Druck auf den peripheren Teil der Hinterfläche der Linse aus, infolgedessen sich der mittlere Teil der Linse wölbe. Die Wirkung entstehe also nicht durch Zunahme des Druckes im Glaskörper, sondern durch Vorrücken seiner peripheren Teile. Der Zonulazug sei ohne Wirkung auf die Akkommodation, da in einigen Fällen bei Versuchen mit freipräparierten Linsen, welche lose auf dem Glaskörper lagen, beim Zonulazug die Linse sich wölbte, in anderen Fällen flacher wurde. Die wahre Linsenform sei im Alter gewölbter als in der Jugend. v. TSCHERNING nennt hier Messungen von AUERBACH und SAUNTE. v. HELMHOLTZ habe dagegen wahrscheinlich aus Messungen von POURFOUR DE PETIT geschlossen, dessen Messungen aber ungenau gewesen seien. Die Beobachtungen von YOUNG, daß bei Verdeckung der Pupillenmitte die Akkommodationsbreite auf die Hälfte sinkt, widerspricht der HELMHOLTZ-Theorie, daß die Linse bei Akkommodation der Kugelform zustrebe. Nach der Beobachtung von YOUNG müßte die Abplattung an den Randteilen einsetzen und nur die Mitte stärker gewölbt sein. Diese Formveränderung ist nur allein möglich, wenn man die geringe Abnahme im Äquatordurchmesser berücksichtigt.

Eingehend hat v. PFLUGK in mehreren umfangreichen Arbeiten seine Theorie erläutert. Ähnlich der Ansicht v. TSCHERNINGS ist v. PFLUGK der Auffassung, daß eine Akkommodation durch den Druck des Glaskörpers auf die Linse zustande kommt.

Die Ansatzstelle der meridionalen Partien des Ziliarmuskels ist der Skleralwulst und seine Umgebung. Die Zusammenziehung der meridionalen Fasern wirkt daher in der Richtung einer Bewegung der Aderhaut an ihrer Verbindung mit dem Ziliarkörper nach vorn. Hierbei wird die Aderhaut an ihrer Verbindungsstelle mit dem Ziliarkörper nach Art der Sehne eines Bogens gespannt und wird sich von der Sklera etwas abheben. Es entsteht der Perichorioidalraum. Eine allzu große Verbreiterung dieses Perichorioidalraumes wird durch einzelne meridionale Fasern verhindert, die diesen Raum durchsetzen und an der Sklera befestigt sind.

Durch diese Anspannung entsteht in diesem Perichorioidalraum ein negativer Druck, der wesentlich für die Desakkommodation ist.

Die Zusammenwirkung aller drei Teile des Ziliarmuskels, der meridionalen, der zirkulären und der radiären Fasern ergibt eine Bewegung der Masse des Muskels insbesondere der inneren Kante in Richtung des Glaskörpers.

Hierbei wird durch den Muskel ein Druck auf den Glaskörper ausgeübt. Den meridionalen Fasern und besonders ihren Enden an der Aderhaut fällt hierbei infolge Bewegung dieser Enden in Richtung der Linse die Aufgabe zu, einem Ausweichen des Glaskörpers nach hinten vorzubeugen und dadurch einen schädlichen Druck auf die Netzhaut zu verhindern. In der Nähe der Enden des Ziliarkörpers sind auch die Zonulafasern befestigt, die ebenfalls nach vorn vorrücken.

Der Druck im Glaskörper wird sich an der Innenkante des Ziliarmuskels vorbei auf die Linse auswirken. Dies wird in der Zone des Ligamentum hyaloideo-capsulare, einer ringförmigen Wulst um den hinteren Linsenpol, der Fall sein. Durch den Druck wird sich die Linsenachse verlängern, und es werden die am stärksten lichtbrechenden Schichten der Linse in das Pupillengebiet und zum hinteren Linsenpol gedrängt. An beiden Stellen befinden sich die dünnsten Stellen der Linsenkapsel. Der vordere Linsenpol wird sich in der Pupille stark wölben, die Pupillenverengerung wird dies begünstigen.

Durch den vordrängenden Glaskörper wird sich die Zonula im Bogen zur Linse spannen. Das Vorrücken der Zonulaenden verhindert eine Überspannung. Die Zonula wird sich soweit wölben, bis sie gegen die Ziliarfortsätze und die Iriswurzel stößt. HENSEN und VÖLKERS haben diesen Zonulabogen beobachtet und fälschlich als Zonulaerschlaffung im Sinne der v. HELMHOLTZschen Theorie gedeutet. Es kommt also nicht zu einer Erschlaffung sondern zu einer Anspannung der Zonula. Die an die Vorder- und Hinterkapsel der Linse führenden Zonulafasern müssen bei ihrer Anspannung den Durchmesser des Linsenäquators verkleinern. Mit Beginn der Kontraktion des Ziliarmuskels setzt auch die Pupillenverengerung ein. Verlängerung der Linsenachse und Anspannung der Oberfläche der Iris drücken das Kammerwasser der Vorder- und Hinterkammer in den Kammerwinkel. Hier drückt es auf die Iriswurzel und preßt diese nach hinten und auf den Äquatorrand der Linse. Es begünstigt dabei die Bildung des Lentikonus in der Pupille. Gleichzeitig wird dadurch verhindert, daß die Linse als Ganzes durch den Glaskörperdruck nach vorn bewegt wird.

v. PFLUGK lehnt die Ergebnisse von Untersuchungen an iridektomierten und irislosen Augen ab. Diese Ergebnisse zeigen nicht den wahren Vorgang in einem normalen Auge. Aus der Darstellung der Theorie geht hervor, welche große Bedeutung der Iris, dem die Pupille umschließenden Teil und der Iriswurzel, dem Kammerwasser, der Vorder- und Hinterkammer beim Zustandekommen der Akkommodation zukommt. Wenn trotzdem Jugendliche mit Iridektomie fast normale Sehschärfe haben, so sei dies ihrem großen Akkommodationsvermögen zuzuschreiben, das auch bei Iridektomie noch drei bis vier Dioptrien, die zum Nahsehen nötig sind, aufbringen kann. Bei älteren Menschen ist die Akkommodation sowieso verringert oder aufgehoben, so daß hier eine Iridektomie für die Veränderung der Linsenform unwesentlich ist.

Ebenso sind Untersuchungen mit halbierten Augen abzulehnen. Die Druckverhältnisse, die nach v. PFLUGK gleichfalls für die Akkommodation ausschlaggebend sind, können in halbierten Augen nicht die gleichen sein, wie in ganzen unbeschädigten Augen.

Bei Eserin- und Atropinträufelung hat man es mit Sonderfällen, mit krampfartigen Zuständen zu tun. Diese Medikamente können daher nur dann benutzt werden, wenn man sich über ihre Wirkung vollkommen im klaren ist und die Ergebnisse entsprechend bewertet.

Die Untersuchungen, die v. PFLUGK zur Begründung seiner Theorie durchführt, sind im wesentlichen folgende:

1. Gefrierung von Augen bei akkommodativer Reizung,
2. Die Veränderung der Form des Linsenrandes unter Druck,
3. Messung der Krümmungsradien der Linsenflächen,
4. Dehnbarkeit der Zonulafasern und Linsenkapsel.

1. Durch Anwendung der Gefriermethode bei akkommodierten Augen hat v. PFLUGK den Nachweis der Richtigkeit der v. TSCHERNINGschen Theorie zu bringen versucht. Insbesondere handelt es sich dabei um die Bildung eines Lenticonus anterior der Linse. v. PFLUGK hat Photographien von Querschnitten gefrorener Augen von Tieren beigebracht, in denen dieser Lenticonus zu beobachten war.

Fischer hat diese Methode angegriffen und selbst Gefrierungsversuche durchgeführt, bei denen sich eine Bildung eines Lenticonus anterior nicht zeigte.

Die Einwendungen Fischers lehnt v. Pflugk wiederum ab. Fischer habe statt der Gefrierung mit Kohlensäure eine Gefrierung mit flüssiger Luft angewandt, dann aber auch nicht enucleierte Augen genommen, sondern die ganzen Köpfe der sehr schnell einsetzenden Gefrierung ausgesetzt. Dadurch sind Gewebezerreißungen zu erwarten. Später hat Fischer auf Hinweis die Gefrierung mit Kohlensäure benutzt, aber zu wenig Versuche angestellt, so daß die Ergebnisse v. Pflugks von diesem dadurch nicht als widerlegt angesehen werden.

2. Veränderung der Form des Linsenrandes unter Druck.

v. Pflugk stellte an einer ihm zur Verfügung gestellten Linse bei schwacher Vergrößerung Einkerbungen am Rande des Äquators fest. Er erwähnt die Erklärung Rabls, daß diese Einkerbungen durch die Befestigung der Zonula entstehen. v. Hess weist darauf hin, daß die Einkerbungen unter Eserineinwirkung verschwinden. Er folgert daraus, daß durch die Erschlaffung der Zonula die Einkerbungen ausgeglichen werden. v. Pflugk übte mit einer stumpfen Sonde einen Druck auf den vorderen Linsenpol aus und konnte beobachten, daß unter diesem Druck die Einkerbungen ebenfalls verschwanden. Für ihn stand damit fest, daß die Linse unter erhöhtem Druck stehen müsse, wenn bei Eserineinwirkung die Einkerbungen verschwinden, und daß es nicht durch Zonulaerschlaffung dazu kommt. Es müsse also der Druck auf die Linse bei Eserineinwirkung, wobei diese Einkerbungen deutlich gesehen werden, steigen.

Diese Folgerung v. Pflugks ist aber durchaus nicht zwingend. Wenn ihm durch leichten Druck eine Ausgleichung der Einkerbungen gelang, so hat er dabei Linsenmasse zum Äquator verlagert und vorhandene Einkerbungen von innen her durch Vordringen der Linsenmasse ausgeglichen. Das schließt durchaus nicht aus, daß man den gleichen Erfolg durch Nachlassen der Aufhängebändchen erreichen kann, wenn die Ruheform der Linse eine möglichst stark gewölbte Form mit glattem Äquatorrand ohne Einkerbungen ist, wie dies von v. Helmholtz behauptet wurde. Diese Ruheform bestreiten aber v. Pflugk und v. Tscherning.

3. Krümmungsradien der Linsenflächen.

Nach Untersuchungen von Heine, Holth und Dalén betragen die Krümmungsradien von Linsen an Leichenaugen 13—14 mm. Die Radien verkürzten sich auf 8—10 mm, als die Linsen von der Aufhängung durch die Zonula befreit wurden. Nach Messungen von v. Helmholtz und Gullstrand betragen aber die Radien an akkommodierten Linsen 5—6 mm. Es kann also nach Ansicht v. Pflugks niemals die stärkst gewölbte Form als Ruheform angesehen werden. Diese Form kann nur durch die Einwirkung einer starken äußeren Kraft erklärt werden, und hierfür kommt nur der Glaskörperdruck in Frage. Der Zonula kommt lediglich die Aufgabe zu, die Linse zu halten und an den Glaskörper zu drücken. Sie befindet sich dabei ständig in Spannung (Tonus).

4. Zonuladehnbarkeit.

Die Zonula ist nicht imstande, die Arbeit zu leisten, die sich nach der v. Helmholtzschen Theorie leisten soll, nämlich die Form der Linse zu verändern.

v. PFLUGK hat Untersuchungen über die Dehnbarkeit der Zonula und der Linsenkapsel am Dehnungsmesser, wie er zur Prüfung von Gewebefäden in der Textilindustrie gebräuchlich ist, durchgeführt. Er stellte hierbei fest, daß die Zonula eine 9mal größere Dehnbarkeit besitzt als die Linsenkapsel.

FISCHER (1934) hat darauf hingewiesen, daß eventuell durch die Art der verwendeten Lösungen, in denen die Zonulafasern feucht gehalten wurden, diese in unphysiologischer Weise beeinflußt werden. Auch COMBERG (1934) stellte fest, daß die Zonulafasern leicht quellbar sind und dabei eine erhebliche Querschnittvergrößerung erfahren, verkleben und verklumpen, FISCHER gelang es nicht, eine Lösung zu finden, bei der dies nicht der Fall war. v. PFLUGK hat sich auf diese Einwände hin anderer Flüssigkeiten bedient, von denen er annimmt, daß die Gefahr einer Änderung nicht besteht. Er benutzte vier verschiedene Flüssigkeiten: neben destilliertem Wasser, zwei Kochsalzlösungen und schließlich ein Filtrat aus dem Kammerwasser und der Glaskörperflüssigkeit des zweiten Auges des Versuchstieres. Die erzielten Ergebnisse waren die gleichen wie bei den ersten Versuchen. Er hat dann den v. HELMHOLTZschen Versuch wiederholt, eine auf dem Glaskörper liegende Linse durch Zug an der Zonula in ihrer Form zu verändern. v. HELMHOLTZ und dann v. HESS hatten dies mit Pinzetten getan. v. PFLUGK hing als Belastung geringe Gewichte an einen Goldfaden, der über eine Rolle lief. Die Belastungen, die zur Erreichung einer Formveränderung der Linse nötig waren, überschritten weit die Belastungsgrenze für einen Zonulariß.

Das von v. HESS beobachtete Linsenschlottern, das ja die ganze Theorie v. TSCHERNINGS und v. PFLUGKS widerlegt, bestreitet v. PFLUGK. Die Linse ist besonders im jugendlichen Alter mit dem Glaskörper fest verwachsen und müßte Teile des Glaskörpers mit herabreißen, oder es müßte sich der vordere Teil des Glaskörpers senken.

v. PFLUGK hat seine Untersuchungen dann noch auf den Glaskörper ausgedehnt und festgestellt, daß Farbflüssigkeit, von der Tröpfchen in den Glaskörper zwischen Linse und Ziliarmuskelende gebracht wurden, sich in Richtung auf den Linsenhinterpol bewegt, wenn am Ziliarmuskelende auf den Glaskörper gedrückt wurde.

Die Alterssichtigkeit hat nach Auffassung von v. PFLUGK ihre Ursache nicht allein in einer Erhärtung der Linse, sondern auch in einem Altern des Glaskörpers, der aus dem Zustande des Gels immer mehr in den Zustand der Flüssigkeit übergeht.

Als Zusammenfassung der Theorie v. PFLUGKS möge eine eigene Zusammenfassung in den Worten v. PFLUGKS folgen:

„1. Da die Zonula, wie ich experimentell nachgewiesen habe, eine vielfach größere Dehnungsfähigkeit besitzt als die Linsenkapsel, so ergibt sich, daß durch Anspannung der Zonula die Linse in ihrem äquatorialen Durchmesser nicht vergrößert werden kann.

2. Der Zustand einer Erschlaffung der Zonula setzt einen vorhergehenden Zustand der Starre der Zonula voraus, dieser ist jedoch niemals nachgewiesen und undenk-

bar. — Die Zonula befindet sich ständig in einem Zustand der Spannung (SCHOEN, v. TSCHERNING, LUEDDE, v. PFLUGK).
3. Da die HELMHOLTZ-Theorie auf dieser (angenommenen) Erschlaffung der Zonula aufgebaut ist, entspricht sie nicht den anatomischen Verhältnissen im Auge.
4. Die Einstellung für die Ferne ist der Zustand der Linsen- und Ziliarmuskelruhe (Tod, Schlaf, Atropin).
5. Die akkommodative Naheinstellung: Der durch die Zusammenziehung des Ziliarmuskels eingeengte Glaskörper kann nur nach dem vorderen Augenpol zu ausweichen, er drückt an den inneren Bogen des Ziliarkörpers vorbeigleitend auf die Hinterfläche der Linse dort, wo die Verdickung in der hinteren Linsenkapsel den Druck aufnehmen kann. Die stärkst lichtbrechenden Linsenschichten in der Gegend des vorderen Pols werden dadurch polwärts verschoben, woraus Zunahme der Linsenachse und Abnahme des äquatorialen Durchmessers der Linse sich ergibt. Durch die Anspannung des Ziliarmuskels muß die Höhe des Perichorioidalen Raumes sich vergrößern.

Die mit der Akkommodation gleichzeitig einsetzende Pupillenverengerung wird das Vorrücken der stark lichtbrechenden Rindenschicht nach der Gegend des Vorderpols unterstützen und sie dort während der Pupillenverengerung abriegeln.
6. Desakkommodation (Rückkehr der Linse in die Ferneinstellung): Das Nachlassen der durch die Zusammenziehung des Ziliarmuskelringes auf den Glaskörper ausgeübten Druckes muß diesem infolge seiner Gelnatur die Rückkehr in seinen alten Zustand erlauben. Der negative Druck im subchorioidalen Raum wird eine Saugwirkung auf seine innere nachgiebige Wandung ausüben und durch die Rückkehr des vom Ziliarmuskeldruck befreiten Glaskörpers in seine Ruhestellung unterstützen. Die prall gefüllte Linse wird infolge der ihr inne wohnenden Oberflächenspannung das Bestreben haben, ihre Ruhe, d.i. Ferneinstellung, wieder einzunehmen, also sowohl die Einwärtsbewegung der Oberfläche hinter dem Äquator wie die starke Wölbung am vorderen Linsenpol (Lenticonus anterior) auszugleichen. Das Nachlassen der Zusammenziehung des Irissphincters wird die Rückkehr der nach dem vorderen Linsenpol gedrückten Rindenschicht der Linse in ihre Ruhelage fördern.
7. Die außerordentliche Dehnbarkeit der Zonula unterstützt die Bildung der Formveränderung der Linse.
8. Das von v.HESS beschriebene Herabsinken der Linse im ‚Zustand stärkster Akkommodation' ist kein physiologischer Vorgang, sondern entweder die Folge einer gewaltsam erzwungenen Akkommodationsanstrengung oder eine Folge der Wirkung von Arzneimitteln, deren Einfluß auf den Akkommodationsapparat auch heute noch nicht völlig übersehbar ist. (v. HESS: ‚Für die Praxis werden diese letzten Tatsachen nicht direkt in Betracht kommen, da wir nur selten so starke und dabei unzweckmäßige Akkommodationsanstrengungen machen.')
9. Akkommodation stellt sich demnach gar nicht als die unsichtbare Wirkung einer unbekannten Elastizität der Linsenkapsel sondern als die planmäßige Folge einer Reihe von ineinander greifenden Bewegungen (Kräftewirkungen), welche untereinander auf das Sorgfältigste in ihrem Zusammenwirken abgestimmt sind!"

Der Versuch von NICOLAI zur Erklärung des Vorganges der Akkommodation geht von der Voraussetzung aus, daß die Akkommodation ein willkürlicher Vorgang ist, „da man das Auge ja auf jeden beliebigen Punkt einstellen kann". Zu jeder willkürlichen Bewegung gehören zwei Muskel als Gegenspieler, d. s. im Auge der radiale und der zirkuläre Anteil des Ziliarmuskels. Beide sind zwar beim Menschen glatte Muskel, aber z. B. bei den Vögeln quergestreift. Sie bilden in der Reihe der glatten Muskel eine Ausnahme. Der weitere Vorgang ist ähnlich dem bei v. TSCHERNING und bei v. PFLUGK.

STIEVE hat Untersuchungen über den Bau des Ziliarmuskels und seine Veränderungen im Laufe des menschlichen Lebens angestellt und daraus auf die Bedeutung des Ziliarmuskels für die Akkommodation geschlossen.

Der meridionale Anteil des Ziliarmuskels beginnt am Skleralsporn und erstreckt sich nach hinten bis zur Chorioidea. Ein Teil der meridionalen Fasern setzt unmittelbar an der Sklera an. Für die meridionalen Muskelfasern ist der Skleralsporn der Festpunkt. Kontrahieren sich diese Muskelfasern, so sind sie bestrebt, die Sklera nach innen einzuziehen und nach vorn zusammenzuziehen. Die vier äußeren Augenmuskeln unterstützen dieses Bestreben. Diese legen sich von hinten kommmend an den Äquator, greifen um ihn herum und verlaufen vor ihm sich ausbreitend im Gewebe der Sklera, dort wo innen die Fasern des meridionalen Anteils des Ziliarmuskels sich an die Sklera heften (siehe Abb. 48). Gleichzeitig mit der Kontraktion des Ziliarmuskels verkürzen sich die vier äußeren Augenmuskeln und versuchen, die Sklera nach hinten außen zu ziehen. Beide Zugbewegungen unterstützen sich in soweit, als dadurch die Sklera abgeflacht und ein Druck auf den Äquator ausgeübt wird. Der Augapfel wird von der Kugelform mehr in die Form eines Rotationsellipsoides umgeformt, die optische Achse wird etwas verlängert und der Druck im Augeninnern erhöht, wie SCHOEN (1895) nachgewiesen hat.

Durch Kontraktion des radiären und zirkulären Anteils wird der Ziliarmuskel nach vorn und innen verlagert. Dadurch kann die Zonula in ihrer Spannung nachlassen und die Linse sich mehr ihrer stark gewölbten Form nähern.

Ungefähr mit dem 35. Lebensjahr beginnt eine Umgestaltung des Ziliarmuskels. Die meridionalen Fasern atrophieren, zugleich mit ihnen auch die vier geraden äußeren Muskel, die Sklera wird starrer.

Im wesentlichen wird die Akkommodation durch die zirkulären und radiären Partien unterhalten. Im Alter bilden sich dann alle Teile des Ziliarmuskels zurück und die Akkommodationsfähigkeit hört auf.

Die Mitwirkung der äußeren Augenmuskeln ist von COMBERG in einem Diskussionsbeitrag bestritten worden. Nach seiner Auffassung kann eine Kontraktion der vier geraden Augenmuskeln höchstens zu einer Verkürzung der Augenachse führen, da sie den Augapfel gegen ein hinteres Bett drücken würde.

Gegen diese Theorien insbesondere die von v. TSCHERNING und von v. PFLUGK ist heftig angegangen worden. Es sollen aus den Reihen der Gegner, die für die HELMHOLTZsche Auffassung eintraten, nur einige zu Wort kommen.

SEIDEL bestätigt zunächst die Folgerung hinsichtlich einer Verkleinerung des Linsenäquators bei Akkommodation, die v. HELMHOLTZ aus seinen Beobachtungen geschlossen hatte. Er selbst hat ja eine Verkleinerung nicht beobachtet. Zwar sind Versuche von COCCIUS, COMBERG, UHTHOFF und GROSSMANN an iridektomierten und irislosen Augen angestellt worden; bei denen die v. HELMHOLTZsche

Folgerung als richtig erwiesen wurde. Doch wir sahen ja, daß v. PFLUGK derartige Untersuchungen an iridektomierten oder irislosen Augen ablehnte, da sie angeblich nicht die normalen Verhältnisse wiedergeben. SEIDEL benutzte für seine Versuche albinotische Augen und konnte hier eine Verkleinerung des Linsenäquators und auch eine Verkleinerung des Ziliarmuskelringes mit einem Vorrücken der Ziliarfortsätze beobachten. Die Ziliarfortsätze berührten nicht den Linsenrand.

SEIDEL weist ferner auf die Beobachtungen ULBRICHS in einem Fall hin, bei dem sich in der Iris zwischen ihren Pupillar- und Ziliarteil ein kleines Loch befand, das durch eine feine Membrane verschlossen war. Blickte das Auge in die Ferne, so wurde diese Membrane nach vorn gestülpt. Ein leichter Druck auf die Hornhaut ließ das Häutchen sich zur Hinterkammer, ein leichter Druck auf die Äquatorgegend es sich zur Vorderkammer einstülpen. Bei Fernblick vermochte der Lidschlag nur selten das Häutchen einzustülpen. Akkommodierte das Auge, so erfolgte eine Einstülpung bei jedem Lidschlag. Daraus folgt, daß bei Fernblick eine Druckdifferenz zwischen Vorder- und Hinterkammer bestand, daß bei Akkommodation der Ausgleich der Druckdifferenz aber erleichtert war, sonst könnte der Lidschlag nicht ausreichen, diese Differenzen zu überwinden, wie sich das durch Einstülpung des Häutchens zeigte. Eine Erleichterung der Druckdifferenz ist aber nur möglich, wenn die Linse nicht so stark der Iris angepreßt wurde, wie es nach der Theorie von v. TSCHERNING und v. PFLUGK der Fall ist, sondern wenn sie in ihrer Aufhängung gelockert wird und nach unten sinkt, wie es nach den Beobachtungen von v. HESS der Fall ist.

NORDENSON wirft die Frage auf, ob die Linsenkapsel elastisch isotrop oder heterotrop ist, d. h. in allen Richtungen die gleiche Elastizität besitzt oder nicht. Die Zonula liegt außerdem dem Glaskörper fest auf, so daß auch hier eine Beeinflussung der Elastizität stattfindet. Trotz alledem könne sie aber die weniger elastische Linsenkapsel verändern, wenn sie nur genügend genug angespannt sei.

Bezüglich der Radien der Vorderfläche sind nicht immer die Differenzen festgestellt worden, wie sie v. PFLUGK erwähnt. DALÉN hat in zwei Fällen 5,75 mm und 5,77 mm gemessen. Dazu muß aber gesagt werden, daß die Radien über die ganze Fläche nicht einheitlich sind und man immer hinzusetzen muß, wo der Radius gemessen wurde.

Ein weiterer Punkt zur Begründung der v. TSCHERNINGschen und v. PFLUGKschen Theorie ist die Erscheinung eines Doppelbildes der Purkinje-Bildchen. v. TSCHERNING und v. PFLUGK schreiben dies der Abflachung des Linsenrandes bei Akkommodation zu. ZEEMANN hatte es zuerst beobachtet und wie v. TSCHERNING als Folge einer Eindellung am Rande der Linse angesehen. ODQUIST (1934) konnte aber zeigen, daß diese Doppelbilder auch eintreten, wenn das Auge nicht akkommodiert, und daß die Erscheinung sich bei der Akkommodation nicht verändert. Damit kann sie nicht als Gegenargument gegen die HELMHOLTZtheorie angeführt werden.

Als letztes bezweifelt NORDENSON eine Druckfortpflanzung im Glaskörper, wie v. PFLUGK und v. TSCHERNING annehmen. NORDENSON glaubt, daß sich der Druck nicht gerichtet, sondern nach allen Seiten gleichmäßig fortpflanzt.

Nicht unerwähnt bleiben darf ein grundsätzlicher Einwand von ISAKOWITZ gegen die Akkommodationstheorie von v. PFLUGK. Bei v. HELMHOLTZ änderte die Linse aktiv ihre Krümmung während des Akkommodationsvorganges, nach der Theorie von v. TSCHERNING und v. PFLUGK wird sie durch den Druck des Glaskörpers in ihrer Form verändert, der Vorgang ist also ein rein passiver.

Im Akkommodationsmechanismus nach v. HELMHOLTZ ist die Kontraktionsfähigkeit des Ziliarmuskels im Alter im wesentlichen die gleiche wie in der Jugend. Nach v. HESS wird sie in der Jugend nicht ausgeschöpft, erst recht natürlich nicht im Alter. Ein Jugendlicher mit zehn Jahren kann bis auf 7,1 cm d. h. 14 dptr akkommodieren: hier ist die Elastizität der Linse erschöpft, der Muskel aber kann sich noch weiter kontrahieren, so daß schätzungsweise 15—20 dptr erreicht werden könnten, wenn die Linse dazu imstande wäre. Auch der ältere und alte Mensch hat noch annähernd diese Kontraktionsfähigkeit des Muskels, nur gibt hier die Linse wegen ihrer Erhärtung infolge des Alters noch weniger her, so daß sie schließlich überhaupt nicht mehr ihre Form ändert. Die Kontraktionsanstrengung bei z. B. 4 dptr ist also beim älteren Menschen genauso groß wie beim Jugendlichen und nicht etwa größer. Bei v. HELMHOLTZ bedeuten also Ziliarmuskelkontraktion und Akkommodation nicht dasselbe.

In der v. PFLUGKschen Theorie wird die Einstellung auf den Nahpunkt durch die maximale Kontraktion des Muskels erreicht. Akkommodation und Ziliarmuskelkontraktion sind dasselbe, da die Linse nur das macht, was der Muskel will. Die maximale Kontraktion ist also beim Jugendlichen nötig, der auf 7,1 cm, seinem Nahpunkt, akkommodiert, genauso aber auch beim älteren Menschen, bei einer Akkommodation auf 25 cm, dem derzeitigen Nahpunkt. Es müßte diesem die Akkommodation auf 25 cm dieselbe Anstrengung bereiten wie dem Jugendlichen die Akkommodation auf 7,1 cm. D. h. aber auch nach den Erfahrungen der Koppelung von Akkommodation und Konvergenz, der ältere Mensch würde für 25 cm die gleiche Konvergenz aufbringen, wie der Jugendliche für 7,1 cm. Er müßte also schielen.

Trotz der vielen Einzelarbeiten und Untersuchungen ist es bis in die neuere Zeit nicht möglich gewesen, eine volle Klärung in die Vorgänge der Akkommodation zu bringen. Erst in den letzten Jahren sind durch die Arbeiten von MOLLIER, ROHEN, MEESMANN, MONJÉ, PAU, STIEVE u. a. wesentliche Fortschritte erzielt worden, so daß wir uns heute unter Zusammenfassung dieser Ergebnisse mit den früheren Untersuchungen ein besseres Bild von dem Akkommodationsmechanismus machen können. Der Beschreibung soll die Einteilung zugrunde liegen, wie wir sie bei der Definition des Begriffes der Akkommodation und der Aufzählung der Möglichkeiten einer Naheinstellung gaben, d. h.

1. Naheinstellung durch Änderung der Flächenkrümmungen der abbildenden Teile, sog. extrakapsulärer Akkommodationsmechanismus,
2. Naheinstellung durch Änderung des Brechungsindex der brechenden Substanzen, sog. intrakapsulärer Akkommodationsmechanismus,

   1. und 2. werden zusammengefaßt als innerer Akkommodationsmechanismus;
3. Naheinstellung durch Änderung des Bildabstandes, sog. äußere Akkommodation.

4. Innerer Akkommodationsmechanismus

a) Die extrakapsuläre Akkommodation

Der Ziliarmuskel bei der Akkommodation

Rohen hat über den Umbau des Ziliarmuskels bei der Akkommodation Untersuchungen am Hundeauge durchgeführt. Es wurde dabei das eine Auge elektrisch gereizt, das andere ungereizt gelassen.

Im ungereiztem Zustande zeigt der Muskel eine langgestreckte-meridionale Form. Das Muskelgitter ist ein spitzwinkliges Längsgitter, die Muskelfasern kreuzen sich in allen drei Dimensionen.

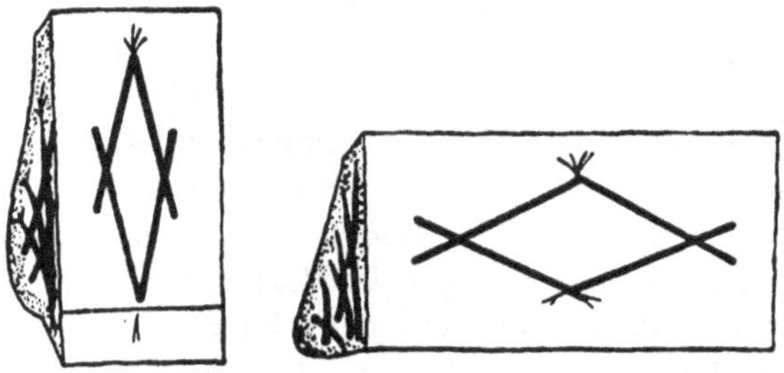

Abb. 49. Schema vom Umbau der Ziliarmuskulatur bei der Kontraktion (nach Rohen)

Im gereizten Zustande rücken die Ansatzstellen an der Grundplatte und am Skleralsporn zusammen. Das Muskelgitter wird in Richtung senkrecht zur Verbindungslinie der Ansatzstellen gespreizt, dadurch werden die Kreuzungswinkel größer (siehe Abb. 49). Wird die Reizung gesteigert und kommt es zu einer maximalen Kontraktion, dann wird die hintere Ansatzstelle stark herangezogen, das Muskelgitter wird dabei soweit verschoben, daß ein Faserring mit äquatorialer Faserrichtung entsteht. Diese Änderung in der Faserrichtung ist natürlich nur in diesem vordersten Abschnitt des Muskels festzustellen. Je weiter man nach hinten kommt, desto mehr wird die meridionale Faserrichtung beibehalten, da hier die Spreizungen nicht so groß sind wie am vordersten Abschnitt (siehe Abb. 50).

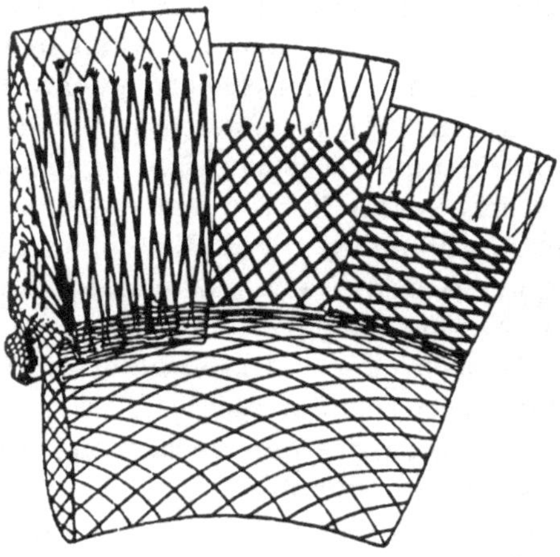

Abb. 50. Konstruktionsschema des menschlichen Ziliarkörpers (nach Rohen)

Der Muskel ist bei der Kontraktion ungefähr auf die Hälfte seiner Länge im ungereizten Zustande verkürzt worden. Meridionale Fasern kommen nur in den äußeren Lagen vor, je mehr man in das Innere kommt, desto mehr gehen die Richtungen in radiäre und zirkuläre über. Entsprechend hat sich das übrige Bindegewebe der Grundplatte und der Ziliarfortsätze geändert.

Der Hund besitzt im Ziliarmuskel keine Ringfasern. Aus der Möglichkeit, durch Reizung und Kontraktion doch die Entstehung derartiger Faserrichtungen zu erreichen, schließt ROHEN, daß auch beim Menschen der Müllersche Muskel kein selbständiges System ist, sondern gleich wie der Brückesche und der radiäre nur Teil eines Systems und wahrscheinlich als Folge einer Weiterentwicklung vorhanden ist (siehe Abb. 51).

Vergleicht man mit diesem Vorgang des Umbaues des Ziliarmuskels die Änderungen in der Gestalt des Muskels im Verlauf des Lebens, wie sie STIEVE untersucht und beschrieben hat, dann stellt sich eine Übereinstimmung heraus, so daß die Veränderungen im Laufe des Lebens als nichts anderes erscheinen als der Vorgang bei einer Akkommodation und Desakkommodation. Daher erleidet die Funktion bei diesem Altersumbau auch keine Unterbrechung oder Störung, da ja diese Umbaumöglichkeit bereits in der Anlage des Muskels enthalten ist (ROHEN 1953).

Die Untersuchungen von MEESMANN und MONJÉ erstreckten sich auf die antagonistische Innervation des Ziliarmuskels. Es zeigte sich dabei, daß auf Reizung des Parasympathikus eine Kontraktion des Muskels eintrat, bei Anwendung von Sympathicomimetica der Muskel erschlaffte, wenn es nicht vorher zu einem Akkommodationskrampf gekommen war. Die Anwendung von Adrenalin (Glaukosan), einem Sympathikusreizmittel, ergab ein weiteres Hinausrücken des Fernpunktes. Die Innervation des Ziliarmuskels ist also eine doppelte, wie es seiner Struktur als glatter Muskel auch entspricht. Die Erschlaffung des Muskels und die Einstellung des Auges auf die Ferne ist daher nicht wie bisher angenommen als ein passiver Vorgang zu betrachten, sondern eine aktive Tätigkeit. Die Untersuchungen erlangen auch Bedeutung für die Ruhelage der Akkommodation, die daher nicht mehr wie bisher als in der Ferneinstellung liegend angesehen werden kann. Sie hängt vielmehr vom Tonus des vegetativen Nervensystems, dem Alter, individuellen Verschiedenheiten, Heterophorien u. a. mehr ab.

Die Aderhaut bei der Akkommodation

HENSEN und VOELKERS hatten bei ihren Nadelversuchen festgestellt, daß sich die Aderhaut bei der Akkommodation nach vorn bewegt. MEESMANN konnte dies an Katzenaugen und auch am Menschenauge bestätigen und die Bewegungen kinematographisch registrieren. ROHEN ermittelte, daß die Aderhaut bei dieser Bewegung an Dicke abnimmt. Die Dickenabnahme ist am hinteren Augenpol am stärksten und wird geringer, je weiter man zum Ansatz des Ziliarmuskels kommt, wo sie fast ganz aufhört. Aus der funktionellen Struktur der Aderhaut geht diese Bewegungsmöglichkeit sehr eindeutig hervor (siehe Abb. 13). Wir sahen bereits, daß man die Aderhaut für den Gegenspieler des Ziliarmuskels hielt. Dabei ist die Stelle am Sehnerveneintritt ihr Festpunkt, nach vorn wird sie durch die Kontraktion des Ziliarmuskels gestreckt. Ob die Dickenabnahme ausreichend ist, eine Volumenverminderung im hinteren Augenabschnitt zu erzeugen, ist aus den bisherigen Untersuchungen nicht festzustellen. PAU (1949) konnte bei einem Glaskörperprolaps beobachten, daß er bei Akkommodation verschwand, während er bei Deskommodation wieder vortrat. Dies würde auf eine Volumenverminderung bei Akkommodation schließen lassen können. KOKOTT (1948) vermutet, daß der Ziliarmuskel bei Akkommodation eine Beeinflussung des Blutstromes innerhalb der Aderhaut ausübt. Eine weitere Bestätigung seiner ersten Beobachtungen am Glaskörperprolaps konnte PAU (1951) mitteilen. Er fand in einem Auge Cholesterinkristalle im Kammerwasser und Glaskörper, die sich dort im Anschluß an eine perforierende Verletzung gebildet hatten. Bei der Akkommodation wurden diese Kristalle mit dem Kammerwasser an der subluxierten Linse vorbei in den Glaskörperraum gezogen und bei Desakkommodation wieder ausgestoßen. Er führt diesen Vorgang ebenfalls auf eine Volumenverminderung durch eine geringe Blutauspressung aus dem Aderhautschwamm auf Grund der Ziliarmuskelkontraktion — Aderhautspannung zurück.

Infolge der Kontraktion des Ziliarmuskels und des Vorrückens des vorderen Teiles der Chorioidea bewegen sich die Ziliarfortsätze ungefähr in Richtung des vorderen Linsenpoles (siehe Abb. 52).

Die Linse bei der Akkommodation

Durch die Kontraktion des Ziliarmuskels wird das Aufhängebändchen der Linse, die Zonula Zinnii, in seiner Anspannung gelockert. Nach neuerer Auffassung ist die Zonula eine elastische Gel-Membran und ein Teil des Glaskörpers (DUKE-ELDER 1930). Sie besteht aus Fibrillen kolloidaler Zusammensetzung. In den Zwischenräumen zwischen den Fibrillen befindet sich Flüssigkeit.

Die Linse kann sich entsprechend ihrem Bestreben, eine Form mit möglichst starken Krümmungen ihrer Oberfläche anzunehmen, verändern. In Abbildung 53 ist die Linse eines Kindes in normaler Aufhängung und nach Durchtrennung der

Tabelle 5. Radius der Vorderfläche der Linse

Fall 1, Alter 19, RA Hyp 1 D		Fall 2, Alter 19, RA Hyp 1 D	
Radius d. Vorderfl. der Cornea	7,74 mm	Radius d. Vorderfl. der Cornea	7,6 mm
Scheinbare Tiefe d. Vorderkammer	3,15 mm	Scheinbare Tiefe d. Vorderkammer	2,8 mm
Wahre Tiefe d. V. K.	3,68 mm	Wahre Tiefe d. V. K.	3,3 mm

Akkommodation in dptr	Radius d. Vorderfläche/mm	Akkommodation in dptr	Radius d. Vorderfläche/mm
1	11,62	1	12,0
2	10,58	3	10,06
2,5	9,90	4	9,2
3,5	9,19	5	8,5
5,0	8,50	6	7,6
6,0	7,80	8	6,2
7,0	7,55	9	5,5
9,0	6,90	10	5,0

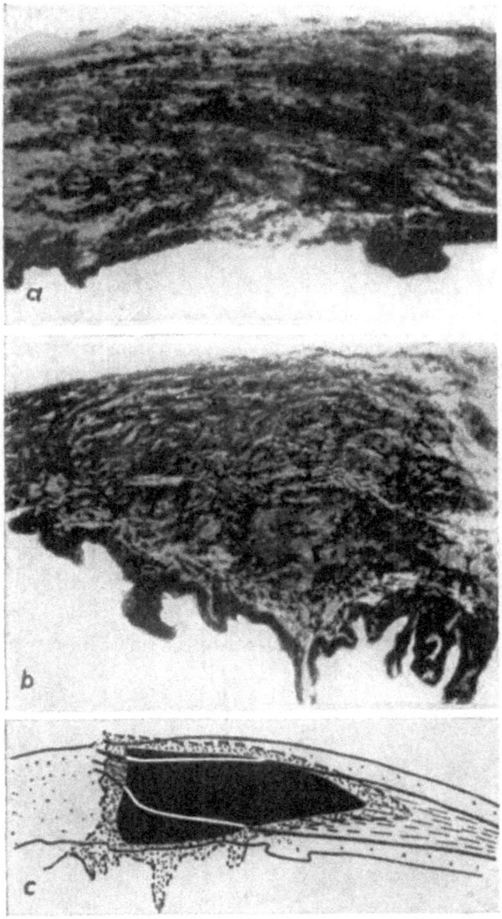

Abb. 51. Änderung der Richtung der Ziliarmuskelfasern im Hundeauge bei Akkommodation: a Auge desakkommodiert, b Auge akkommodiert, c Funktionsbilder von a und b schematisch übereinander gezeichnet (nach ROHEN)

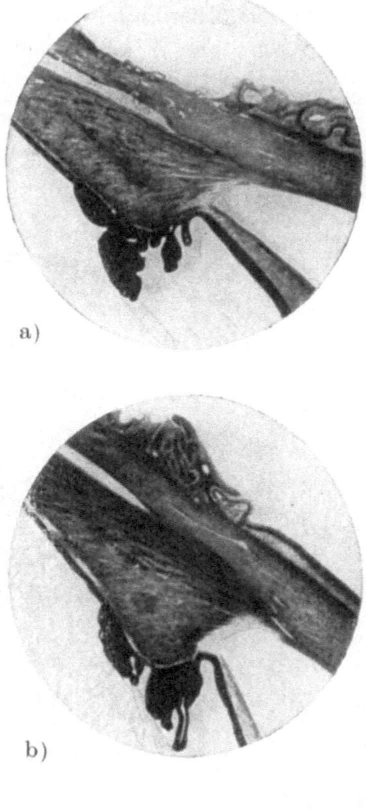

Abb. 52. Ziliarmuskel a) desakkommodiert und b) akkommodiert (nach HEINE)

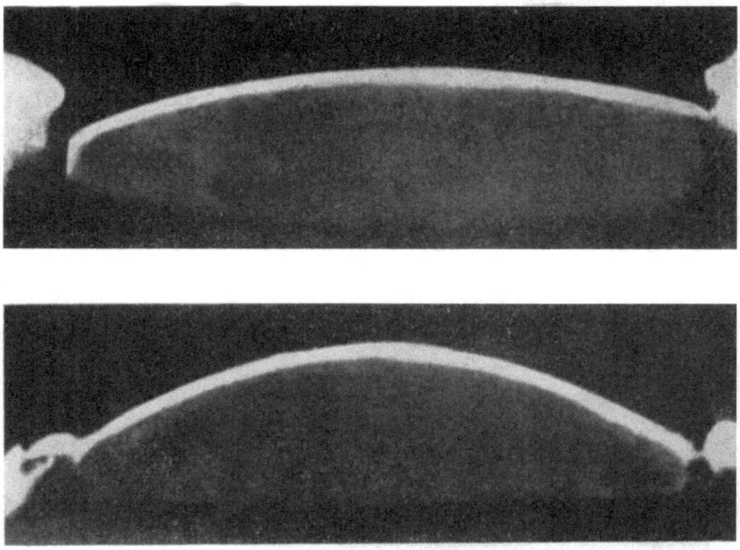

Abb. 53. Linse in normaler Aufhängung und nach Durchtrennung der Zonula (Kinderlinse) (nach FINCHAM)

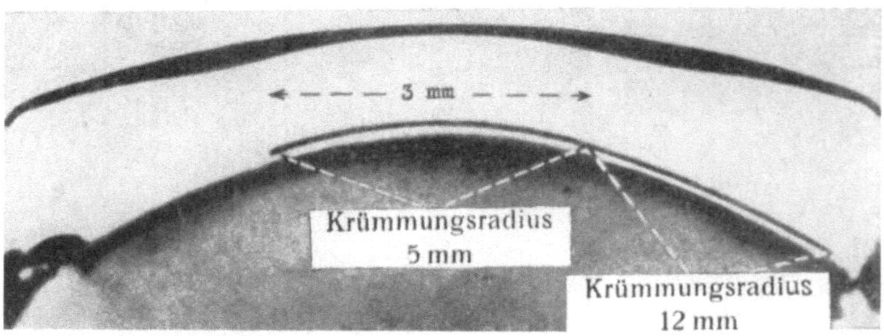

Abb. 54. Verhältnis der Dicke der Linsenkapsel zur Krümmung der Linsenvorderfläche (Dicke vergrößert) (nach FINCHAM)

Zonula im Querschnitt dargestellt. Bei dieser Formveränderung wird die Linse im zentralen Teil ihrer Vorderfläche am stärksten gewölbt. Dies ist im wesentlichen durch die verschiedene Dicke der Linsenkapsel und die Form der Aufhängung der Linse bedingt (siehe Abb. 54).

Über die Krümmungszunahme im zentralen Teil der Vorderfläche seien Messungen FINCHAMS mitgeteilt, die an zwei Versuchspersonen durchgeführt wurden. Tabelle V enthält die Messungsergebnisse und Abbildung 55 das Diagramm dieser

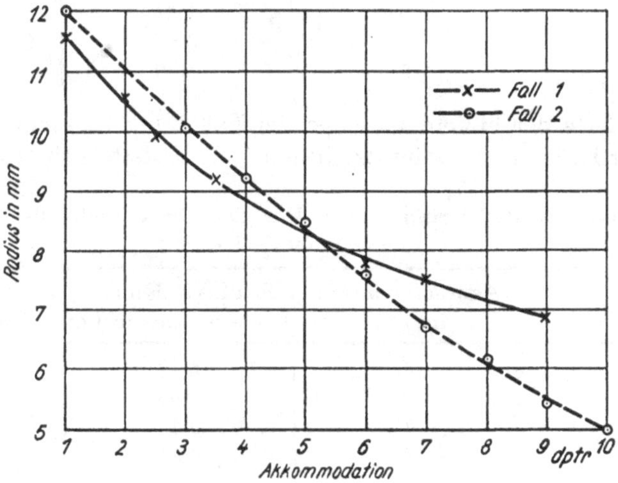

Abb. 55. Änderung des Krümmungsradius der Linse mit der Akkommdation (nach FINCHAM); Ordinate = Radius, Abszisse = Akkommodation

Messung, die Abhängigkeit des Krümmungsradius von der Akkommodation. Die Messung wurde in einem zentralen Bereich der Vorderfläche mit einem Durchmesser von ca. 3 mm durchgeführt.

Über die Veränderungen im peripheren Teil gehen die Meinungen auseinander. YOUNG beobachtete eine Abnahme der Akkommodation zur Peripherie der Linse hin und schloß daraus auf eine Abnahme der Krümmung. STADFELD maß die sphärische Aberration. Im zentralen Teil war diese behoben, zur Peripherie ergab sich jedoch eine Überkorrektion von 2 dptr. STADFELD schloß auf eine Änderung im Brechungsindex. v. TSCHERNING dagegen folgerte auf eine Abnahme der Krümmung. Er und v. PFLUGK waren der Annahme, daß sich bei der Akkommodation ein Lentikonus der Linsenvorderfläche bildet. Sie schlossen dies aus den Reflexbildern und v. PFLUGK aus seinen Versuchen der Fixierung der akkommodierten Linse.

FINCHAM hat an seinen beiden Versuchspersonen ebenfalls Messungen darüber durchgeführt. Fall 1 zeigte eine sphärische Vorderfläche der Linse bei Desakkommodation. Bei Akkommodation änderte erst bei 6 dptr die Oberfläche ihre sphärische Form unwesentlich. Fall 2 besaß dagegen bereits bei desakkommodierter Linse eine konische Form der Vorderfläche, die sich bei Akkommodation dann weiter deutlich als konische Form herausstellte.

Die Linsendicke nimmt nach v. Helmholtz bei Akkommodation um ca. 0,4 mm zu. Fincham gibt die folgenden Werte an:

Tabelle 6. Zunahme der Linsendicke mit der Akkommodation

	Akkommodation in dptr	Zentrale Dicke der Linse in mm	Zunahme der Dicke der Linse in mm
Fall 1	1	3,66	
	9	4,24	0,58
Fall 2	1	3,84	
	9	4,20	0,36

Hierbei wanderte der hintere Linsenpol im Fall 1 um 0,24 mm, im Fall 2 um 0,09 mm. Der Krümmungsradius der Hinterfläche änderte sich, wie folgt:

Tabelle 7. Änderung des Krümmungsradius der Hinterfläche der Linse mit der Akkommodation

	Akkommodation in dptr	Radius d. Hinterfläche d. Linse in mm	Änderung im Radius in mm
Fall 1	1	5,18	
	9	5,05	0,13
Fall 2	1	5,74	
	9	4,87	0,87

Nach Huggert (1951) rückt bei einer Akkommodation von 10 dptr der vordere Linsenpol um 0,38 mm vorwärts, der hintere um 0,16 mm rückwärts, die Dicke der Kapsel nimmt an der Vorderfläche um 0,07 mm zu. Nach seinen Angaben scheinen diese Werte von der Akkommodationsfähigkeit unabhängig zu sein, da sie bei verschiedenen Personen mit unterschiedlicher Akkommodationsbreite in gleicher Höhe gemessen wurden.

Die Elastizität der Linsenkapsel

Die von seiten der Linse wirkende Kraft, die eine Akkommodation ermöglicht, ist ihr Bestreben, eine möglichst stark gewölbte Form anzunehmen. Diese Kraft wird allgemein (v. Helmholtz, Gullstrand Fincham u. a.) nur der Linsenkapsel, nicht dem Linseninnern zugeschrieben. Bei Kontraktion des Ziliarmuskels werden sich die Zonulafasern, insbesondere die zur Vorderfläche der Linse, in ihrer Längsrichtung zum vorderen Linsenpol hin bewegen. Eine Erschlaffung der Zonula tritt erst bei maximaler Kontraktion des Ziliarmuskels ein. Es muß also eine Kraft die Zonulafasern während ihrer achsenwärts gerichteten Längsbewegung straff halten. Diese Kraft wird in der Elastizität der Linsenkapsel gesehen. Daß die Linse hierbei einer anderen Form als der Kugelform zustrebt, ist nach Gullstrand dem Umstande zuzuschreiben, daß die Linsenform eine Funktion der Flächengröße und Elastizität der Kapsel und der Verteilung der Spannung innerhalb der Kapsel ist.

Nach PAU (1949, 1951) kann die Kapsel von sich aus allein diese Kraft nicht aufbringen. Eine Linse nach intrakapsulärer Staroperation macht nicht den Eindruck eines elastischen Körpers. Zieht man mit einer Pinzette Falten aus, so bleiben diese bestehen. Auch bei Diszission der Kapsel klafft die Wunde nur. Die Ränder rollen sich allenfalls auf. Sie nimmt aber nicht die Form an, wie es bei einer Elastizität der Kapsel der Fall sein müßte. Die Kräfte der Kapsel werden dagegen durch einen hohen kolloid-osmotischen Innendruck verursacht, der eine starke Spannung der Linsenkapsel bewirkt. So konnte PAU einen solchen kolloid-osmotischen Druck von ca. 850 mm H_2O in der Rinderlinse und von ca 1000 mm H_2O in der Kalbslinse messen. Eine intrakapsulär staroperierte Linse nimmt eine pralle Form an, wenn sie in Glaskörperflüssigkeit gebracht und ihr kolloid-osmotischer Innendruck wiederhergestellt wird.

Die Iris bei der Akkommodation

Die Iris stellt im abbildenden Apparat des Auges die Blende dar. Durch Verengerung der Pupille bei der Akkommodation tritt eine Erhöhung der Tiefenschärfe und eine Herabsetzung der abbildenden Fehler des Auges ein. Die Pupillenverengung erfordert aber verhältnismäßig große Flächenveränderungen der Iris. Man bekommt davon ein Bild nach den Untersuchungen ROHENS am Auge eines Hundes. Der Pupillendurchmesser hatte sich hier von 6,0 mm auf 1,0 mm verändert, die Fläche der Pupille von 28,6 qmm auf 0,78 qmm, also um das 36 fache abgenommen, die der Iris von 84,78 qmm auf 112,26 qmm zugenommen. Derartige Veränderungen wären bei einer radiären oder zirkulären Anordnung der Fasern in der Iris nicht möglich. Allein die beschriebene Bogengitterstruktur ist hierzu in der Lage (siehe Abb. 19). Die Bewegung erfolgt dabei vom pupillaren Teil der Iris aus. Der Sphincter, der sich dabei um ein Mehrfaches seiner Länge ändert, erfährt eine strukturelle Umbildung.

b) Die intrakapsuläre Akkommodation

Vergleicht man die tatsächliche Brechwertzunahme des dioptrischen Apparates des Auges bei der Akkommodation mit der Brechwertzunahme, die man auf Grund der Berechnung mit den veränderten Krümmungsradien der einzelnen brechenden Flächen erhält, so ergibt sich ein Widerspruch, der nur dadurch zu erklären ist, daß sich bei Akkommodation nicht nur Krümmungradien verändern, sondern auch Brechungsindices der brechenden Medien. Es ist bekannt, daß die Augenlinse keinen einheitlichen Brechungsindex besitzt. Bis ungefähr zum 20. Lebensjahr ändert sich der Brechungsindex innerhalb der Linse kontinuierlich. Danach aber beginnen sich einzelne Schichten abzusetzen, die vom Rande der Linse zur Mitte hin den Brechungsindex ändern. Die innerste Schicht wird hierbei als Kernlinse bezeichnet. GULLSTRAND hat auf Grund mathematischer Berechnungen und auf Grund der anatomischen Beschaffenheit der Linse nachgewiesen, daß bei der Dickenzunahme der Linse bei Akkommodation eine Verschiebung der einzelnen Teilchen zur Linsenachse erfolgt. Dies geht auch aus dem Verlauf der Linsenfasern innerhalb der Linse hervor. Die Linsenfasern sind an der Vorder- und Hinterfläche der Linse befestigt und beschreiben dazwischen Bögen, die zum Äquator hin konvex sind.

Bei Dickenzunahme der Linse entfernen sich die Anheftungsstellen der Fasern voneinander. Der Bogen, den sie bilden, muß sich also strecken. Verfolgt man dabei die Bewegung, die die einzelnen Teilchen dieses Bogens einer Faser ausführen, so zeigt sich, daß die größten Strecken zur Achse hin von den Teilchen ausgeführt werden, die sich am weitesten von der Achse entfernt, also am nächsten zum Äquator hin befinden. Es zeigt sich ferner, daß die Teilchen von Fasern, die einen gestreckteren Verlauf zeigen, also zwischen ihren Anheftungsstellen nur schwach gekrümmte Bögen beschreiben, verhältnismäßig größere Strecken bei der Dickenzunahme der Linse achsenwärts zurücklegen als die Teilchen von Fasern, die zwischen ihren Anheftungsstellen weitere Bögen zum Äquator hin beschreiben. Diese Verschiebung der Teilchen, die also in der Nähe des Kernes am stärksten, in der Nähe des Äquators am schwächsten ist, verursacht eine Änderung der Brechungsindex der Linse bei der Akkommodation.

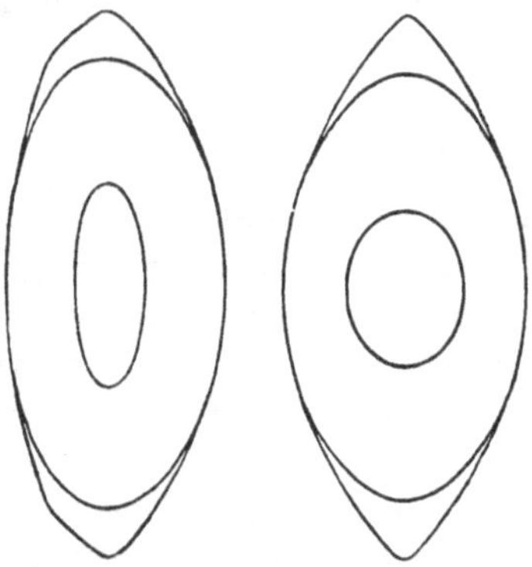

Abb. 56. Veränderung der Isoindizialflächen bei der intrakapsulären Akkommodation (nach GULLSTRAND)

Die Abbildung 56 zeigt diesen Vorgang noch einmal schematisch. Im linken Teil der Abbildung ist die desakkommodierte, im rechten Teil die akkommodierte Linse im Querschnitt dargestellt. Wir haben als äußere Linie die Schnittlinie der Linsenkapsel, als innere Linien je zwei Schnittlinien von Isoindizialflächen, also Flächen gleichen Brechungsindex. Die Schnittlinie der kleineren Isoindizialfläche erfährt bei Akkommodation eine größere Formveränderung in der äquatorialen Ausdehnung als die Schnittlinie der größeren Isoindizialfläche.

BOSA (1937) gibt an, daß rd. 33% der Brechwertzunahme bei akkommodierter Linse der intrakapsulären Akkommodation zuzuschreiben ist.

Eine Bedeutung des intrakapsulären Akkommodationsmechanismus für die Zunahme des Gesamtbrechwertes der Linse bei Akkommodation lehnt PAU dagegen auf Grund seiner Untersuchungen an jugendlichen Säugetierlinsen ab. Es zeigt sich, daß der Kern seine Form beibehält, auch wenn die Gesamtform der Linse eine erhebliche Verschiebung erfährt.

An dieser Stelle sei auch die Auffassung von KRAUSS, (1938) die durch experimentelle Untersuchungen durch GILLESSEN (1938) gestärkt werden sollte, erwähnt, daß extrakapsulärer und intrakapsulärer Akkommodationsmechanismus nicht voneinander zu trennen seien. Es sei sicher, daß in der akkommodationsfähigen Linse Zellen vorhanden sind, die nicht elastisch sein können, sondern kontraktil sein müssen, während Kern und Kapsel elastisch sind. Eine Annahme kontraktiler Linsenfasern wurde bereits von LEUWENHOEK und PEMBERTON geäußert. Krauss führt als Beweis für eine muskuläre Eigenschaft der Linsenfasern den Tetanie- und Zuckerstar an. Tetanie ist eine ausgesprochene Krankheit der glatten und quergestreiften Muskulatur. Bei Diabetes scheinen die Änderungen in der Refraktion beweisend zu sein.

Gillessen hat durch feine Glaskapillare Acetylcholin und Histamin in die Linse von Tieren (Kaninchen, Katzen, Hunden und Rhesusaffen) gespritzt. Bei Skiaskopie ergab sich eine Refraktionszunahme bis zu 10 dptr. Diese sei durch Kontraktionsvorgänge im Tonus der Linsenfaser ausgelöst. Die Linsenfaser sei daher eine kontraktile Faser wie die glatte Muskelfaser. Die hierbei freiwerdende Energie wirke sich an Kern und Kapsel aus. Wie der Impuls an die Linsenfaser gebracht werde, ist bisher nicht geklärt. Vielleicht gäbe es einen Weg der Übertragung durch die Zonulafasern. Untersuchungen von Dale ergaben, daß ein Reiz nicht nur auf dem Nervenwege Formveränderungen an muskulären Gebilden hervorbringen kann.

Seidel (1938) nimmt gegen diese Ansicht von Krauss Stellung. Die Beobachtungen durch Gillessen seien richtig, aber die daraus gezogenen Schlüsse falsch. Die in die Kapsel gespritzten Miotica könnten durch die Kapsel in die Vorderkammer diffundieren und am Ziliarmuskel eine Wirkung auslösen. Auch wäre denkbar, daß durch die Gifte in der Linse eine Änderung des Brechungsindex der Linsensubstanz eintreten könne.

c) *Das schematische Auge nach* Gullstrand (Tabelle 8)

Gullstrand hat die von ihm und v. Helmholtz errechneten Daten des Auges in einer Tabelle für das schematische Auge zusammengestellt. Die Tabelle enthält die Angaben für das akkommodierte und desakkommodierte Auge. An Stelle der Kernlinse ist der Begriff der äquivalenten Kernlinse getreten. Es ist eine Linse im Zentrum der Augenlinse. Sie hat den gleichen Brechwert und die gleiche Lage der Hauptpunkte wie die reelle Kernlinse. Auch ist ihr Brechwert im gleichen Verhältnis auf ihre Vorder- und Hinterfläche verteilt, wie es die beiden reellen Teile der Linsensubstanz aufweisen, die vor und hinter dem Linsenzentrum liegen. Diese Kernlinse ist eingebettet in einer einzigen Rindenschicht mit dem Brechungsindex der Linsenpole. Hierdurch hat die schematische Linse dieselben optischen Eigenschaften wie die Augenlinse.

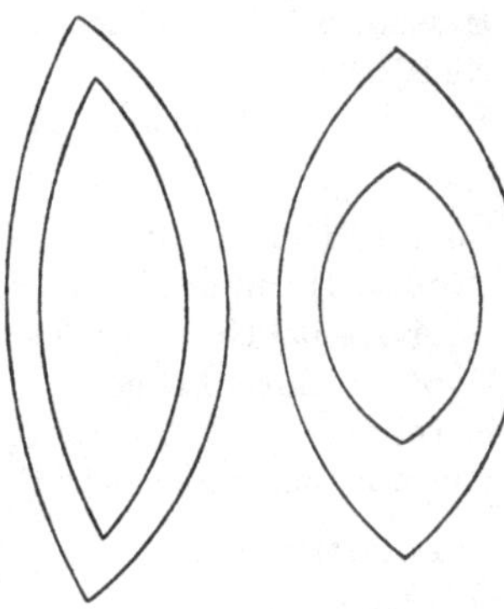

Abb. 57 Schematisches Auge desakkommodiert und akkommodiert im Querschnitt (schematisch) (nach Gullstrand)

Das schematische Auge ist mit einer Länge von 24 mm angenommen worden. Der Ort des zweiten Brennpunktes befindet sich aber 24,387 mm hinter dem vorderen Hornhautscheitel, d. h. 0,387 mm hinter dem zentralen Teil der Netzhaut. Daher ergibt sich eine axiale Refraktion von 1,0 dptr. Trotzdem ist dieses schematische Auge als emmetrop anzusehen, da die durch die Eintrittspupille

Tabelle 8. Schematisches Auge

	Exakt		Vereinfacht	
	Akkommodationsruhe	Max. Akkommodation	Akkommodationsruhe	Max. Akkommodation
Brechungsindex				
Hornhaut	1,376	1,376		
Kammerwasser und Glaskörper	1,336	1,336	1,336	1,336
Linse	1,386	1,386	1,413	1,424
Äquivalente Kernlinse . .	1,406	1,406		
Ort				
Vordere Hornhautfläche .	0	0	0	0
Hintere Hornhautfläche .	0,5	0,5		
Vordere Linsenfläche . . .	3,6	3,2		
Vordere Fläche der äquiv. Kernlinse	4,146	3,8725		
Hintere Fläche der äquiv. Kernlinse	6,565	6,5275		
Hintere Linsenfläche . . .	7,2	7,2		
Optisches Zentrum d. Linse			5,85	5,2
Krümmungsradius				
Vordere Hornhautfläche .	7,7	7,7		
Hintere Hornhautfläche .	6,8	6,8		
Äquivalente Hornhautfläche			7,8	7,8
Vordere Linsenfläche . . .	10	5,33 . .	10	5,33 . .
Vordere Fläche der äquiv. Kernlinse	7,911	2,655		
Hintere Fläche der äquiv. Kernlinse	−5,76	−2,655		
Hintere Linsenfläche . . .	−6	−5,33 . .	−6	−5,33 . .
Brechkraft				
Vordere Hornhautfläche .	48,83	48,83		
Hintere Hornhautfläche .	−5,88	−5,88		
Äquivalente Hornhautfläche			43,08	43,08
Vordere Linsenfläche . . .	5	9,375	7,7	16,5
Kernlinse	5,985	14,96		
Hintere Linsenfläche . . .	8,33 . . .	9,375	12,833 . . .	16,5
Hornhautsystem				
Brechkraft	43,05	43,05	43,08	43,08
Ort d. ersten Hauptpunktes	− 0,0496	− 0,0496	0	0
Ort des zweiten Hauptpunktes	− 0,0506	− 0,0506	0	0
Vordere Brennweite . . .	−23,227	−23,227	−23,214	−23,214
Hintere Brennweite . . .	31,031	31,031	31,014	31,014

Tabelle 8. Schematisches Auge (Fortsetzung)

	Exakt		Vereinfacht	
	Akkommodationsruhe	Max. Akkommodation	Akkommodationsruhe	Max. Akkommodation
Linsensystem				
Brechkraft	19,11	33,06	20,53	33
Ort d. ersten Hauptpunktes	5,678	5,145	5,85	5,2
Ort des zweiten Hauptpunktes	5,808	5,255	5,85	5,2
Brennweite	69,908	40,416	65,065	40,485
Vollsystem				
Brechkraft	58,64	70,57	59,74	70,54
Ort des ersten Hauptpunktes	1,348	1,772	1,505	1,821
Ort des zweiten Hauptpunktes	1,602	2,086	1,631	2,025
Ort des ersten Brennpunktes	−15,707	−12,397	−15,235	−12,355
Ort des zweiten Brennpunktes	24,387	21,016	23,996	20,963
Vordere Brennweite	−17,055	−14,169	−16,740	−14,176
Hintere Brennweite	22,785	18,930	22,365	18,938
Ort der Netzhautfovea	24	24	24	24
Axiale Refraktion	+ 1,0	− 9,6	0	− 9,7
Ort des Nahepunktes		−102,3		−100,8

begrenzten Strahlen infolge der sphärischen Aberration sich nicht im hinteren Brennpunkt, sondern im zentralen Teil der Netzhaut zu einem Bilde vereinigen. Abbildung 57 zeigt einen Querschnitt durch das akkommodierte und desakkommodierte schematische Auge. Die innere Linie ist dabei wieder eine Schnittlinie einer Isoindizialfläche.

Bei dem vereinfachten schematischen Auge ist Aberrationsfreiheit angenommen; es fallen daher der hintere Brennpunkt und der zentrale Teil der Netzhaut zusammen. Außerdem sind Vorder- und Hinterfläche der Hornhaut durch eine äquivalente Hornhautfläche ersetzt und an Stelle der Augenlinse mit äquivalenter Kernlinse eine homogene Linse eingeführt worden.

5. Äußerer Akkommodationsmechanismus

Pfalz (1909) berichtet von einem Fall mit angeborener Linsenluxation, bei dem die aphakische Hyperopie durch den Langbau des Auges fast aufgehoben war. Er führte den Langbau auf eine Wirkung der äußeren Augenmuskeln zurück. Es bestand eine gewisse Akkommodationsfähigkeit, die auch nicht durch Atropinisierung und Erweiterung der Pupille aufgehoben wurde. Aus der Zunahme eines perversen Hornhautastigmatismus bei Fixation eines Objektes in der Nähe schloß er in Verbindung mit dem erworbenen Langbau auf eine teilweise Akkommodation durch den Druck der äußeren Augenmuskeln und der dadurch erwirkten Verlängerung der Augenachse.

Auch CASPARY (1931, 1932) vertritt die Meinung, daß diese Möglichkeit besteht. Es seien Fälle von linsenlosen Augen bekannt, die eine Akkommodationsfähigkeit besaßen (siehe auch weiter unten). Rein mechanisch würde die Befestigung der Augenmuskeln am Bulbus auch auf ein Mitwirken der äußeren Augenmuskeln bei der Akkommodation schließen lassen. Der Ansatz befindet sich weit vor dem Äquator, so daß sich die Muskeln in keiner Stellung des Augapfels über den Äquator hinaus vom Bulbus abheben. Je weiter aber der Ansatz vor dem Äquator liegt, desto günstiger ist die denkbare Wirkung auf eine Veränderung der Augenachse, sei es, daß eine Verkürzung eintritt durch Zurückziehung des Bulbus oder eine Verlängerung, wie sie STIEVE annahm, dadurch, daß die Muskeln bei Kontraktion das Bestreben zeigen, aus der gebogenen Form in die gerade überzugehen und dabei seitlich auf den Bulbus zu drücken. Hinzu kommt eine Änderung der Krümmung der Hornhaut infolge erhöhten Innendruckes. Eine Erhöhung des Innendruckes bei starker Akkommodation auf den Nahpunkt ist durch Tonometermessung nach CASPARY erwiesen, wird aber von anderer Seite bestritten (LEVINSOHN 1932). Klinisch ergab sich der Nachweis, daß die äußere Akkommodation bei Schwachsichtigen stärker war als bei Normalsichtigen. Es ist denkbar, daß bei Normalsichtigen die Akkommodation durch die Linse überwiegt und die äußere Akkommodation nur gering beansprucht wird, daß bei Schwachsichtigen dagegen alle verfügbaren Reserven eingesetzt werden.

GURAU wandte gegen eine äußere Akkommodation ein, daß der Knotenpunkt des Auges bei einer Achsenänderung sich um mindestens 3 mm verschieben müßte, aber nur eine solche von 0,35 mm gemessen wurde (BAHR), in welcher Höhe sie auch von v. HELMHOLTZ errechnet wurde. STENSTRÖM (1950) hat nach Untersuchungen mit einer Fluoreszenzmethode keine Unterschiede in den Achsenlängen zwischen Akkommodation und Desakkommodation feststellen können.

Ergebnisse von Untersuchungen an 55 Aphaken hat KRÖNER (1911) mitgeteilt. Unter diesen befanden sich 21, die eine gewisse Akkommodationsfähigkeit besaßen, welche bis zu 4 dptr betrug. Er bezeichnete alle Fälle als „scheinbare Akkommodation“ und gab als Erklärung das Vorhandensein eines regulären oder irregulären Astigmatismus oder auch den Einfluß der sphärischen Aberration des Auges oder des korrigierenden Glases an. Zur Annahme gleicher und ähnlicher Ursachen kommt BETTMANN (1950) nach gründlicher Untersuchung eines Falles eines aphaken Auges mit 3,25 dptr Akkommodationsfähigkeit. Es wurde keine Gestaltsveränderung der Hornhautkrümmung und der Vorderkammertiefe beobachtet, Pupille und Ziliarmuskel standen unter Homatropin, äußere Augenmuskeln waren durch eine retrobulbäre Procain-Injektion ausgeschaltet, Schrägblick durch das Korrektionglas oder Änderung des Glasabstandes wurden verhindert, die vergrößernde Wirkung des Starglases wurde durch eine Haftschale aufgehoben. Trotzdem blieb die Akkommodationsfähigkeit erhalten. Auch hier handelte es sich um einen sehr seltenen Fall der Vereinigung einer ungewöhnlich guten Sehschärfe mit den schon genannten Einflüssen der sphärischen Aberration. Dazu kam außerhalb dieser Untersuchung eine sehr enge Pupille.

COMBERG (1948) hat in einem Vortrage einmal die Möglichkeiten von ungewöhnlichen Leistungen von Aphaken und Presbyopen zusammengestellt. Es sind: besondere Benutzung der Gläser, Abstandsänderung, falsche Einstellung der Achse, enge Pupille bei starker Beleuchtung, Linsenastigmatismus bei Presbyopen, Sonderleistungen von Teilgebieten der Linse bei beginnender Katarakt, dann aber auch ein Training des Akkommodationsmechanismus bei beginnender Presbyopie.

Den Beschluß soll eine Betrachtung bilden, ob anatomisch die Voraussetzungen für eine äußere Akkommodation als gegeben anzusehen sind.

Aus den Untersuchungen von BECHER, FISCHER und OSTERHAGE sehen wir, daß die Struktur der Sklera in ihrem vorderen und hinteren Teil unterschiedlich ist. Im vorderen Teil, insbesondere in der Gegend des Limbus, herrscht eine äquatoriale Faserrichtung vor und gibt diesem Teil der Sklera eine besondere Festigkeit. Hier setzen die äußeren Augenmuskeln an und bekommen einen besonderen Halt. Der hintere Teil der Sklera enthält ein mehr längsgerichtetes-meridionales Fasersystem. Er ist leicht dehnbar und geeignet zur Regulierung der Druckschwankungen. KOHOTT (1934, 1935, 1938) hat hierbei drei Kräfte gegenübergestellt: den Innendruck des Auges, die Kompressionswirkung der äußeren Augenmuskeln und den Druck des orbitalen Gewebes. Der strukturelle Aufbau der Sklera wäre also geeignet, die von STIEVE angenommene Veränderung bei der Akkommodation zuzulassen. Bewiesen ist eine derartige Veränderung noch nicht.

Über eigene Versuche an Hundeaugen hat ROHEN vorläufig berichtet und bestätigt, daß nach Reizung des Nervus oculomotorius eine Veränderung in den Größenverhältnissen des Bulbus eintrat. Es ergab sich ein Längsdurchmesser von 21,6 mm am gereizten gegenüber 20,5 mm am ungereizten Auge, also eine Zunahme von 1,1 mm. Im Querdurchmesser erhielt er 21,2 mm am gereizten gegenüber 21,7 mm am ungereizten Auge, also eine Abnahme von 0,5 mm. Er weist aber selbst darauf hin, daß diese Versuche noch nicht abgeschlossen sind und auch nicht dahin gedeutet werden dürfen, daß diese Veränderung allein der Akkommodation zuzuschreiben sei. Bewiesen ist nur die Möglichkeit der Veränderung des Bulbus; wie weit davon bei der Akkommodation Gebrauch gemacht wird, bleibt noch fraglich.

6. Astigmatische Akkommodation

Unter astigmatischer Akkommodation wird eine ungleiche Kontraktion des Ziliarmukels am selben Auge verstanden, so daß ein Astigmatismus neu entsteht oder ein bereits bestehender vergrößert wird oder bei Bestehen eines Astigmatismus dieser teilweise oder ganz aufgehoben wird. v. MICHEL (1893) und MARQUEZ bejahen das Vorkommen einer ungleichen Kontraktion. v. HESS (1897) hat nach eigenen Versuchen dagegen eine partielle Ziliarmuskelkontraktion abgelehnt.

Koster (1903) und Brandes (1903) haben untersucht, ob am Muskel überhaupt die Möglichkeit einer partiellen Kontraktion besteht. Koster erzeugte künstlich eine ungleiche Kontraktion des Muskels durch Eserin, Brandes beobachtete unter Einwirkung von Homatropin und von Eserin. Die Gifte wurden nur an einer Stelle mit dem Muskel in Berührung gebracht. Beide konnten eine ungleiche Akkommodation feststellen. Nach Brandes betrug diese astigmatische Akkommodation bei Homatropin selten mehr als 1 dptr, bei Eserin wurden 2 und $2^1/_2$ dptr erreicht, aber nicht überschritten.

Die ungleiche Akkommodation dauerte allerdings nur geringe Zeit an, da das Alkaloid sich bald auf den ganzen Muskel verbreitete. Die Möglichkeit der Existenz ist danach wohl anzunehmen.

Belechradek (1922) beschreibt eine Beobachtung, daß nach längerer konzentrierter Fixation eines Quadratnetzes Formenänderungen der Quadrate auftraten, die Linien ungleichmäßig, wellig, gekräuselt, doppelt wurden, nicht mehr parallel verliefen, sondern konvergierten, schließlich nur Linien einer Richtung zu sehen waren, während die senkrecht dazu verlaufenden verschwanden. Dann wurden plötzlich die Rollen vertauscht, und die vorher unsichtbaren wurden sichtbar, die sichtbaren unsichtbar. Er führte dies auf einen Astigmatismus durch partielle Ziliarmuskelkontraktion infolge Ermüdung zurück.

Cotlier (1937, 1941) gibt Wege zur Bestimmung einer derartigen ungleichen Akkommodation und zu ihrer Behebung an.

Bei allen Literaturstellen handelt es sich aber stets um eine partielle Kontraktion mit astigmatischer Akkommodation, die zu Beschwerden führt oder irgendwie die Abbildung beeinträchtigt. Es wurde nur eine Arbeit gefunden, die besagt, daß auch eine astigmatische Akkommodation besteht oder bestehen könnte, die einen vorhandenen Astigmatismus der Hornhaut oder der Linse ganz oder teilweise kompensiert und so dazu beiträgt, die Abbildung zu verbessern. Es sind die Ergebnisse von Untersuchungen durch Dobrolowsky (1908).

Es ist doch durchaus denkbar, daß auch für eine ungenügende Abbildung durch astigmatische Linsen- oder Hornhautfehler eine Verbesserungsmöglichkeit in unserem Sehapparat vorgesehen ist, ähnlich wie wir es z. B. bei einer unvollkommenen Konvergenz (Heterophorie) in der Einrichtung der Fusion zur Beseitigung der Doppelbilder haben oder in der Verbesserung der Abbildung in Zerstreuungskreisen durch die Steigerung des Kontrastes, einer Funktion der Netzhaut. Grimm hat ja das gleiche für die ungleiche binokulare Akkommodation (s. u.) ausgesprochen.

Dobrolowsky hat durch seine Untersuchungen den Beweis zu erbringen versucht, daß eine astigmatische Akkommodation zur Kompensation eines vorhandenen Astigmatismus möglich ist und nennt hier den Ausgleich des physiologischen Hornhautastigmatismus durch einen entgegengesetzten Linsenastigmatismus. Dieser Linsenastigmatismus ist nicht anatomischer Ursache, sondern erst als Kompensation des Hornhautastigmatismus erworben.

Die Vermutung wird gestärkt durch die Meßergebnisse am Dioptriemeter nach Lau und Mütze. Dieses Gerät und die mit ihm erzielten Untersuchungsergebnisse werden weiter unten im Kapitel über die Akkommodationsruhelage ausführlich besprochen werden. Hier sei nur erwähnt, daß bei der Untersuchung des Auges als Testobjekte parallele Streifen dargeboten werden und daß sich das Auge im allgemeinen auf einen Punkt inmitten seines Akkommodationsgebietes, also für gewöhnlich nicht auf seinen Fernpunkt, einstellt. Auf welchen Punkt des Akkommodationsgebietes sich das Auge dabei einstellt, bleibt dem Auge überlassen, doch zeigt sich, daß sich für die meisten der untersuchten Fälle eine Abhängigkeit zwischen Alter und Einstellpunkt ergibt, die sich kurvenmäßig erfassen läßt. Es wird daher angenommen, daß es sich bei dieser Einstellung des Auges, die also ohne Beeinflussung bei den meisten gleichaltrigen Personen gleich und für das Auge auch in hinreichendem Maße konstant ist, um den Akkommodationsruhepunkt handelt, da die Testfigur keine Reize zur Anregung der Akkommodation bietet.

Die Testfigur kann dem Auge in den verschiedenen Hauptschnittslagen nacheinander dargeboten werden, und das Auge kann sich für jeden Hauptschnitt einzeln einstellen. Aus den Ergebnissen der Einstellungen in den einzelnen Meridianen läßt sich der Astigmatismus des Auges ermitteln.

Der auf diese Weise festgestellte Astigmatismus war im allgeneinen höher als der subjektiv angegebene.

In den Abbildungen 58 und 59 sind einmal zwei Fälle aufgetragen. Nach oben enthalten die Diagramme die Dioptrien, nach rechts die verschiedenen Haupt-

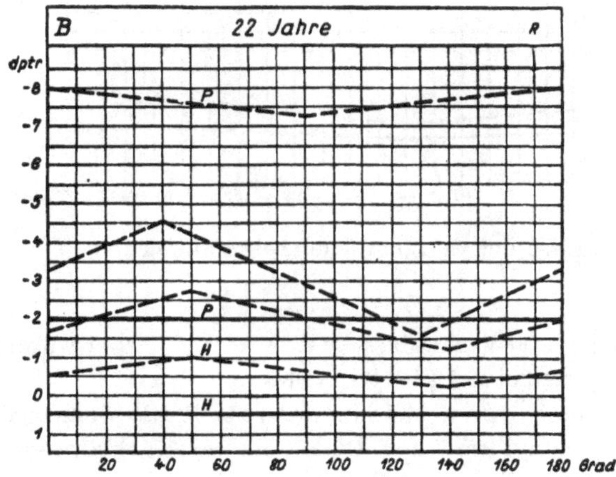

Abb. 58. Ergebnisse der Astigmatismusbestimmung mit dem Dioptriemeter

schnitte nach Tabo. Die Kurven sind nicht Einstellwerte, sondern aus den Einstellwerten am Dioptriemeter ausgewertet. Die Einstellwerte zeigen keinen so glatten Verlauf, sondern streuen. Die den einzelnen Kurven beigefügten Buchstaben bedeuten: *P* gemessen unter Pilocarpin und *H* gemessen unter Homatropin.

Die ausgezogenen Kurven wurden subjektiv, die gestrichelten am Dioptriemeter gemessen.

Im Fall *B* (siehe Abb. 58) haben wir subjektiv unter Homatropin im Fernpunkt Achsensymmetrie bei + 0,5 dptr und unter Pilocarpin Achsensymmetrie bei — 2,0 dptr. Am Dioptriemeter wurde unter Homatropin ein Astigmatismus von 0,75 dptr (— 0,25 in 140° und — 1,0 in 50°) und einer von 3,0 dptr (— 1,5 in 130° und — 4,5 in 40°) und unter Pilocarpin ein Astigmatismus von 0,75 dptr (— 7,25 in 90° und — 8,0 in 180°) gemessen. Ob der Astigmatismus unter Homatropin 0,75 oder 3,0 beträgt, ist hier zunächst von untergeordneter Bedeutung. Wahrscheinlich ist der von 3,0 dptr zu hoch gemessen. Wesentlich ist hier, daß überhaupt ein Astigmatismus gemessen wurde, während subjektiv Achsensymmetrie vorlag.

Ebenso liegt es im Falle *W* (siehe Abb. 59). Einem subjektiv ermittelten Astigmatismus von 0,25 dptr im Fernpunkt steht ein solcher von 0,75 dptr unter Homa-

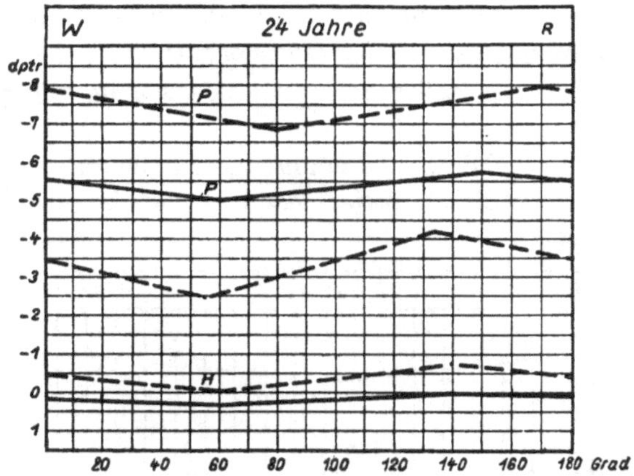

Abb. 59. Ergebnisse der Astigmatismusbestimmung mit dem Dioptriemeter

tropin am Dioptriemeter gegenüber. Und unter Pilocarpin wurden subjektiv 0,75 dptr und am Dioptriemeter 1,25 dptr gemessen.

Ähnliche Ergebnisse zeigen sich in der Tabelle 13, wenn man die Zahlen der Spalten „Probierglas zyl" mit den Zahlen der ersten Spalte von „Dioptriemeter zyl" vergleicht, also z. B. erste Zahl 0 mit 0,75.

Es erweckt den Eindruck, da die Testfiguren sich ausschließlich nur in Richtung eines Hauptschnittes erstrecken, daß hier ein latenter Astigmatismus gemessen wird, der beim gewöhnlichen Sehen und auch bei den subjektiven Untersuchungen physiologisch ausgeglichen oder vermindert wird, weil immer beide Hauptschnitte zur gleichen Zeit beansprucht werden.

Neuere Untersuchungen, die Weber und Mütze über den Nahastigmatismus durchführten, zeigten Ergebnisse, die sich ebenfalls nur durch eine teilweise oder vollkommene Kompensation eines vorhandenen Astigmatismus durch asymmetrische Ziliarmuskelkontraktion oder ähnliches erklären lassen. Die gemessenen Werte stimmen merkwürdigerweise mit den am Dioptriemeter ermittelten gut überein, obwohl beide Untersuchungsverfahren voneinander verschieden sind. Die letztgenannten Untersuchungen bedürfen jedoch noch einer eingehemden Nachprüfung.

V. Akkommodationsgebiet - Akkommodationsbreite

Das akkommodationsfähige Auge kann sich auf verschiedene Entfernungen einstellen. Es sind hierfür bestimmte Definitionen aufgestellt worden, und diese mögen noch einmal im Zusammenhang erläutert und ergänzt werden.

1. Fernpunkt — Nahpunkt

Der fernste Punkt, der vom Auge noch scharf gesehen werden kann, bei dessen Betrachtung also die Augenlinse ihre flachste Form annimmt, wird Fernpunkt genannt und gewöhnlich mit *R* (Punctum remotum) gekennzeichnet (siehe Abb. 60).

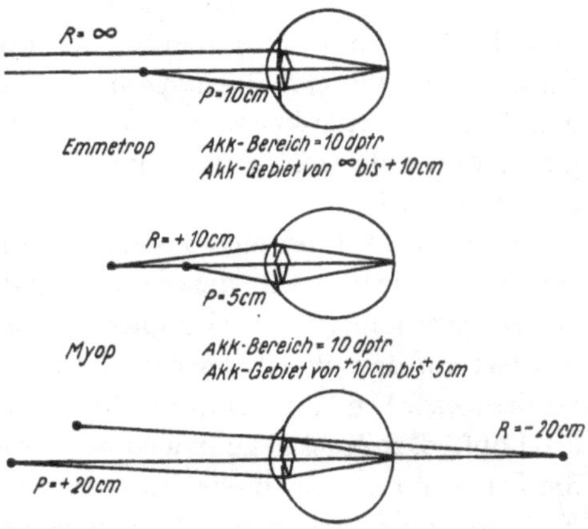

Abb. 60. Akkommodationsbereich und Akkommodationsgebiet

Entsprechend heißt der naheste Punkt, den bei größter Akkommodationsanstrengung, also bei stärkster möglicher Wölbung der Augenlinse, das Auge noch scharf sehen kann, Nahpunkt. Er trägt gewöhnlich die Bezeichnung *P* (Punctum proximum).

Bei dieser allgemein gebräuchlichen Definition des Nahepunktes müssen wir näher erklären, was unter größter Akkommodationsanstrengung zu verstehen ist. Nach der Theorie von v. HELMHOLTZ hatte man sich allgemein gedacht, daß mit der größten Linsenwölbung auch die größte Ziliarmuskelkontraktion verbunden sei, daß also die Zonula immer gespannt bleibe. Und auch die Theorien von v. TSCHERNING, SCHOEN und v. PFLUGK vertreten diese Ansicht, denn sie lehnen ja eine aktive Wölbung der Linse ab und behaupten, die Wölbung käme durch die Verschiebung des Glaskörpers unter der Spannung der Zonula zustande. Demgegenüber hat v. HESS nachgewiesen, daß es durchaus zu einer Erschlaffung der Zonula bei stärkster Akkommodationsanstrengung und stärkster Kontraktion des Ziliarmuskels kommen kann. Er verlangte eine scharfe Trennung der Begriffe „Akkommodation“ und „Ziliarmuskelkontraktion“ und die Einführung genauer Definitionen für den Nahpunkt. Obwohl der stärksten Ziliarmuskelkontraktion kein eigentlicher Punkt, der beobachtet werden könnte, entspricht, wollen wir entsprechend dem gesehenen Nahpunkt auch dieser stärksten Muskelkontraktion die Bezeichnung Nahpunkt im übertragenen Sinne geben und die Definitionen von v. HESS beibehalten.

Es sei in diesem Zusammenhang auf die Arbeiten von FLIERINGA und VAN DER HOEVE verwiesen, die an zwei Versuchspersonen maßen, daß zur Erreichung einer maximalen Akkommodation nicht die maximale Kontraktion des Ziliarmuskels notwendig ist, sondern daß der Ziliarmuskel bedeutend stärker kontrahieren kann. Die Kontraktionszunahme des Ziliarmuskels und die Zunahme des Brechwertes der Linse sind einander proportional. Dieses Verhältnis ist konstant über den ganzen Akkommodationsbereich, so daß einer Akkommodationszunahme von 1 dptr eine bestimmte Zunahme der Ziliarmuskelkontraktion entspricht. FLIERINGA und VAN DER HOEVE nennen diese Zunahme der Ziliarmuskelkontraktion für die Erreichung einer Brechwertzunahme der Linse von 1 dptr eine Myodioptrie. Die gesamte Ziliarmuskelkontraktion betrug bei den untersuchten Personen 20 oder mehr Myodioptrien. Diese Ziliarmuskelkontraktionsfähigkeit nimmt mit dem Alter wahrscheinlich nur wenig ab.

v. HESS nennt den Nahpunkt, der bisher auch diese Bezeichnung im allgemein gebräuchlichen Sinne trug, und im wesentlichen von der Form der Linse, also ihrer stärksten Wölbung bei entspannter Zonula, abhängt, den physikalischen oder manifesten Nahpunkt. Es soll in unseren Ausführungen immer von diesem Nahpunkt die Rede sein, wenn vom Nahpunkt schlechthin ohne besondere Zusätze gesprochen wird.

Der Punkt, auf den sich das Auge bei maximaler Kontraktion des Ziliarmuskels einstellen würde, wenn die Wölbungsfähigkeit der Linse nicht beschränkt wäre, könnte physiologischer oder latenter Nahpunkt heißen. D. h., das Auge akkommodiert auf den physikalischen Nahpunkt, wenn die Linse ihre stärkste Wölbung erreicht hat. Die Kontraktionsfähigkeit des Ziliarmuskels ist aber dann noch nicht erschöpft. Der Muskel kann sich noch etwas weiter kontrahieren, allerdings macht die Linse dann nicht mehr mit. Würde sie sich noch weiter wölben, bis auch die Kontraktionsfähigkeit des Ziliarmuskels ihr Maximum erreicht hat, dann würde das Auge auf einen näheren Nahpunkt als den physikalischen Nahpunkt akkommodiert sein. Diesen Nahpunkt bezeichnen wir als den physiologischen Nahpunkt des Auges.

Diese scharfe Trennung ist keine Wortspielerei, sondern sie erlangt Bedeutung bei der Besprechung der Zusammenhänge der Akkommodation mit der Konvergenz, dann aber ferner auf dem hier nicht zu behandelnden Gebiet der Heterophorien und der Brillenverordnung bei Alterssichtigkeit.

2. Akkommodationsgebiet — Akkommodationsbreite

Die Strecke zwischen dem Nahpunkt und dem Fernpunkt bezeichnet man als das Akkomodationsgebiet oder den Akkommodationsbereich. Sie wird in Metern gemessen und ist die Differenz zwischen den Entfernungen Auge—Fernpunkt und

Auge—Nahpunkt. Gemessen werden die Strecken vom dingseitigen Hauptpunkt des Auges aus, also $HP = p$ auch Nahpunktsweite genannt und $HR = r$ auch Fernpunktsweite genannt. $r—p$ = Akkommodationsgebiet.

Das Akkommodationsgebiet hängt in seiner Lage nur von der Refraktion des Auges, in seiner Größe u. a. vom Alter der untersuchten Person ab.

Die Akkommodationsfähigkeit des Auges trägt die Bezeichnung Akkommodationsbreite. Sie wird in Dioptrien ausgedrückt und entspricht der Brechwertzunahme des Auges, wenn es sich von Fernpunkt auf den Nahpunkt einstellt; sie ist also die Differenz der Kehrwerte der Fernpunktsweite und der Nahpunktsweite

$$\frac{1}{r} - \frac{1}{p} = \mathrm{A}.$$

Die Akkommodationsbreite ist das Akkommodationsvermögen oder der Akkommodationsvorrat des Auges (PISTOR). Ihre Größe hängt lediglich vom Alter der untersuchten Person ab, es sei denn, es lägen pathologische Veränderungen am Auge vor.

Aus der Größe der Akkommodationsbreite kann man nicht auf die Lage des Fernpunktes und des Nahpunktes, also auf die Lage des Akkommodationsgebietes schließen. Gleichen Akkommodationsbreiten entsprechen nicht gleiche Akkommodationsgebiete.

In der Abbildung 60 sind diese Verhältnisse zwischen Akkommodationsgebiet und Akkommodationsbreite noch einmal gegenüber gestellt. Bei drei gleichaltrigen Personen, die eine Akkommodationsbreite von 10 Dioptrien besitzen, liegt im ersten Falle beim Emmetropen das Akkommodationsgebiet zwischen dem Fernpunkt im Unendlichen und dem Nahpunkt in 10 cm Entfernung vor dem Auge. Im zweiten Falle beim Beispiel eines Myopen mit 10 dptr Kurzsichtigkeit befindet sich das Akkommodationsgebiet zwischen dem Fernpunkt von 10 cm vor dem Auge bis zum Nahpunkt 5 cm vor dem Auge und im dritten Falle eines Hyperopen mit einer Übersichtigkeit von 5 dptr zwischen dem Fernpunkt 20 cm hinter dem Auge bis zum Nahpunkt 20 cm vor dem Auge. Die Größe der drei Akkommodationsgebiete in Metern ist also unterschiedlich, die Akkommodationsbreite dagegen gleich.

Je näher ein Akkommodationsgebiet bestimmter Größe zum Auge liegt, desto größer ist die jeweilige Akkommodationsbreite.

So wie beim Nahpunkt auf die Trennung der Begriffe Akkommodation und Ziliarmuskelkontraktion Wert gelegt wurde, müssen wir es nun auch bei dem Begriff der Akkommodationsbreite tun. Für den Begriff des Akkommodationsgebietes ist so etwas illusorisch, da das Akkommodationsgebiet ein rein geometrischer Begriff, der physiologische Nahpunkt aber kein geometrischer Begriff ist. Anders ist es bei der Akkommodationsbreite. v. HESS schlägt für die Akkommodationsbreite vom Fernpunkt bis zum physikalischen oder manifesten Nahpunkt die Bezeichnung manifeste Akkommodationsbreite, für die vom Fernpunkt bis zum physiologischen oder latenten Nahpunkt die Bezeichnung totale Akkommodationsbreite vor. Die manifeste Akkommodationsbreite entspricht dann wieder der allgemein als Akkommodationsbreite bezeichneten. Die Differenz zwischen der manifesten und der totalen Akkommodationsbreite nennt er latente Akkommodationsbreite. Sie wird im jugendlichen Alter wahrscheinlich sehr gering sein und mit zunehmendem Alter immer größer werden.

Die gleichen Erwägungen wie beim Nahpunkt kann man auch beim Fernpunkt anstellen. Auch hier braucht die größtmögliche Abflachung der Linse nicht der größtmöglichen Muskelleistung zu entsprechen.

3. Negative Akkommodation

Die Frage, ob es dem Auge möglich ist, durch besondere Anstrengung sich noch auf einen hinter dem Fernpunkt liegenden Punkt einzustellen oder die Linse noch flacher zu machen, als sie es beim Sehen zum Fernpunkt ist, wurde allgemein verneint. Man nannte eine solche Akkommodation negative Akkommodation im Gegensatz zur positiven Akkommodation bei der Einstellung des Auges vom Fernpunkt auf den Nahpunkt und lehnte die Möglichkeit des Bestehens einer solchen negativen Akkommodation ab. Begründet war diese Einstellung z. T. mit der Auffassung vom Wirken des Ziliarmuskels und der Annahme der Erschlaffung des Muskels bei der Fernpunkteinstellung des Auges, obwohl auch schon v. Hess darauf hinwies, daß die größtmögliche Abflachung der Linse erreicht sein könnte, „wenn der Ziliarmuskel noch nicht das physiologische Minimum seiner Spannung erreicht hat". Er schlug in Analogie zum Nahpunkt die Bezeichnung manifester Fernpunkt für den Fernpunkt durch Linsenwirkung und latenter Fernpunkt für den Fernpunkt durch Muskeleinwirkung vor. Während aber für den Nahpunkt Beweise vorliegen, daß eine Unterscheidung des manifesten vom latenten Nahpunkt berechtigt ist, konnte man für den Fernpunkt dies nur aus Beobachtungen beim binocularen Sehen schließen.

1951 hat Ivanoff auf dem Kongreß der Internationalen Optiker-Liga in London über Versuche berichtet, die in dieser Richtung Le Grand unternommen hat. Le Grand stellte fest, daß viele Personen, die kurzsichtig sind oder kurzsichtig gemacht wurden, durch bewußte Anstrengung ihre Sehleistung für die Ferne verbessern konnten. Er ließ kurzsichtige oder durch Vorsetzen eines geringen Plusglases kurzsichtig gemachte Personen mit einem Auge eine Fernprobetafel betrachten, die in einer Entfernung von einigen Metern aufgestellt worden war. Das andere Auge, das die Sehprobentafel nicht sehen konnte, weil ein zwischen Auge und Sehprobe eingeschalteter Trenner es daran hinderte, wurde bei den Untersuchungen skiaskopiert. Die Sehproben waren wegen der Kurzsichtigkeit dabei nicht deutlich zu sehen. Dann wurden die Personen aufgefordert, ohne zu blinzeln so deutlich wie möglich zu sehen. Es wurde dabei erneut skiaskopiert. Die Ergebnisse der beiden Untersuchungen sind in den Tabellen 9 (ohne Anstrengung) und 10 (mit Anstrengung) aufgeführt. Man sieht eine deutliche Herabsetzung des Brechwertes, also ein Hinausrücken des Fernpunktes. Es sind nur zwei Erklärungen möglich: 1. I ist die Fernpunktsrefraktion und II ist eine negative Akkommodation oder 2. II ist die Fernpunktsrefraktion und I ist eine latente Akkommodation oder ständige Anspannung des Ziliarmuskels: Nach Ausschaltung dieser eventuellen latenten Akkommodation oder ständigen Anspannung des Muskels durch Homatropin wurde bei einer Versuchsperson die Messung wiederholt und das folgende Ergebnis gewonnen: die Einstellung zu I gleicht wieder der ohne Homatropin zu I, während bei II der Brechwert wieder abnimmt. Es scheint sich danach tatsächlich um eine negative Akkommodation im Sinne der bisherigen Auffassungen zu handeln.

Die Versuche erhalten jedoch ein ganz anderes Aussehen, wenn man die neuere Auffassung von der Tätigkeit des Ziliarmuskels zugrunde legt, über die im Kapitel Akkommodationsruhe gesprochen werden soll. Es wird dann noch einmal auf diesen Versuch zurückzukommen sein.

Tabelle 9 Negative Akkommodation nach Le Grand

	I		II
1. Person	(100° + 0,50)	0	(180° + 0,25) + 2,5
2. Person	(180° — 0,25)	0	(180° + 0,5) + 2,25
3. Person	(120° + 0,50)	0	(30° + 0,25) + 2,25
4. Person	(180° — 0,50)	—4,0	(180° + 0,25) — 1,25
5. Person	(180° — 0,50)	—5,5	(90° — 0,25) — 2,75

Tabelle 10

5. Person	(180° — 0,25)	—5,25	(0° — 3,87)

4. Einfluß der Pupillenverengerung, der Umfeldleuchtdichte und der Farbe der Sehzeichen

Ferner trug Ivanoff auf dem genannten Kongreß über eine Änderung der Akkommodationsbreite durch die Pupillenverengerung bei der Akkommodation vor. Das Auge ändert seine Aberration bei der Akkommodation. Die Darstellung Abb. 61 zeigt die Abhängigkeit der sphärischen Aberration von der Pupillenzone und von der Akkommodation. Nach rechts und links ist die Aberration, also die Entfernung aufgetragen, in der jeweils ein scharfes Bild erzeugt wird. Nach oben haben wir die Entfernung des zur Bildentstehung benutzten Strahlenbündels von der optischen Achse. Die vier Kurven entsprechen vier verschiedenen Akkommodationszuständen des Auges.

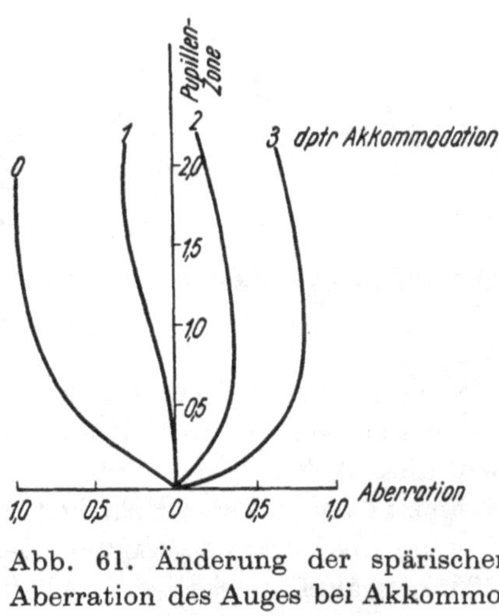

Abb. 61. Änderung der spärischen Aberration des Auges bei Akkommodation (nach Ivanoff)

Das Auge ist bei Einstellung auf Fernpunkt unterkorrigiert, d. h. die Randstrahlen vereinigen sich auf der optischen Achse vor den paraxialen Strahlen. Bei einer Akkommodation von mehr als 1,5 dptr wird das Auge dagegen überkorrigiert, d. h. die Randstrahlen vereinigen sich auf der optischen Achse erst hinter den paraxialen Strahlen. In der Abbildung 61 sind diese Werte für die verschiedenen Akkommodationsanstrengungen dargestellt. Mit einem Optometer hat IVANOFF dann die Nah- uud Fernpunkte für verschiedene Pupillenzonen ermittelt. Die erhaltenen Durchschnittswerte von 20 Messungen an einem Auge sind in Abbildung 62 wiedergegeben. Hierbei ergeben die paraxialen Strahlen eine

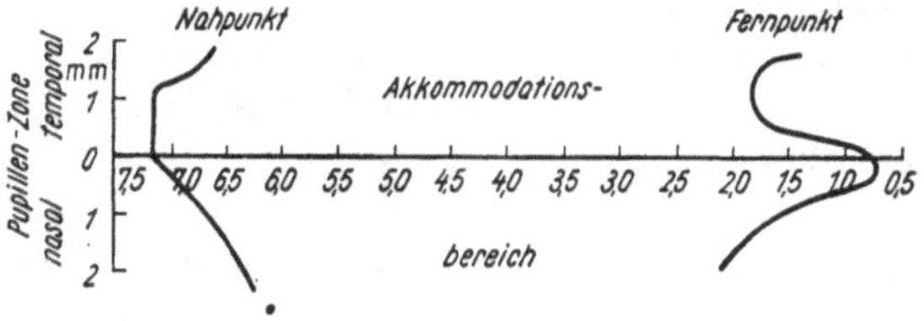

Abb. 62. Die Akkommodationsbreite der verschiedenen Pupillenzonen (nach IVANOFF)

Akkommodationsbreite von 6,5 dptr, die Strahlen der Zone 1,5 mm eine Akkommodationsbreite von nur 5 dptr.

Für die Betrachtung eines Objektes in größerer Nähe bedeutet also die mit der Akkommodation verbundene Pupillenverengerung eine Steigerung der Abbildungsgüte dadurch, daß die äußeren Bereiche der Pupille ausgeschaltet werden, und eine Vergrößerung der Akkommodationsbreite, weil es dem Auge möglich ist, in einer kürzeren Entfernung noch ein scharfes Bild wahrzunehmen.

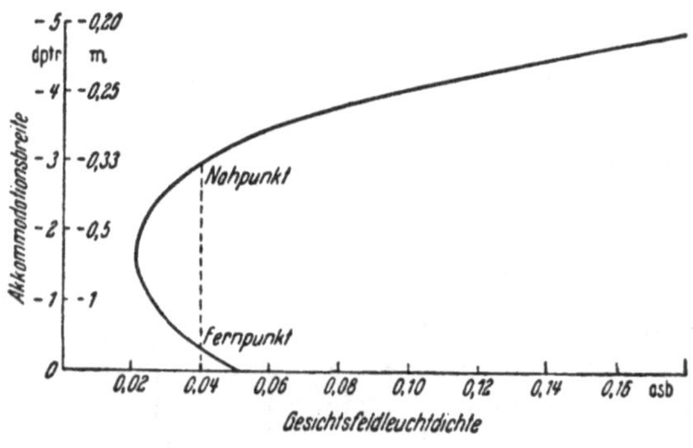

Abb. 63. Abhängigkeit der Akkommodationsbreite von der Gesichtsfeldleuchtdichte (nach PALACIOS)

Nach Untersuchungen durch PALACIOS (1943) hängt die Akkommodationsbreite auch von der Gesichtsfeldleuchtdichte ab. Die Abbildung 63 veranschaulicht diese Abhängigkeit. Früher schon hatte MAEDA nachgewiesen, daß sich der Nahpunkt bei größerer Helligkeit, bei Verwendung größerer Sehproben und bei Senkung des Blickes nach unten oder Wendung nasalwärts nähert. TAKABATAKE (1936) erwähnt die gleichen Ermittlungen und führt seine Ergebnisse von Untersuchungen mit farbigen Sehproben an. Der Nahpunkt rückt weiter hinaus, je schwächer der Kontrast der Farbtöne und je länger die Wellenlänge der verwendeten Farben ist. BÜTTNER (1932) veröffentlichte folgende Tabelle 11 über Untersuchungen des Fern- und Nahpunktes mit monochromatischem Licht:

Tabelle 11. Änderung der Lage des Nah- und Fernpunktes bei Verwendung von monochromatischem Licht nach BÜTTNER

λ	p	1/p	r	1/r
690	0,085	11,8	∞	0
580	—	—	etwa 8	0,12
490	0,078	12,8	1,20	0,83
436	0,072	13,9	0,55	1,82
366	—	—	0,30	3,33

Zu den gleichen Ergebnissen kommt auch IVANOFF bei seinen Untersuchungen über die chromatische Aberration des Auges. Auch die chromatische Aberration des Auges besitzt einen Einfluß auf die Akkommodation und die Akkommodationsbreite, wie IVANOFF zeigen konnte.

Die chromatische Aberration einer Linse ist die Erscheinung, daß von den mischfarbigen, weißen Strahlen, die von einem Gegenstand bei der Abbildung

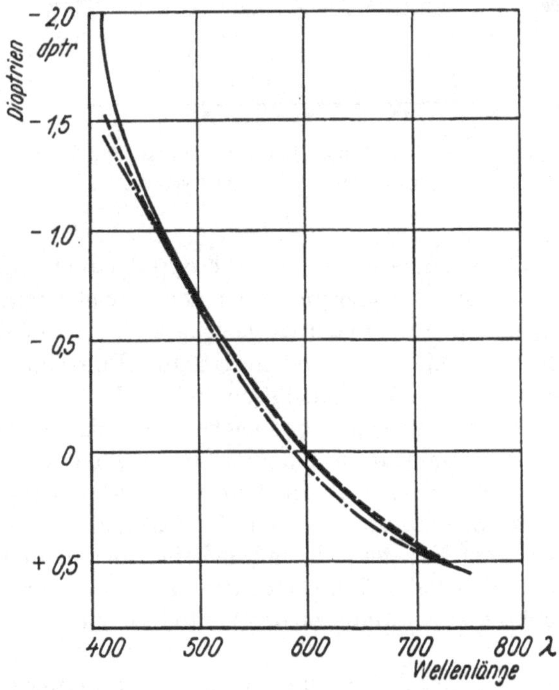

Abb. 64. Chromatische Abberration des menschlichen Auges nach LAU ———, MÜTZE, - - - - -, WEBER — · —

auf die Linse fallen, die kurzwelligen, blauen Strahlen stärker gebrochen werden als die langwelligen, roten Strahlen, so daß eigentlich nicht ein scharfes Abbild des Gegenstandes in Weiß erscheint, sondern eine Reihe von scharfen Abbildungen in den verschiedenen monochromatischen Farben von Blau zu Rot. Von der genaueren Definierung der chromatischen Aberration und der Unterscheidung des sog. Brennpunktsunterschiedes und Vergrößerungsunterschiedes sei hier abgesehen. In der Abbildung 64 ist die Kurve der chromatischen Aberration des menschlichen Auges nach den Untersuchungen von LAU, MÜTZE und WEBER gezeigt. Die chromatische Aberration beträgt danach immerhin rd. 2 dptr im Bereich des sichtbaren Lichtes zwischen den Wellenlängen 450 mμ und 750 mμ.

Interessant ist nun die Frage, auf welche Wellenlänge sich das Auge denn eigentlich einstellt. Ich möchte hierbei an das Verfahren zur Sehschärfeprüfung

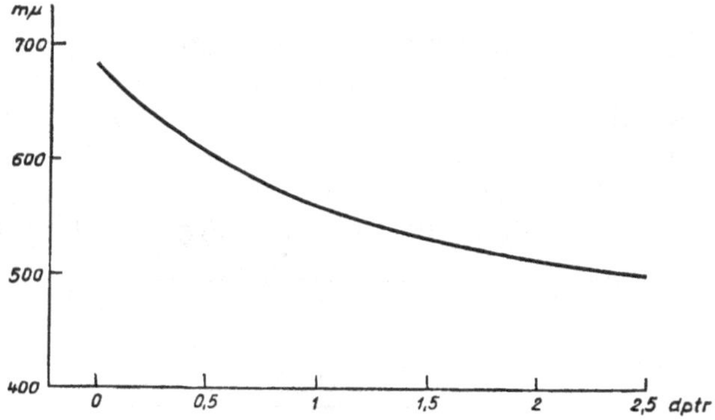

Abb. 65. Abhängigkeit der „Einstellwellenlänge im weißen Licht" von der Akkommodation (nach IVANOFF)

mit dem Rot-Grün-Test erinnern, bei dem diese Frage auch aufgeworfen wurde. POLACK hatte bereits 1920 hierüber die ersten Versuche gemacht. IVANOFF hatte dann 1949 mit einer von ihm erdachten geeigneteren Versuchsanordnung diese Versuche wiederholt und hierbei gefunden, daß die „Einstellungswellenlänge bei weißem Licht" sich mit der Akkommodation ändert. Er kam bei Messungen mit 10 Beobachtern ungefähr immer auf die gleiche Abhängigkeit der Wellenlängenänderung von der Akkommodation, lediglich die Wellenlänge selbst war etwas unterschiedlich. Die Abb. 65 bringt die Kurve der Abhängigkeit der Einstellwellenlänge von der Akkommodation nach IVANOFF gemittelt aus den Ergebnissen der 10 Beobachter. Es zeigt sich, daß sie beim Blick in die Ferne bei 685 mμ liegt und sich mit zunehmender Akkommodation zum Blau verschiebt.

IVANOFF beobachtete dann weiter an der Veränderung der Größe der Purkinjebildchen, daß

a) für einen gegebenen Testabstand die Akkommodationsanstrengung in rotem Licht größer ist als in blauem, was der chromatischen Aberration des Auges entspricht,

b) im weißen Licht der Akkommodationszustand beim Weitsehen der gleiche ist wie im roten Licht und beim Nahsehen der gleiche wie im blauen Licht. Dies entspricht der Tatsache, daß die Einstellungswellenlänge des Auges im weißen Licht sich für das akkommodationslose oder wenig akkommodierende Auge im roten befindet und für das akkommodierende im blauen.

Schließlich maß er bei zwei Beobachtern die Entfernung zum Fern- und Nahpunkt und errechnete daraus die Akkommodationsbreite im weißen Mischlicht und im roten und blauen monochromatischen Licht. Die gewonnenen Ergebnisse bringt die Tabelle 12.

Hieraus geht hervor, daß der im weißen Licht ermittelte Fernpunkt mit dem im roten gemessenen Fernpunkt und der im weißen ermittelte Nahpunkt mit dem im blauen gemessenen Nahpunkt annähernd übereinstimmt. Das Auge geht mit seinem Akkommodationsaufwand sparsam um und ist bestrebt, den vorhandenen Fehler der chromatischen Aberration auszunützen.

Tabelle 12. Akkommodationsbreite im weißen Mischlicht und im roten und blauen monochromatischen Licht nach IVANOFF

	Fernpunkt	Nahpunkt	Akkommodations-breite
	Beobachter I		
weiß	0,6	− 6,75	7,35
rot	0,8	− 5,6	6,4
blau	−0,1	− 6,7	6,6
	Beobachter II		
weiß	1,9	− 4,7	6,6
rot	2,1	− 3,6	5,7
blau	1,3	− 4,2	5,5

VI. Änderung der Akkommodation mit dem Alter (Presbyopie)

1. Linsensklerose

Bereits im jugendlichen Alter beginnen die Veränderungen der Akkommodaionsfähigkeit des Auges. Der Nahpunkt rückt vom Auge fort und nähert sich mit zunehmendem Alter immer mehr dem Fernpunkt. Aber auch dieser beginnt, ungefähr mit dem 50. Lebensjahre, im gleichen Sinne sich zu verschieben. Die Ursachen dieser Verschiebung sind für den Nahpunkt in einer Erhärtung der Linse zu sehen. Diese beginnt im Linsenkern und setzt sich allmählich in die Rindenschichten nach außen hin fort, so daß aus einer jugendlichen, weichen Linse, die ohne äußere Einwirkungen einer nahezu kugligen Gestalt zustrebt, eine abgeflachte erhärtete Linse im Alter wird, die sich durch den Zonulazug nur wenig oder gar nicht in ihrer Form ändern läßt (siehe Abb. 66).

Nach Pau liegt die Alterung der Linse in einem Nachlassen des kolloid-osmotischen Druckes begründet. Mit zunehmendem Alter erfolgt eine Umstellung im Eiweiß: die Albumin-Komponente nimmt ab, die Globulin-Komponente zu. Da-

Alter: 11 Jahre

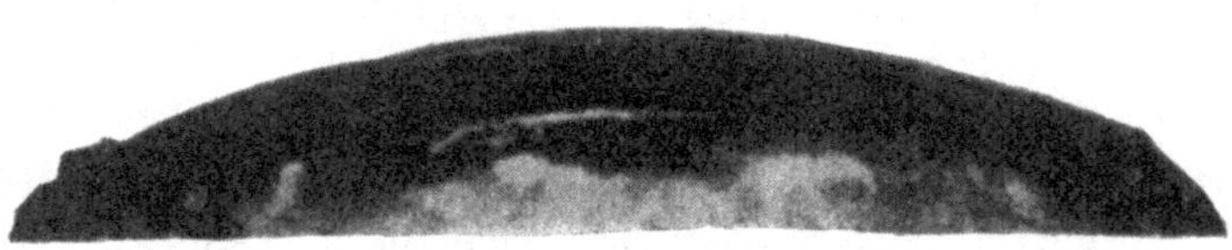

Abb. 66. Wölbung der jugendlichen und der alten Augenlinse (nach Fincham)

mit verbunden ist eine Alterung der Kolloide. Es setzt eine erhöhte Bereitschaft der Sole zum Ausflocken ein, die Gele verlieren an Elastizität. Nebenher geht eine Entquellung der Kolloide (Bechhold 1919).

Für das Hinausrücken des Fernpunktes sind die Erklärungen nicht ausreichend; Smith macht die Volumenzunahme, die ja die Linse mit zunehmendem Alter erfährt, dafür verantwortlich. Wenn die Linse sich symmetrisch nach allen Richtungen hin vergrößert, dann wachsen auch die Radien ihrer Flächen und es verkleinert sich die Brechkraft.

Es handelt sich also hier um eine Verschiebung des manifesten Nahpunktes und des manifesten Fernpunktes, wenn wir letzteren als solchen kennzeichnen wollen. Die Leistungsfähigkeit des Ziliarmuskels wird mit zunehmendem Alter überhaupt nicht oder nicht erheblich herabgesetzt, auf keinen Fall aber soweit, daß es zu einer derartigen Abnahme der Akkommodationsfähigkeit des Auges dadurch führen kann.

Ammann (1911) hat durch die Konvergenzbewegung den Akkommodationsimpuls gemessen und festgestellt, daß die Ziliarmuskelarbeit nicht eingeschränkt wird und quantitativ die gleiche bleibt wie in der Jugend. Im Gegenteil erweist sich der Akkommodationsimpuls im Alter oft größer als der Impuls für die gleiche Akkommodationsstrecke vor Eintritt der Linsensklerose, weil die Gewohnheit herrscht, unscharfe Bilder durch Akkommodation schärfer zu bekommen.

2. Kurven von Donders und Duane

Die Verschiebung geht für alle Individuen und für alle Refraktionszustände ziemlich regelmäßig vor sich, so daß Donders, der zum ersten Male hierüber Untersuchungen anstellte und kurvenmäßig den Vorgang erfaßte, glaubte, aus der Akkommodationsbreite auf das Alter der untersuchten Person schließen zu können.

FAZAKAS gibt an, daß diese Regelmäßigkeit erst nach dem 20. Lebensjahr beginnt. Zwischen dem 6. und dem 20. Lebensjahr ist keine Regel aufzustellen. Die Akkommodationsbreite bei Gleichaltrigen ist individuell verschieden und unterliegt beim einzelnen Individuum nicht selten Schwankungen.

Nach DONDERS hat auch DUANE eine Kurve der Akkommodationsabnahme aufgestellt. Diese weist aber gegenüber der DONDERSschen Kurve erhebliche

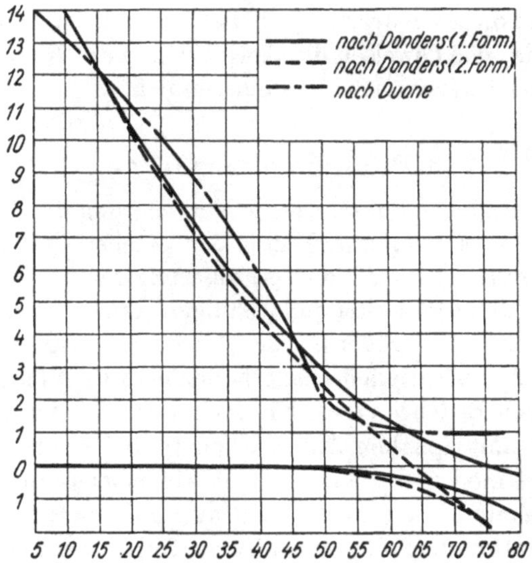

Abb. 67. Normalkurven der menschlichen Akkommodation (nach DONDERS und DUANE)

Unterschiede auf. DONDERS hat im übrigen seine Kurve später in ihrem Endverlauf ebenfalls geändert. In der Abbildung 67 sind die beiden Kurven von DONDERS und von DUANE wiedergegeben. In der horizontalen Richtung ist das Alter, in der vertikalen die Akkommodationsfähigkeit, also die Differenz der Entfernungen des Fern- und Nahpunktes in Dioptrien aufgetragen. Die Kurve von DUANE und die zweite Kurve von DONDERS lassen sich kaum miteinander vergleichen. DUANE schreibt dem Auge auch noch im hohen Alter eine Akkommodationsfähigkeit von 1 dptr. zu. Auch DONDERS hatte in seinem ersten Kurvenverlauf für dieses Alter ein Akkommodationsvermögen von 1,25 dptr angenommen, dann aber die Kurve des Nahpunktes geändert und mit der Fernpunktskurve zusammengeführt.

Nun müssen wir bei der Betrachtung dieser Kurven etwas berücksichtigen. Die Versuche zur Ermittlung der Kurven sind sicherlich unter besonderen Bedingungen durchgeführt worden und nicht unter den Bedingungen, wie sie sonst beim gewöhnlichen Sehen zugrunde liegen. Wir sahen bereits, daß es auch möglich sein kann, den Fernpunkt unter Anstrengung etwas hinauszurücken, wenn man sich für einen Versuch Mühe gibt.

Dann werden bei derartigen Versuchen dem Auge Testobjekte bestimmter Form (feine Striche, feine Druckschrift u. dergl.) dargeboten, und es wird der Punkt bestimmt, bei dem die Testobjekte unscharf zu werden beginnen. Dies ist eine Bestimmung des kleinsten Zerstreuungskreises und hängt von vielen Umständen, der Form des Testes, dem Kontrast, der Helligkeit usw. ab. Der so bestimmte Nah- oder Fernpunkt ist nicht der wirkliche, sondern ein scheinbarer und liegt im Verhältnis zum wirklichen Nah- oder Fernpunkt dem Auge näher bzw. ferner.

Wir haben es bei diesen Kurven ausschließlich mit den scheinbaren Nah- und Fernpunkten zu tun, das beweisen die Korrektionen der Alterssichtigkeit, die mit den Werten aus den Kurven nicht übereinstimmen.

3. Pupillenverengerung

Ein weiterer wesentlicher Faktor ist die Verengerung der Pupille, die ebenfalls mit zunehmendem Alter zunimmt. Wir haben gesehen, daß bei der Akkommodation eine Pupillenverengerung eine Vergrößerung der Abbildungstiefe, eine Verbesserung der Abbildungsgüte und dadurch eine Verlagerung des Nah- und Fernpunktes im Sinne einer Vergrößerung der Akkommodationsbreite bewirkt. Dies spielt auch bei der Altersichtigkeit eine erhebliche Rolle. Vielleicht sind aber noch weitere Faktoren von Bedeutung, die wir noch nicht übersehen können. Es sei an die Beobachtungen mit aphaken Augen erinnert, bei denen das ausgeschaltete Akkommodationsvermögen der Linse durch ein solches unter Mitwirkung der äußeren Augenmuskeln ersetzt zu sein scheint.

Während die Bestimmung des scheinbaren Nah- und Fernpunktes statt des wirklichen Nah- und Fernpunktes den Wert der Kurven beeinflußt, tun es die anderen Faktoren wie z. B. die Pupillenverengerung nicht, denn diese bestimmen ja das tatsächliche Akkommodationsvermögen mit. Nur lassen sie aus der Kurve dann nicht mehr auf das reine Verhalten der Linse mit zunehmendem Alter schließen.

VII. Auslösung der Akkommodation

Eng verknüpft mit dem Fragenkomplex des Zusammenhanges zwischen Akkommodation und Konvergenz ist die Frage nach den Ursachen der Auslösung der Akkommodation.

Hering ist der Ansicht, daß der Auslösung der Akkommodation eine Vorstellung der Nähe vorangeht, ein „Vorbewußtes Geschehen"; dies geht ohne unser Zutun vor sich. Auf Grund nicht feststellbarer und nicht wägbarer kleiner Wahrnehmungen, die nicht bis zum Bewußtsein vordringen, entstehen Empfindungen, die dann Akkommodation und Konvergenz auslösen.

Nach TSCHERMAK ist es für das beidäugige Sehen die Querdisparation der gereizten Netzhautstellen. Durch das dadurch erzeugte Hervortreten oder Zurücktreten des Eindruckes gegenüber der Kernfläche wird eine neue Empfindungsqualität geschaffen: die „sterische oder Tiefenqualität". Für das einäugige Sehen tritt an die Stelle der Tiefenqualität die Parallaktoskopie, das Gewinnen von Tiefeneindrücken durch Bewegung des Beobachters, durch geometrisch-perspektivische Erscheinung, durch Verteilung von Licht und Schatten, durch Luftperspektive, durch Überschneidung. Sterische Empfindungen und Parallaktoskopie wirken auslösend.

Zwei Vorgänge unterscheidet RÖSSLER bei der Akkommodationseinstellung. Zunächst erfolgt eine Teileinstellung, die eine grobe Annäherung an das betrachtete Objekt ist und wahrscheinlich durch das vegetative Nervensystem gesteuert wird. Die endgültige Nach- und Feineinstellung wird durch den Willen zum Scharfsehen bestimmt.

PISTOR lehnt eine Willkürlichkeit der Akkommodation ab. Dies entspricht ja auch dem Verhalten des Ziliarmuskels als glatter Muskel.

ROELOFS nennt als akkommodationsauslösend die Neigung zum Scharfsehen und die Entfernungsvorstellung. Die Neigung zum Scharfsehen ist keine einfache Reflexbewegung, da die Zerstreuungskreise auf der Netzhaut nicht unmittelbar zur Akkommodation oder Desakkommodation anregen. Erst dadurch, daß die Aufmerksamkeit auf die unscharfen Bilder gelenkt und durch Vermehrung und Verminderung der Akkommodation probiert wird, bei welcher Tätigkeit von beiden sich eine Besserung in der Schärfe einstellt, ändert sich die Akkommodation in dem somit ermittelten Sinne bis zur besten Schärfe des betrachteten Objektes. Es handelt sich also dabei um einen psycho-physischen Akt. Die Betätigung eines glatten Muskels durch einen psychischen Reiz ist zwar nicht gewöhnlich, doch gibt es derartige Ausnahmen wie das Enstehen des Appetitsaftes beim Sehen oder Riechen oder sogar beim Denken an ein gutes Mahl (bedingter Reflex).

Die zweite Ursache, die Entfernungsvorstellung, läßt nach Versuchen ROELOFS die Ansicht entstehen, daß die Akkommodation doch willkürlich ausgelöst werden könnte. Eine Entfernungsvorstellung veranlaßt eine Akkommodation, insofern hat es den Anschein, daß eine willkürliche Auslösung möglich ist. Andererseits hat man bei vorhandener Akkommodation keine Entfernungsvorstellung. Es ist nicht möglich, nur auf Grund der Scharfeinstellung des Auges auf einen betrachteten Gegenstand nun auf die Entfernung zu diesem Gegenstand zu schließen. Dies ist ein eindeutiger Beweis, daß wir die Akkommodation für eine unwillkürliche Bewegung halten müssen. Dieser Zwiespalt klärt sich aber als nur scheinbar auf. Zunächst ist der Wille zum Scharfsehen die einzige auslösende Ursache. Normalerweise haben wir es beim Sehen immer mit dem binokularen Sehen zu tun. Eine Akkommodation, verursacht durch den Willen zum Scharfsehen, muß mit sich eine Konvergenz führen und ist damit mit einer Entfernungsvorstellung verbunden. Diese ständige Verbindung von Akkommodation, Konvergenz und Entfernungsvorstellung führt allmählich zur reflektorischen Auslösung der Akkommodation bei einer Entfernungsvorstellung, auch wenn keine Neigung zum Scharfsehen vorliegt.

Grimm kommt durch seine Untersuchungen über die Möglichkeit, binokular ungleich zu akkommodieren, zu der gleichen Auffassung wie Roelofs, daß die Akkommodation nicht willkürlich sei, bestreitet aber, daß eine Entfernungsvorstellung nötig wäre.

Die Konvergenz kann als eine assoziierte gegensinnige Blickbewegung veranlaßt und dosiert werden, ohne daß eine Entfernungsvorstellung vorliegen muß, bis das betrachtete Objekt in den Bereich des makularen Sehens kommt. Hier setzt dann die Fusion als psycho-reflektorische Bewegung ein. Ebenso ist die Akkommodation ein psycho-reflektorischer Akt. Sobald ein Objekt in den Bereich des makulären Sehens gebracht wird und die Aufmerksamkeit des Beobachters erregt, setzt die Akkommodation ein, nicht versuchend und dosiert, sondern unwillkürlich und ganz.

Diese Ansicht wird bestätigt durch die Erklärung Schobers auf Grund seiner Untersuchungen über die Nachtmyopie. Schober erblickt in der Form und dem Aussehen der Zerstreuungsfigur den Anreiz zur Akkommodation. Das hyperop gesehene Zerstreuungsbild eines leuchtenden Punktes besitzt die größte Lichtkonzentration in einer Randzone, das myop gesehene Zerstreuungsbild im Zentrum des Scheibchens. Allgemein ist für die Einstellung der Akkommodation zunächst das myope Bild dem hyperopen aus Gründen der besseren Auflösung überlegen. Schober glaubt, daß „der Gesichtssinn mit Hilfe der Akkommodationseinstellung die Stelle größter Leuchtdichte von den Randteilen zur Mitte der Zerstreuungsfigur zu bringen“ sucht. Die Akkommodation übernimmt hierbei die Rolle eines feinfühligen Reglers.

Durch eine schwache unterschwellige Reizung der Netzhaut ist es möglich, die absolute Lichtsinnesschwelle zu senken und die Empfindlichkeit der Netzhaut zu steigern, dadurch dann stärkere Kontraste zu erzielen. Der schwache Lichtkranz, der sich beim myopen Zerstreuungsbild um das Zentrum bildet, kann als unterschwellige Reizung der umgebenden Netzhautstellen angesehen werden. Die Akkommodation regelt nun die Erreichung eines Optimums zwischen der Sehschärfe (Einstellung auf die engste Stelle des Lichtbündels oder schärfste Abbildung) und dem Kontrast (Einstellung auf ein myopes Abbild mit Lichtkranz).

Bei einsetzender Dämmerung ist eine Senkung der absoluten Lichtsinnschwelle erwünscht, das Optimum der Einstellung verschiebt sich also zur myopen Seite und dies ist die Ursache der Nachtmyopie.

Allgemein steht fest, daß mit Herabsetzung der Beleuchtung die Akkommodation schwieriger und der Anreiz zur Fixierung stark herabgesetzt wird. Von einer bestimmten Helligkeit ab, tritt die Akkommodation in einen Zustand fester Einstellung (Wald-Griffin, Kühl). Ball fand die Akkommodation bei herabgesetzter Beleuchtung normal, aber die Desakkommodation erschwert. Die Einstellzeit von Nah auf Fern war größer als die von Fern auf Nah.

VIII. Akkommodation und binokulares Sehen

1. Absolute und binokulare Akkommodationsbreite

Im Kapitel VI hatten wir die scheinbare Akkommodationsbreite von der wirklichen Akkommodationsbreite unterschieden und gesehen, daß die scheinbare Akkommodationsbreite größer ist als die wirkliche.

Beim binokularen Sehen wird uns wieder ein Unterschied zwischen der monokular ermittelten und der binokular ermittelten Akkommodationsbreite auffallen. Es zeigt sich, daß die monokular ermittelte, die zum Unterschied von der binokularen Akkommodationsbreite auch als absolute Akkommodationsbreite bezeichnet wird, einen näheren Nahpunkt hat als die binokulare. Vielleicht ist als Ursache die Differenz zwischen der scheinbaren und der wirklichen Akkommodationsbreite hierbei beteiligt, da wir es wohl bei der monokularen mit der scheinbaren und bei der binokularen mit der wirklichen Akkommodationsbreite zu tun haben.

2. Koppelung von Akkommodation — Konvergenz — Pupillenverengerung

Akkommodiert man beim binokularen Sehen für die Nähe, so machen beide Augen folgendes:

1. sie akkommodieren auf die Entfernung des betrachteten Gegenstandes,
2. sie konvergieren ihre Sehachsen auf den betrachteten Gegenstand,
3. die Blickrichtungen senken sich,
4. die Pupillen verengen sich.

Hierbei interessieren am meisten und sind auch von besonderer Bedeutung die Verhältnisse der Zusammenhänge zwischen den ersten beiden Punkten. Es ist offensichtlich, daß es im Falle einer engen Koppelung zwischen Akkommodation und Konvergenz beim Vorliegen von Anomalien zu Doppelbildern oder sonstigen schweren Störungen des binokularen Sehvorganges kommen muß. Für die Erklärung des Vorganges bei der Akkommodation wurde daneben der Zusammenhang zwischen dem Punkt 1, der Akkommodation, und dem Punkt 4, der Pupillenverengerung, Gegenstand von Untersuchungen.

PORTERFIELD (1759) war einer der ersten, der uns über einen Zusammenhang zwischen der Akkommodation und der Konvergenz berichtet. Er sah in der Konvergenz die Möglichkeit für die Augen, die Entfernung zum betrachteten Gegenstand genauer abzuschätzen und damit die Akkommodation auf diese Entfernung zu unterstützen. Er folgerte daraus eine Koppelung zwischen Akkommodation und Konvergenz, in der die Konvergenz die führende Rolle besitzt.

1826 zeigte MÜLLER den Zusammenhang zwischen Akkommodation und Konvergenz. Obwohl er selbst kurzsichtig war, und somit bei ihm seine Ansicht über den Zusammenhang nicht zutraf, war er der Meinung, daß mit der Aufbringung einer bestimmten Konvergenzeinheit eine bestimmte Akkommodationseinheit aufgebracht werde. Er sah also zwischen Konvergenz und Akkommodation eine feste Koppelung und bezeichnete sich selbst in dieser Hinsicht als Ausnahme.

Nach der Auffassung VOLKMANNS (1836) ist die Koppelung der Akkommodation mit der Konvergenz nicht angeboren, sondern erworben. Es wird schon in früher Kindheit erlernt, daß man akkommodieren und konvergieren muß, um scharf und einfach zu sehen. Aus diesem ständigen Gebrauch beider Einstellbewegungen entwickelt sich eine lose Koppelung, die aber sekundärer Art ist.

Bei seinen Arbeiten über die Erforschung der Akkommodation stellte DONDERS als erster auch systematische Untersuchungen über die Zusammenhänge von

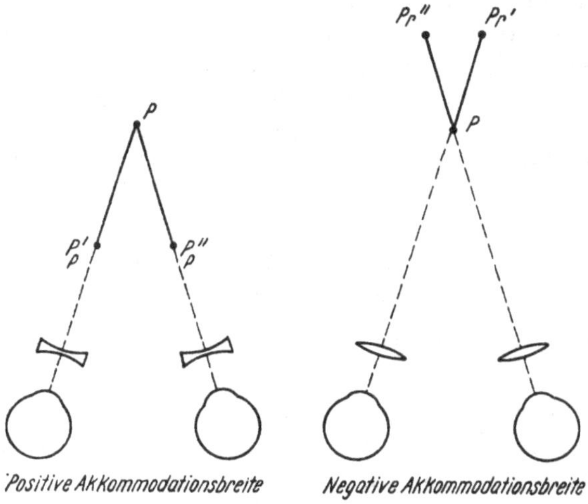

Abb. 68. Die positive und die negative relative Akkommodationsbreite

Akkommodation und Konvergenz an. Er bestimmte für verschiedene Konvergenzen die Akkommodations-Fernpunkte durch Ermittlung des stärksten Plusglases, mit dem die Sehprobe noch deutlich und einfach gesehen wurde, und die Akkommodations-Nahepunkte durch Ermittlung des stärksten Minusglases, durch das die Sehprobe ebenfalls noch deutlich und einfach gesehen werden konnte, und stellte dabei fest, daß es bei unveränderter Konvergenz der Sehachsen möglich ist, die Akkommodation für einen gewissen Bereich, der sich von einem Punkte vor dem Konvergenzpunkt bis zu einem Punkte hinter dem Konvergenzpunkt erstreckt, zu ändern. Man bezeichnet diesen Bereich, in dem das Auge ohne Änderung der Richtungen der Sehachsen zu akkommodieren vermag, als relatives Akkommodationsgebiet in Metern gemessen oder als relative Akkommodationsbreite in Dioptrien ausgedrückt. Die Akkommodation kann sich dabei vom relativen Fernpunkt bis zum relativen Nahpunkt ändern. In der Abbildung 68 ist dies schematisch dargestellt. Beide Augen betrachten den Punkt P und konvergieren auch zu ihm. Setzt man nun vor beide Augen ein Konkavglas, so muß dieses Glas durch vermehrte Akkommodation überwunden werden, wenn weiterhin der Punkt P noch deutlich gesehen werden soll. Das ist den Augen nur bis zu einer bestimmten Stärke der Gläser möglich. Die Punkte P'_p und P''_p sollen die Stellen angeben, auf die also die Augen in einem solchen Falle akkommodiert sind, wenn man plötzlich die Konkavgläser entfernen würde.

Würden die Gläser stärker gewählt werden, dann könnten die Augen die Akkommodation nicht mehr vergrößern, ohne dabei auch gleichzeitig die Konvergenz der Sehachsen zu verändern. Es würde also der Punkt P entweder undeutlich infolge mangelnder Akkommodation werden oder doppelt infolge ungenügender Konvergenz erscheinen.

Man bezeichnet die Strecke $P—P'_p$ bzw. $P—P''_p$ als das positive Akkommodationsgebiet oder in Dioptrien als die positive Akkommodationsbreite.

Entsprechend verhält es sich in der Abbildung 68 beim Vorsetzen von Konvexgläsern. Setzt man den Augen die stärksten Plusgläser vor, mit denen noch der Punkt P deutlich und einfach gesehen werden kann, ohne dabei die Konvergenz der Sehachsen zu ändern, so würden die Augen bei plötzlicher Ausschaltung dieser Plusgläser auf Punkte akkommodieren, die den Punkten P'_r und P''_r entsprechen würden. Man bezeichnet die Strecken $P—P'_r$ bzw. $P—P''_r$ als negative Akkommodationsbreite.

Eine Akkommodation ist für längere Zeit ohne Ermüdung nur dann möglich, wenn die positive Akkommodationsbreite größer als die negative Akkommodationsbreite ist.

Landolt dehnte seine Untersuchungen im Gegensatz zu seinem Lehrer Donders mehr auf die Fragen der Konvergenz aus. Genauso wie es eine relative Akkommodation gibt, man also bei unveränderter Konvergenz noch akkommodieren kann, gibt es eine relative Konvergenz. Sind beide Augen auf einen Punkt akkommodiert und konvergieren ihre Sehachsen ebenfalls auf diesen Punkt, so kann man durch Vorschalten von Prismen mit der Basis innen oder außen die Konvergenz der Sehachsen bis zu einem gewissen Grade ändern, ohne daß dabei die Akkommodation geändert wird oder Doppelbilder des Punktes entstehen.

In der Abbildung 69 sind beide Augen auf den Punkt P akkommodiert, und ebenfalls konvergieren ihre Sehachsen dorthin. Schaltet man Prismen mit der Basis außen vor die Augen, so werden die von P kommenden Strahlen nach außen abgelenkt und unter einer anderen Richtung in die Augen fallen, als vorher die von P kommenden Strahlen ohne Zwischenschaltung der Prismen. Wollen die Augen die Entstehung von Doppelbildern verhindern, dann müssen sie ihre Konvergenz entsprechend den nun auffallenden Strahlen ändern, so daß die durch die Prismen abgelenkten Strahlen wieder auf die Fovea fallen; sie müssen in unserem Falle stärker konvergieren, ohne dabei aber die Akkommodation zu ändern. Entsprechendes gilt für die Einschaltung von Prismen mit der Basis innen. Man bezeichnet den Winkel, den die Augen durch stärkere Konvergenz bei gleichbleibender Akkommodation überwinden, ohne daß Doppelbilder des betrachteten Punktes entstehen, als relative positive Konvergenz, und den Winkel, den sie durch stärkere Divergenz bei gleichbleibender Akkommodation überwinden, als relative negative Konvergenz.

HERING hielt eine angeborene Koppelung von Konvergenz und Akkommodation für wahrscheinlicher als eine erworbene.

MADDOX unterscheidet bei der Konvergenz vier verschiedene Formen:

1. die tonische Konvergenz, die den „Ruhezustand" in der Stellung der Sehachsen (z. B im Schlaf, Bellsches Phänomen) aufhebt,
2. die akkommodative Konvergenz, die also mit der Akkommodation zusammenhängt und die Sehachse auf den betrachteten Punkt einstellt, ohne dabei immer zu erreichen, daß die beidäugigen Seheindrücke auf korrespondierende Netzhautstellen fallen,
3. die psychische Konvergenz oder das Bewußtsein der Nähe,

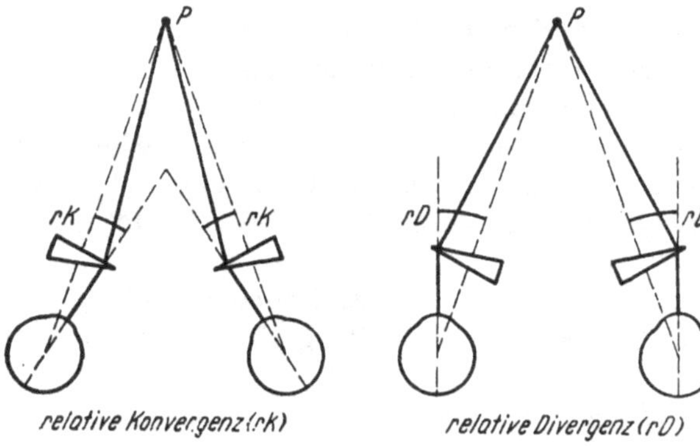

Abb. 69. Relative Konvergenz und Divergenz

4. die fusionale Konvergenz, die die akkommodative Konvergenz ergänzt, indem sie bei ungenügender akkommodativer Konvergenz auf Grund der Abneigung der Augen gegen Doppelbilder zusätzlich eine Änderung der Sehachsen bewirkt und die entstandenen Doppelbilder zur Verschmelzung bringt, dadurch, daß die Seheindrücke jetzt auf korrespondierende Netzhautstellen gebracht werden. Sie spielt eine wesentliche Rolle bei den Versuchen von DONDERS und LANDOLT über die relative Akkommodation und relative Konvergenz.

MADDOX vertritt nun eine Koppelung der akkommodativen Konvergenz mit der Akkommodation. Diese Koppelung sei sehr eng und die Akkommodation spiele dabei die führende Rolle, d.h. die Akkommodation ziehe die Einstellung der Konvergenz nach und nicht umgekehrt. Er bestreitet die Existenz einer relativen Akkommodation.

Auf dieser Einteilung insbesondere der Unterscheidung von akkommodativer und fusionaler Konvergenz stützen sich andere Arbeiten in Amerika, auf die später einzugehen ist.

v. TSCHERMAK hält die Koppelung Akkommodation — Konvergenz für verhältnismäßig locker, doch nicht für vollkommen lösbar. Er vertritt das Vorhandensein einer relativen Akkommodation und einer relativen Konvergenz. Hierbei ist die relative Akkommodationsbreite individuell und altersabhängig verschieden und ändert sich außerdem mit dem Konvergenzgrad. Das Maximum würde bei einer Konvergenz von 33 Grad liegen.

ROELOFS hat sehr eingehend den Zusammenhang zwischen Konvergenz und Akkommodation untersucht. Nach seiner Ansicht sind beide infolge Erfahrung assoziiert. Die Vorstellung einer Entfernung als eine Folge der Wahrnehmung der Sinnesorgane oder als Erinnerungsbild früherer Wahrnehmungen kann eine Akkommodation oder eine Konvergenz auslösen. Das Konvergenzgefühl, das sind Reize, die aus der Konvergenz oder einer Konvergenzinnervation hervorgehen, kann eine Innervation der Akkommodation verursachen, beim Akkommodieren kann ebenso eine Konvergenzinnervation einsetzen. (Siehe auch das Kapitel Auslösung der Akkommodation). Durch Übung kann man bei jeder Akkommodation ein gleiches Maximum an Divergenz erreichen; dies spricht gegen die Existenz einer negativen, relativen Konvergenzbreite. Desgleichen kann man bei jeder Konvergenz beliebig akkommodieren (sofern die entsprechende Akkommodationsfähigkeit vorhanden ist); dies spricht gegen die Existens einer positiven relativen Akkommodationsbreite.

Nach PISTOR ist die Koppelung nicht angeboren, sondern wird bereits beim Kleinkind durch Erfahrung erworben. Akkommodation und Konvergenz werden beide durch einen Willensimpuls vom Gehirn her angeregt und sind dadurch fest miteinander verbunden, jedoch nicht untrennbar, wie die Versuche von DONDERS und LANDOLT gezeigt haben.

PIPER nimmt die Koppelung als individuell verschieden fest an. Sie ändert sich mit dem vorrückenden Alter und bei abnormalen Umweltverhältnissen, so auch im Schlaf.

Es ist nicht möglich, auch nur andeutungsweise alle Arbeiten zu erwähnen, die sich mit diesem Fragenkomplex befassen. Hier sollte nur die Koppelung von Akkommodation und Konvergenz gestreift werden, ohne auf das eng damit zusammenhängende Problem der Lösung von Akkommodation und Konvergenz einzugehen, da dies den Rahmen des Buches sprengen würde.

Über den Zusammenhang zwischen Pupillenverengerung und Akkommodation bzw. Konvergenz sind ebenfalls Untersuchungen gemacht worden.

WEBER nimmt an, daß die Pupillenverengerung der Konvergenz assoziiert sei. DONDERS und HERING vertraten nach eigenen Versuchen die Ansicht einer Assoziation der Pupillenverengerung mit der Akkommodation. DONDERS behauptete, daß die Ziliarmuskelkontraktion zeitlich der Pupillenverengerung deutlich vorausgehe. v. HESS stellte bei seinen Untersuchungen das Gegenteil fest.

Es ist durchaus möglich, daß sowohl Akkommodation als auch die Konvergenz mit der Pupillenreaktion assoziiert sind, und jede von beiden die letztere auszulösen vermag. So dachte auch v. HELMHOLTZ. Er stellte fest, daß bei diphtherischer Lähmung der Akkommodation die Pupillenverengerung bei einer Konvergenz erfolgt, andererseits aber bei Abwesenheit der Konvergenz eine unbehinderte Pupillenverengerung bei der Akkommodation zu beobachten ist. Daraus schloß er, daß alle drei „durch den Impuls zum scharfen Sehen in der Nähe ausgelöst werden“.

Auch BEHR vertritt diese Ansicht. Nur dadurch sind sie gekoppelt, sonst unter sich unabhängig.

BURIAN und SCHUBERT haben zur Klärung der Frage Versuche angestellt und dabei ermittelt, daß am Haploskop keine Verengung der Pupille eintritt, wenn die Akkommodation geändert wurde, dagegen bei Änderung der Konvergenz. GUALDI hat dies durch Untersuchung eines Einäugigen bestätigt. Die Konvergenz wurde hier an der Bewegung des Stumpfes des fehlenden Auges beobachtet.

Gleiche Resultate erzielten auch vorher LOHMANN (1908) und CASPARY und GOERITZ (1922). Letztere boten jedem Auge ein Stereohalbbild eines von oben betrachteten Kegelstumpfes an. In den beiden Bildern befand sich je ein kleines Loch, das den Augen den Blick auf einen fernen Punkt freigab. Die Augen sahen also zunächst durch diese Löcher in die Ferne, dann auf die Stereohalbbilder, wobei sie akkommodieren mußten, ohne dabei die Konvergenz zu ändern. Eine Pupillenverengerung wurde dabei nicht beobachtet. Der Versuch wurde beim zweiten Male dahingehend abgewandelt, daß nach dem Fernblick beide Augen nur das eine Stereohalbbild betrachteten, also die Sehachsen auch darauf konvergierten. Hierbei trat eine Verengerung der Pupille ein.

Aus allen Untersuchungen kann man wohl zusammenfassen, daß man den Impuls und die Funktion als Reaktion auf den Impuls trennen muß. Jeder der an dieser Dreiheit Akkommodation-Konvergenz-Pupillenverengerung beteiligten Vorgänge ist in der Lage, bei Einsetzen einen entsprechenden Impuls an die Organe zu senden, die die beiden anderen Vorgänge auslösen. Diesem Impuls wird auch im allgemeinen durch Einsetzen der Reaktion Folge geleistet. Durch diese Impulsgebung sind alle drei miteinander gekoppelt. Aber nicht immer, insbesbesondere beim Vorliegen besonderer Versuchsbedingungen oder z. B. im Falle der Presbyopie für die Akkommodation, folgt dem Impuls die Funktion oder kann sie folgen. Das führt zu der beobachteten Trennung der Koppelung (SCHOBER).

Wir sahen, daß nach den Untersuchungen von MADDOX im wesentlichen die Konvergenz in eine akkommodative und eine fusionale Konvergenz zerfällt. Die neueren Versuche insbesondere MORGANS und HOFSTETTERS führten zu dem Ergebnis, daß zwischen der Akkommodation und der akkommodativen Konvergenz ein bestimmtes und konstantes Verhältnis besteht, das wohl individuell verschieden sein kann, das bei der einzelnen Person jedoch das ganze Leben hindurch konstant bleibt und auch nicht durch Ermüdung sich ändert oder durch Übung geändert werden kann.

Dieses Verhältnis der „akkommodativen Konvergenz" zur Akkommodation läßt sich leicht am Nahphorometer oder mit dem Graefeschen Gleichgewichtsversuch für die Nähe messen. Die Nahheterophorie NH_1 wird dabei abgelesen, dann die Akkommodation um den Betrag x dptr durch Vorsetzen eines Plusglases entlastet und die mit entlasteter Akkommodation eingestellte Nahheterophorie NH_2 gemessen. Das Verhältnis der Differenz der Nahheterophorien in Prismendioptrien zur Akkommodationsentlastung x, also der Quotient $\frac{NH_2 - NH_1}{x}$ ergibt das Verhältnis „akkommodative Konvergenz" zur Akkommodation, kurz

ACA genannt. MORGAN nennt den Faktor 3—5 für dieses Verhältnis normal und gibt für die Korrektion abweichender Ergebnisse folgendes Schema:

Quotient	Akkommodationsschwäche	Konvergenzschwäche
klein	zusätzliche Konvexwirkung wird ohne Konvergenzkomplikationen angenommen (für die Nähe)	konvergenzerleichternde Prismen oder Sehübungen
normal	—	—
groß	zusätzliche Konvexwirkung nicht zweckmäßig. Wenn trotzdem erwünscht, Verordnung prismatischer Gläser mit Basis innen erforderlich oder Sehübungen.	Verminderung der Konvexwirkung.

GLASER hat in 900 Fällen das ACA Verhältnis untersucht und konnte in 70% der Fälle die Angaben von MORGAN bestätigen. 30%, in denen das Schema nicht zutraf, lagen in den Gruppen, bei denen

„1. bei niedriger Nahexephorie ein zu hoher ACA-Wert gemessen wird; hierbei sollten nach den ACA-Regeln prismatische Korrekturen unnötig sein;
2. bei hoher Nahexophorie ein zu niedriger ACA-Wert vorliegt; hierbei sollten nach den Regeln prismatische Gläser angebracht sein;
3. bei hoher Nahexophorie und normalem ACA, bei denen sich nach den ACA-Regeln eine prismatische Korrektur erübrigen sollte."

3. Binokular ungleiche Akkommodation

Allgemein wird die Möglichkeit, binokular ungleich zu akkommodieren, bestritten, auch in den Fällen, in denen es nützlich sein könnte z. B. bei Anisometropie. Für die Anisometropen würde eine ungleiche Akkommodation auch das stereoskopische Sehen beeinträchtigen; allerdings gilt dies nur für hohe Grade, für geringe ist die Beeinträchtigung zweifelhaft.

Bereits 1889 hat FICK die Ablehnung einer binokular ungleichen Akkommodation als zu Unrecht bestehend zurückgewiesen. Er führte die Entstehung dieser allgemein herrschenden Meinung darauf zurück, daß eine Differenz in den Refraktionen beider Augen nicht voll durch eine ungleiche Akkommodation aufgehoben wird. Es ist zur ungleichen Akkommodation eine erhebliche Leistung beider Augen erforderlich. Sie erfolgt daher nur soweit, bis eine Restdifferenz übrigbleibt, die nicht mehr merklich störend wirkt. Diese Restdifferenz bleibt dann bestehen. Sie führte bei bisherigen Untersuchungen immer zur Annahme, daß eine ungleiche Akkommodation ausgeschlossen sei.

GRIMM hat Versuche an sich selbst durchgeführt und es gelang ihm, ungleiche Akkommodation bis zu 1,25 dptr zu erzielen. Er führte die Versuche in zwei Formen durch: einmal betrachtete er zwei stereoskopische Bilder ohne Streoskop und machte sich anisometrop. Das binokular einfach gesehene Bild erschien trotzdem schärfer als das monokular betrachtete Bild, was nicht eintreten dürfte, wenn nicht ungleich akkommodiert worden wäre. Beim zweiten Versuch betrachtete er ohne Stereoskop zwei stereoskopische Bilder, die aber in verschiedenen Entfernungen aufgestellt waren. Auch hier war eine ungleiche Akkommodation möglich. Er nimmt daraufhin an, daß eine Analogie zur Fusion besteht. Die Fusion ist ein psychoreflektorischer Akt, der geringe Grade von Heterophorien ausgleicht. Nach ROELOFS ist die Akkommodation ebenfalls als psychoreflektorischer Akt anzusprechen, der ebenso imstande sein müßte, geringe, noch nicht Symptome machende Anisometropien durch ungleiche Wirkung auszugleichen. Dies widerspricht nicht dem HERINGschen Grundgesetz von der stets gleichen Innervation beider Augen, da sich dies nur auf willkürlich erteilte Impulse bezieht.

IX. Akkommodationsruhe

1. Rückblick

In fast allen Lehrbüchern und Handbüchern der physiologischen Optik und der Augenheilkunde findet sich bei Beschreibung der Vorgänge der Akkommodation die Feststellung, daß sich das Auge bei der Einstellung auf den Fernpunkt im Zustande der Akkommodationslosigkeit, der Akkommodationsruhe, befindet.

Physiologisch bestehen heute dieser Anschauung gegenüber große Bedenken. Die Untersuchungen über die Physiologie des glatten Muskels — und ein solcher ist ja, wie oben bereits gesagt wurde, der Ziliarmuskel —, die Untersuchungen über die Innervation des glatten Muskels und neuerdings insbesondere auch über die Innervation des Ziliarmuskels durch MEESMANN und MONJÉ, Messungen der Akkommodation bei herabgesetzter Beleuchtung durch KÜHL, Versuche über die Nachtmyopie von SCHOBER und Messungen mit dem Dioptriemeter nach LAU und MÜTZE führen zu dem Ergebnis, daß die Einstellung des Auges auf Unendlich oder auf den Fernpunkt nicht als Ruhelage der Akkommodation angesehen werden kann. Es muß vielmehr genauso, wie bisher von einer aktiven Einstellung des Auges auf die Nähe gesprochen wurde, auch künftig von einer aktiven Einstellung des Auges auf die Ferne gesprochen werden. Es wird bereits hier und da hierfür der Ausdruck Desakkommodation benutzt.

Hierbei sei erwähnt, daß es angebracht ist, die Begriffe Akkommodationsruhe und Linsenruhelage scharf zu trennen und nicht für den gleichen Zustand des Auges zu verwenden, um zu vermeiden, daß Irrtümer entstehen und die Meinungen aneinander vorbeigehen.

Als Linsenruhelage muß man, wie dies früher bereits bei v. HELMHOLTZ, v. HESS, v. TSCHERNING u. a. geschehen ist, den Zustand und die Form der Linse bezeichnen, die vorhanden sind, wenn keine anderen Kräfte auf die Linse einwirken. Dies wäre nach v. HELMHOLTZ ihre am stärksten gewölbte Form. v. TSCHERNING u. a. bestreiten dies, wie wir ja oben sahen. Die Linsenruhelage würde erreicht werden, wenn sich das Auge auf seinen Nahpunkt einstellt und damit im Zustand der stärksten Akkommodationsanspannung befindet.

Als Akkommodationsruhelage wird aber der Zustand des Auges bezeichnet, in dem sich der ganze an der Akkommodation des Auges beteiligte Apparat mit Linse, Kapsel, Zonula, Ziliarmuskel usw. in einem Gleichgewicht befindet, sofern nur alle Reize fehlen, die in irgendeiner Form die Akkommodation oder Desakkommodation anregen.

Es kann nicht erwartet werden, daß dieser Akkommodationsruhezustand als eine Einstellung des Auges auf einen durchschnittlichen Wert von ca. 2 dptr oder eine Entfernung von ca. 50 cm bzw. etwas mehr oder weniger erscheint; es ist vielmehr zu vermuten, daß die Akkommodationsruhelage physiologisch vom Alter abhängen und kurvenmäßig einen entsprechend ähnlichen Verlauf zeigen muß wie die Kurven des Nahpunktes oder der Akkommodationsbreite von DONDERS oder DUANE, denn in diesem Gesamtmechanismus der Akkommodation spielt ja die Linse mit Kapsel eine wesentliche Rolle und hier setzt bereits frühzeitig ein Alterungs- und Veränderungsprozeß ein, der sich irgendwie als ein das Gleichgewicht des Gesamtmechanismus der Akkommodation beeinflussender Faktor zeigen und auch Berücksichtigung finden muß.

Diese Akkommodationsruhelage wird weiter abhängig sein von Refraktionsanomalien und Stellungsanomalien des Auges — ich erinnere hier nur an die Zusammenhänge von Heterophorien mit den Refraktionsstörungen —, von individuellen Verschiedenheiten, vom Tonus des vegetativen Nervensystems und von Störungen dieses vegetativen Nervensystems, den „vegetativen Dystonien“ vom Zustand (Alter) des Ziliarmuskels (STIEVE) u. a. mehr.

Das Problem der Akkommodationsruhe scheint trotz der schon frühzeitig auftretenden und immer wieder aufgenommenen Diskussionen über eine Doppelinnervation des Ziliarmuskels oder einer Akkommodation und Desakkommodation früher nie weiter behandelt worden zu sein, obwohl es eigentlich damit eng zusammenhängt. Dies beruht vielleicht darauf, daß Messungen hier schwer durchzuführen sind. Man findet lediglich Bemerkungen, daß auf Grund der durchgeführten Forschungen über den Ziliarmuskel eben diese Akkommodationsruhelage nicht als im Fernpunkt oder in der Einstellung auf Unendlich liegend angesehen werden kann. Bereits A. v. GRAEFE (1855) hat darauf hingewiesen, daß Fernpunkt oder Nahpunkt nicht als Ruhepunkte des Akkommodationsapparates angesehen werden können, da die Einstellung in beiden Punkten eine Anstrengung bedeutet.

Die Auffassung von der Einstellung des Auges auf Unendlich oder auf Fernpunkt als Ruhelage fand ihre Stütze in der v. HELMHOLTZschen Theorie des Akkommodationsmechanismus und in der Tatsache, daß nur der parasympathische Teil des Nervus oculomotorius als anregender Nerv des Ziliarmuskels bekannt war. Obwohl man über die Struktur des Ziliarmuskels als der eines glatten Muskels orientiert war, glaubte man hier wie beim Herzmuskel eine Ausnahme vor sich zu haben, zumal es auch den Anschein hatte, daß eine willkürliche Beeinflussung der Akkommodation möglich war.

2. Doppelter Antagonismus GULLSTRANDS

GULLSTRAND stellte auf Grund dieser Kenntnisse die Theorie des „doppelten Antagonismus“ auf. Hiernach wird einmal die Gestalt der Linse durch die antagonistischen elastischen Kräfte der Linsenkapsel und Chorioidea bestimmt, andererseits wirkt die Muskelkraft des Ziliarmuskels der stärkeren der beiden antagonistisch Linsengestaltungskräfte entgegen. In der Abbildung 70 ist das von GULLSTRAND entworfene Modell einer solchen Einrichtung dargestellt. Zwei Spiralfedern, deren obere die Elastizität der Kapsel, die Linsenkraft, deren untere die Elastizität der Chorioidea darstellt, sind durch einen Faden, die Zonula, verbunden. Beide sind etwas gespannt. Wird die obere Feder verkürzt, so entspricht dies der Akkommodation. Diese Kraft der Formveränderung der Linse ist im ganzen System die schwächste. Sie nimmt dazu noch, während sie wirkt, ständig ab. Die untere Feder wird in diesem Falle gespannt. Die über die Rolle laufende Schnur ist der Ziliarmuskel und die in die Schale zu legenden Gewichte entsprechen der Kraft der Kontraktion des Muskels. Die obere Feder muß schwächer sein als die untere. Sie muß so gespannt sein, daß beim Aufsetzen der Sehale auf den Tisch die Schnur, die die beiden Federn verbindet, zu erschlaffen beginnt. Dieser doppelte Antagonismus der Kräfte, die bei der Akkommodation wirken, bietet dem ganzen System einen guten Schutz gegen Überbeanspruchung. Einer zu starken Kraft des Ziliarmuskels wirkt der elastische Widerstand der Chorioidea entgegen, der ständig zunimmt. Andererseits schützt die nachlassende Spannung der Zonula die Linsenkraft. Läßt die Akkommodationskraft des Ziliarmuskels nach, dann läßt auch der elastische Widerstand der Chorioidea nach und nimmt bis Null ab, während der Widerstand der Linse wächst. Es ist verständlich, wenn bei einer Anschauung über den Ziliarmuskel und seine Innervation, wie wir sie oben zeigten, als Ruhelage die größte Spannung der Linsenkraft als der schwächsten aller beteiligten Kräfte und die Entspannung der Chorioidea und „Erschlaffung" des Ziliarmuskels, also die Einstellung des Auges auf Fernpunkt angenommen wurde.

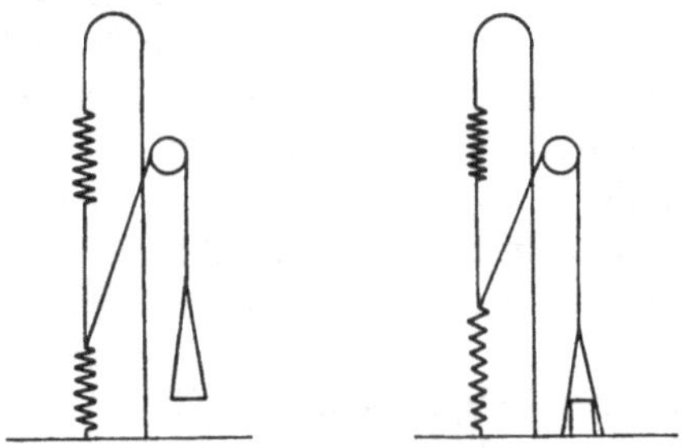

Abb. 70. Doppelter Antagonismus der Akkommodationskräfte (nach GULLSTRAND)

Wir sahen, daß eine dauernde Spannung der Chorioidea bezweifelt wurde, und nur der Ziliarmuskel als Gegenkraft in Frage kommen sollte.

Insbesondere ging es aber um die Natur des Ziliarmuskels und seine Innervation. Und die hierüber durchgeführten Untersuchungen waren wesentlich entscheidend auch für die Frage der Ruhelage.

Über die Entwicklung der Forschung auf diesem Gebiet und die neuesten Ergebnisse ist bereits im Kapitel Akkommodationstheorien geschrieben worden. Für die Akkommodationsruhelage ist daraus nur zu folgern, daß die Ruhelage nicht im Unendlichen oder im Fernpunkt liegen kann. Bei der Ausschaltung des vegetativen Nervensystems durch bestimmte Gifte (z. B. Überdosierung von Sulfonamiden) entsteht nicht selten, wie SCHOBER mitteilt, eine Einstellung des Akkommodationszustandes auf 1 dptr.

Bestätigt werden diese Untersuchungen des Mechanismus der Akkommodation durch Messungen und Beobachtungen am Auge.

3. Akkommodationsruhe nach KÜHL

KÜHL hat als erster 1944 bei Wiederholungsmessungen von Versuchen von OTTERO und DURAN den Begriff der Akkommodationsruhe definiert und Messungsergebnisse erzielt. Er hat zwar noch den Begriff der Akkommodationsruhe mit dem der Nachtmyopie gleichgesetzt, die Ergebnisse der Messung aber richtig dahingehend gedeutet, daß die Akkommodationsruhe vom Alter abhängig sein muß, obwohl ihm nur vier Versuchspersonen mit nicht allzu großen Altersunterschieden zur Verfügung standen (17, 29, 33, 45 Jahre alt).

KÜHL lehnt bereits, obwohl ihm eine Doppelinnervation des Ziliarmuskels zur Zeit seiner ersten Versuche nicht bekannt war und er eine Entspannung bei Einstellung des Auges auf Fernpunkt als richtig annehmen mußte, den Fernpunkt als Ruhelage ab, da „jede Haltefaser der Linse unter maximalen Zug gesetzt" wird.

Die Beobachtungen, daß beim Nachtsehen durch das Fernrohr meist andere Okulareinstellungen vorgenommen wurden, veranlaßten OTTERO und DURAN hierüber nähere Untersuchungen anzustellen. Sie fanden diese Tatsache bestätigt und nannten diesen Vorgang am Auge, der bereits früher von RAYLEIGH, PIÉRON und ARNAULF beim Sehen im Dunkeln allgemein beobachtet worden war, „Nachtmyopie". KÜHL setzte die Untersuchungen fort. In seiner ersten Versuchsreihe wurden in einem Fernrohr, das auf Unendlich eingestellt war, ein gröberes und ein feineres Gitter mit verschiedener Okulareinstellung (dptr-Teilung) beobachtet. Die Gitter waren von hinten beleuchtet. Die Leuchtdichte wurde für jede Okulareinstellung bis auf die Grenze des Auflösungsvermögens herabgesetzt und gemessen. Der feinere Raster verlangte größere Helligkeit als der gröbere. Er entsprach dem Tagsehen, der gröbere dem Nachtsehen.

Die zweite Versuchsreihe war eine Messung der Sehschärfe mit Brillengläsern verschiedener Brechkräfte an Landoltschen Ringen, die hell und dunkel, entsprechend dem Tagsehen und Nachtsehen, beleuchtet waren.

KÜHL stellte fest, daß das Auge beim Nachtsehen stets eine Refraktionseinstellung einnimmt, die von der beim Tagsehen abweicht.

Die Versuche KÜHLS wurden mit vier Personen verschiedenen Alters durchgeführt, und es ergaben sich als Mittel folgende Werte:

17 Jahre	29 Jahre	33 Jahre	45 Jahre
—3,5 dptr	—1,45 dptr	—1,8 dptr	—1,37 dptr

Die Akkommodationsruhe tritt plötzlich bei der Herabsetzung der Umfeldleuchtdichte unter einen bestimmten Betrag ($10^{-5,5}$ sb = Vollmond-Beleuchtung) ein, weil dann der Lichtreiz nicht mehr zur Anregung der Akkommodation ausreicht.

4. Nachtmyopie

Die Nachtmyopie ist nun nicht der Akkommodationsruhelage gleichzusetzen, doch ist die Akkommodation neben anderen Faktoren, die vielleicht hier in Frage kommen wie Abbildungsfehler des Auges und Lichtverhältnisse der Umwelt, der wesentlichste Faktor zur Erklärung der Nachtmyopie, wie SCHOBER, OTTERO, GAMEZ, DURAN, BALL u. a. nachgewiesen haben. Sie ist nicht die alleinige Ursache; so konnte SCHOBER an einer 76 und einer 72 Jahre alten Versuchsperson noch eine Nachtmyopie von 1,5 dptr bzw. 1 dptr feststellen und teilte ähnliche Beobachtungen der Firma Zeiss in Fällen mit, in denen keine Akkommodationsfähigkeit mehr vorlag. Eine gesetzmäßige Abhängigkeit vom Alter beobachtete SCHOBER nicht, doch schien es so zu sein, daß bei geringerem Akkommodationsbereich die Nachtmyopie kleiner war. Es wurden allgemein Werte zwischen 0,5 und 4 dptr bei der Untersuchung über Nachtmyopie festgestellt.

Die erwähnte Naheinstellung des Okulares beim Sehen durch das Fernrohr geschieht aber nicht nur bei nächtlichen Beobachtungen sondern auch am Tage, ja allgemein, wenn man in ein Instrument hineinschaut. Es war dies bereits bekannt und man sprach davon, daß bei Benutzung von Instrumenten die Akkommodation angeregt wird. Der Grund hierfür konnte nicht angegeben werden. Auch hier hat SCHOBER während des letzten Krieges Untersuchungen durchgeführt und gefunden, daß bei der Beobachtung mit Fernrohren das Häufigkeitsmaximum in der Verteilung der Refraktionszustände bei ca — 1 dptr liegt. Er hat dies Ergebnis mit den Refraktionskurven nach Untersuchungen von STEIGER und BETSCH verglichen, bei denen das Häufigkeitsmaximum bei ca + 0,5 dptr liegt. Diese Kurven entstanden auf Grund von Messungen an Sehproben in 5 bis 6 m Entfernung, d. h. also im Fernpunkt des Auges. Am Fernrohr dagegen hatte das Auge sich nicht auf eine vorgegebene Entfernung einzustellen, sondern konnte durch Änderung der Okulareinstellung sich eine Akkommodationseinstellung schaffen, die ihm am günstigsten lag. Wenn dies nicht der Fernpunkt ist, so ist damit auch ein Beweis erbracht, daß Fernpunkt und Akkommodationsruhelage nicht das gleiche zu sein brauchen.

5. Sehschärfebestimmung

Das gleiche Ergebnis zeigen Messungen der Sehschärfe, die in verschiedenen Entfernungen durchgeführt wurden. Die Sehschärfe ist beim einzelnen Menschen nicht für alle Entfernungen gleich. AUBERT und FÖRSTER haben gefunden, daß die Sehschärfe für die Nähe im allgemeinen größer ist als die für die Ferne und daß der Unterschied zwischen Nähe und Ferne für die peripheren Teile der Netzhaut wiederum größer ist als für den zentralen. BOUMA gibt das Maximum der Sehschärfe für 2 bis 3 m Entfernung der Sehprobe an. Die Abbildung 71 zeigt die Abhängigkeit der Sehschärfe vom Objektabstand nach BOUMA.

SCHOBER weist mit Recht auf Grund dieser Untersuchungen darauf hin, daß die bisher üblichen Methoden der Sehschärfebestimmung „ein falsches Bild über die wirkliche Bedeutung der einzelnen Teile des Objektraumes für das Sehen" geben. Die wichtigsten Objektpunkte für unsere Bewegungen und Handlungen befinden sich in 1 bis 2 m Entfernung. Alles, was sich in weiterer Entfernung abspielt, interessiert nur in besonderen Fällen. Schwach kurzsichtige Personen sind auch ohne Sehhilfe in der Lage, sich ohne wesentliche Beeinträchtigung zu bewegen. Gleiches gilt von Objektpunkten unter 1 m Entfernung; auch hier haben wir es mit Sonderaufgaben wie Lesen, Schreiben, Arbeiten usw. zu tun.

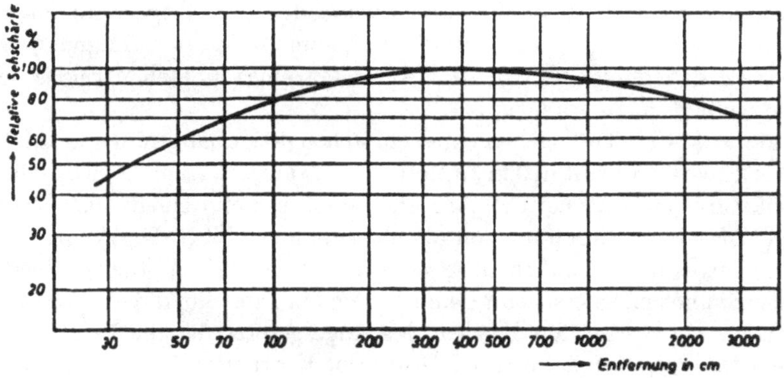

Abb. 71. Abhängigkeit der Sehschärfe vom Objektabstand (nach BOUMA)

6. Negative Akkommodation

Bereits im Kapitel über den Akkommodationsbereich wurde auch die Frage der negativen Akkommodation gestreift. Es wurde gesagt, daß diese sehr umstritten sei und sogar verneint wurde. In den Rahmen der bisherigen Anschauung über die Akkommodation und die Akkommodationsruhelage konnte auch eine negative Akkommodation nicht hineinpassen. Es wurde jedoch auch erwähnt, daß LE GRAND durch Versuche die Möglichkeit einer negativen Akkommodation nachgewiesen hat. Nach der neueren Ansicht über die Akkommodationsruhe liegt hierin nichts Unwahrscheinliches. Es ist vielleicht sogar überflüssig, noch von einer negativen Akkommodation zu sprechen, wenn man nicht gerade damit besonders die Akkommodation jenseits des Fernpunktes kennzeichnen will. Es ist im wesentlichen eine gleiche Akkommodation wie eine solche unter besonderen Anstrengungen diesseits des Nahpunktes. Die bereits schon immer bekannte Restakkommodation bei hyperopen Personen gehört wahrscheinlich auch dazu.

Nach FINCHAM läßt sich eine negative Akkommodation durch Vorsetzen von Prismen, die zur Divergenz der Achsen zwingen, erleichtern. Versuche von WEBER und MÜTZE bestätigen diese Angaben.

7. Versuch von SIEBECK

Einen interessanten Weg zur Bestimmung der Akkommodationsruhelage beschreitet SIEBECK. Er bemängelt an den Versuchen durch KÜHL, daß diese im schwellennahen Gebiet durchgeführt werden, was zu einer größeren Fehlerbreite Anlaß geben könnte und andererseits offen ließe, ob nicht dadurch besondere Einflüsse auf die Akkommodation des Auges ausgeübt werden. Er will diese Fehler bei seiner Messung ausschalten und benützt für seine Versuche die Scheinersche Anordnung. Die Löcher der Blende, die vor die Pupille gesetzt wird, sind so klein, daß auf jeden Fall auch bei unpassender Akkommodation scharfe Bilder des betrachteten Objektes auf der Netzhaut entstehen. Die Akkommodation wird also nicht durch die Unschärfe des Testzeichens angeregt, das Auge kann daher auf die ihm genehme Ruhelage gehen. Ob die Akkommodation der Dingnähe des Testzeichens entspricht, ist nur an dem Auftreten eines einfachen Bildes oder dem von Doppelbildern zu erkennen.

Siebeck läßt als Testzeichen einen einfachen 40 cm langen, 3 mm breiten, von hinten erleuchteten Spalt in 9 m Entfernung betrachten. Dem Auge ist eine Blende vorgesetzt mit zwei Löchern im Abstand von 3 mm und einem Durchmesser von 0,3 mm. Die Löcher liegen horizontal nebeneinander. Liegt die Akkommodationsruhe des Auges im Unendlichen, so wird der Spalt einfach gesehen, liegt sie dagegen im Endlichen, so erscheint dem Prüfling ein Doppelbild des Spaltes. Es wird nun solange ein Korrektionsglas vor das Auge gesetzt, bis die Doppelbilder sich zu einem Bilde vereinigen. Aus der Größe der Korrektion ist dann auf die Ruhelage der Akkommodation des Auges einfach zu schließen.

Die Korrektion führt Siebeck mit Hilfe einer Zylinderlinse durch, die drehbar vor der Scheiner-Blende angebracht ist, so daß ihre Achse mit der Verbindungslinie der Löcher der Blende verschiedene Winkel einschließen kann. Es ist ja für die Entfernung der Doppelbilder auf der Netzhaut nicht die gesamte Refraktion des Auges, sondern nur die Refraktion in dem einen Meridian, der durch die Lage der beiden Löcher der Blende vorgezeichnet ist, bestimmend. Es genügt also, auch nur diesen einen Meridian zu korrigieren. In einer Zylinderlinse ändert sich die Wirkung in den verschiedenen Meridianen kontinuierlich zwischen den beiden Hauptschnitten. Wird also diese Zylinderlinse drehbar vor der Scheiner-Blende befestigt, so ist es möglich, dem beobachtenden Meridian des Auges je nach Stellung der Zylinderlinse verschiedene Wirkungen vorzusetzen, die sich kontinuierlich ändern lassen. Aus der Stellung der Zylinderlinse beim Auftreten eines Einfachbildes und kurzer Umrechnung der Wirkung der Linse in dem eingestellten Meridian ist dann ohne Schwierigkeit die Korrektion des Auges zu ermitteln.

Die Untersuchung muß selbstverständlich in vier Stellungen der Zylinderlinse das Einfachbild erscheinen lassen, und aus dem Vergleich der vier Stellungen lassen sich gute Schlüsse auf die Genauigkeit der Untersuchung ziehen.

Siebeck hat an 10 Versuchspersonen im Alter zwischen 25 und 35 Jahren die Versuche durchgeführt, die Fehlsichtigkeiten, die weite Entfernung seines Prüfzeichens und auch die Einwirkung der Nachtmyopie berücksichtigt, da die Messungen bei künstlicher Beleuchtung durchgeführt wurden, und kommt zu einem Durchschnittswert, der um 0,68 dptr niedriger als der Fernpunkt liegt.

Die bisher geschilderten Beobachtungen und Tatsachen, die z. T. bereits lange bekannt waren, aber meist nicht eindeutig erklärt werden konnten, fügen sich gut zu einem neuen Bild über die Akkommodationsruhelage. Sie geben jedoch alle nur Mittelwerte, die den physiologischen und anatomischen Erkenntnissen nicht voll und ganz gerecht werden. Ein wesentlicher Faktor im Akkommodationsvorgang ist die Elastizität der Linse und ihr Bestreben, sich möglichst stark zu wölben. Diesem Bestreben ist durch einen Erhärtungsprozeß infolge Alterns eine Grenze gesetzt. Das Alter der Person spielt also im Akkommodationsvorgang eine große Rolle und es muß auch für die Akkommodationsruhelage eine entsprechende Rolle spielen.

Lau und Mütze haben als erste hierfür den Nachweis gebracht und mit dem Dioptriemeter die Kurve der Akkommodationsruhe in Abhängigkeit vom Alter ermittelt.

8. Messungen mit dem Dioptriemeter nach Lau und Mütze

Das Dioptriemeter ist ein neuentwickeltes Gerät, bei dem eine Erscheinung, die bei der Betrachtung von Doppelrastern auftritt und 1948 zum ersten Male eingehend von Lau behandelt und erklärt worden ist, als Testobjekt benutzt wird.

Blickt man durch zwei hintereinanderstehende Zäune mit senkrechten Zaunstäben oder durch zwei Brückengeländer mit senkrechten Gitterstäben (z. B. Brücken an Überwegen bei Autobahnen), so sieht man dunkle und helle Streifen, die besonders deutlich werden, wenn man sich in Richtung der Zäune oder Brückengeländer bewegt, die Streifen bewegen sich dann ebenfalls mit. Diese Erscheinung wurde als Staketenphänomen bereits von Niederhoff beschrieben. Es decken sich in bestimmten Blickrichtungen Stäbe der vorderen Reihe mit Lücken der hinteren und umgekehrt, so daß hier durch das enge Zusammenwirken beider Zäune eine undurchsichtige Fläche entsteht. An anderer Stelle decken sich die Stäbe der vorderen mit Stäben der hinteren Reihe und Lücken der vorderen mit Lücken der hinteren, so daß man hier durch beide Zäune hindurchsehen kann und den Eindruck eines hellen Spaltes hat. Helle und dunkle Stellen wechseln regelmäßig ab, so entstehen die Streifen. Die Zäune selbst werden hierbei gar nicht im einzelnen fixiert und bleiben unscharf. Bei einer Bewegung des Beobachters decken sich immer wieder andere Stäbe des einen Zaunes mit Lücken des anderen Zaunes und umgekehrt. Dadurch entsteht der Eindruck des Streifenwanderns.

Ganz allein durch die geometrische Überlagerung ist aber der Vorgang noch nicht erklärt, wie man selbst bei Zäunen oder Brückengeländern mit verhältnismäßig dünnen Zaunlatten oder Geländerstäben und verhältnismäßig breiten Lücken zwischen diesen beobachten kann. Auch läßt sich bei der obigen Erklärung durch rein geometrische Überlagerung der Bildort der dunklen und hellen Streifen nicht gut angeben.

Die Versuche wurden nun im kleinen mit Rasterplatten wiederholt. Als Raster wurden bei den Versuchen Linienraster verwendet. Es sind dies Glasplatten, auf die in bestimmten gleichen Abständen feine Striche oder Spalte eingraviert sind. Später wurden auch fotografische Kopien solcher Gravurraster verwendet. Bei ihnen erleidet die Gelatineschicht durch den chemischen Vorgang der Belichtung und Entwicklung Formveränderungen (Gerbung), die sich auf den Durchgang des Lichtes, insbesondere auf die auftretenden Beugungserscheinungen auswirken. Für die praktische Benutzung bei den Versuchen und dem Dioptriemeter sind diese

Auswirkungen der Formveränderungen meist ohne Schaden, teilweise sogar von Nutzen, so daß bei den Versuchsgeräten schließlich nur fotografische Kopien Verwendung fanden.

Den Abstand zweier Striche oder Spalte eines Rasters bezeichnet man als Rasterkonstante. Es wirken immer zwei Raster zusammen. Sie werden in einem bestimmten Abstand voneinander aufgestellt. Auf der einen Seite des Rasterpaares befindet sich im allgemeinen eine Lichtquelle, auf der anderen der Beobachter. Der der Lichtquelle zunächstliegende Raster ist der Eingangsraster, der dem Beobachter zunächstliegende ist der Ausgangsraster.

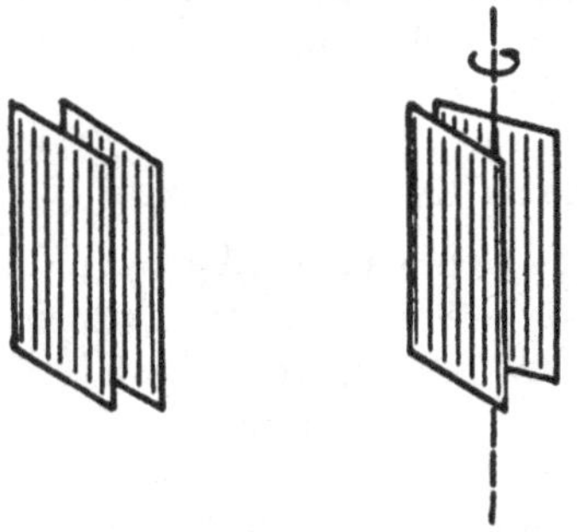

Abb. 72. Rasterverschwenkung

Wir sprechen von einer Verschwenkung des Rasters, wenn seine Lage so geändert wird, daß wohl die Gitterlinien in der gleichen Richtung verlaufend bleiben, aber die Rasterfläche um eine Achse parallel zu den Gitterlinien geschwenkt wird (siehe Abb. 72). Hierbei geht die Verschwenkungsachse im allgemeinen durch die optische Achse der Beobachtungseinrichtung. Wir sprechen von einer Drehung des Rasters, wenn die Lage der Streifen geändert wird, die Lage der Rasterflächen aber erhalten bleibt (siehe Abb. 73). Die Drehung erfolgt um eine Achse senkrecht zur Rasterfläche, die mit der optischen Achse zusammenfällt.

Die Raster werden nun so hintereinander aufgestellt, daß ihre Gitterlinien parallel zueinander verlaufen und die Flächen überall untereinander gleichen Ab-

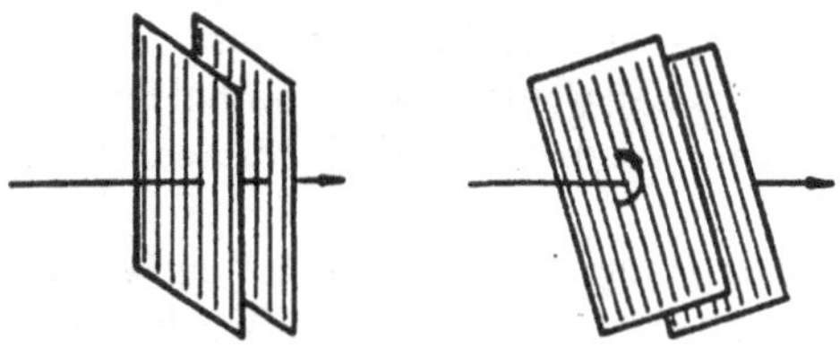

Abb. 73. Rasterdrehung

stand haben. Man erhält dann, wenn man dieses Rasterpaar von rückwärts beleuchtet und hindurchsieht, Streifen ähnlich den geschilderten Erscheinungen an Staketenzäunen und Brückengeländern. Durch die Spalte beider Raster fällt Licht, durch die Striche wird es abgeblendet. Besitzen beide Raster gleiche Rasterkonstante, so verlaufen die Strahlen, die durch die Spalte treten, parallel, gleichgültig ob sie senkrecht zu den Flächen der Raster hindurchtreten oder geneigt dazu. Parallele Strahlen können aber nur von einem Erscheinungsbild kommen, das im Unendlichen liegt. Der Ort des Erscheinungsbildes, das also ein Auge beim Hindurchblicken durch zwei Raster mit gleichen Rasterkonstanten und parallelen Rasterlinien und Rasterflächen sieht, ist im Unendlichen. Besitzen die Raster verschiedene Rasterkonstanten, so treffen die durch sie hindurchgehenden Strahlen das Beobachterauge divergierend oder konvergierend, je nachdem, ob der Eingangsraster die kleinere oder die größere Rasterkonstante besitzt (siehe Abb. 74). Das erscheinende Streifenbild liegt im Endlichen, im ersten Falle vor dem Auge des Beobachters, im zweiten scheint es dahinter zu liegen. Der Abstand der

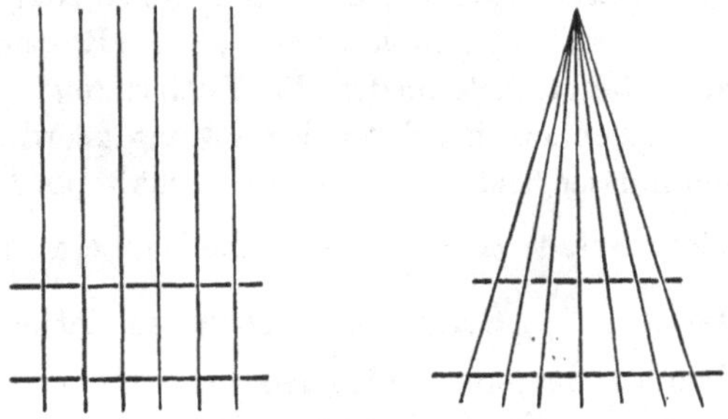

Abb. 74. Geometrischer Strahlenverlauf bei Doppelrastern

Streifen untereinander und das Verhältnis Dunkel/Hell bzw. die auftretenden Farben im Streifenbild hängen im wesentlichen von den Rasterkonstanten und den Verhältnissen Spalt/Strich der einzelnen Raster ab, soweit nicht Beugungserscheinungen eine Rolle spielen.

Lau hat in seiner Arbeit nachgewiesen, daß die beim Hindurchblicken durch Doppelraster auftretenden Streifen auf einen Einfluß der Beugung des Lichtes zurückzuführen sind. Da es sich um kleine Rasterkonstanten und verhältnismäßig

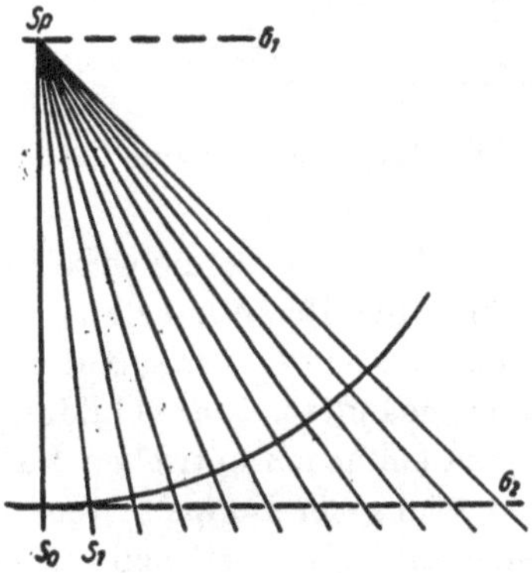

Abb. 75. Auftreten von Gangunterschieden im Strahlenverlauf bei Doppelrastern

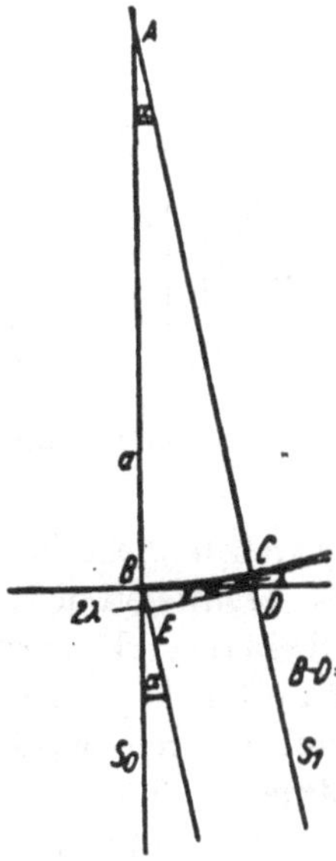

Abb. 76. Zur Berechnung des Abstandes der Doppelraster

sehr kleine Spalte handelt, wirken die Spalte des Eingangsrasters als Selbststrahler. Die von einem Spalt des Eingangsrasters auf die Spalte des Ausgangsrasters fallenden Strahlen besitzen untereinander Gangunterschiede (siehe Abb. 75). Diese Gangunterschiede steigen für kleine Winkel am Eingangsraster quadratisch an. Nimmt man nun für den ersten, dem Hauptstrahl benachbarten Strahl, also für den Strahl mit dem kleinsten Gangunterschied $C—D$ (Abb. 76), einen Gangunterschied von einer Wellenlänge des Lichtes λ an, so kann man aus der Rasterkonstante $B—D=g$ und dieser Größe des Gangunterschiedes die Entfernung $A—B = a$ zwischen beiden Rasterflächen berechnen, bei deren Einhaltung geordnete Erscheinungen von Streifen auftreten müssen (siehe Abb. 76). Man erhält aus der Figur $B—E=2\lambda$ und $\sin \alpha = \frac{2\lambda}{g}$. Andererseits $\operatorname{tg} \alpha = \frac{g}{a}$. Für kleine Winkel α wird $\sin \alpha = \operatorname{tg} \alpha$ und es folgt $\frac{2\lambda}{g} = \frac{g}{a}$ oder $a = \frac{g^2}{2\lambda}$. Bei der so errechneten Entfernung a müssen sich Erscheinungen ergeben, die denjenigen gleichen, bei denen paralleles Licht auf ein Gitter fällt, denn es treten keinerlei Phasenunterschiede beim Austritt aus dem zweiten Raster auf. Man erhält solche regelmäßigen Beugungserscheinungen nicht nur beim Abstande a zwischen beiden Rastern, sondern auch bei allen Vielfachen des Abstandes a.

Ändert man die Rasterkonstante eines der beiden Raster, dann treten die gleichen Erscheinungen auf, nur liegen sie nicht, wie wir sahen im Unendlichen, sondern im Endlichen. Es ist also möglich, das erscheinende Streifenbild dadurch im Raume zu verschieben, daß man die Rasterkonstanten verändert. Dies wurde in der einfachsten Form durch Schwenkung eines der beiden Raster erreicht, während der zweite jeweils mit seiner Fläche senkrecht zur optischen Achse und

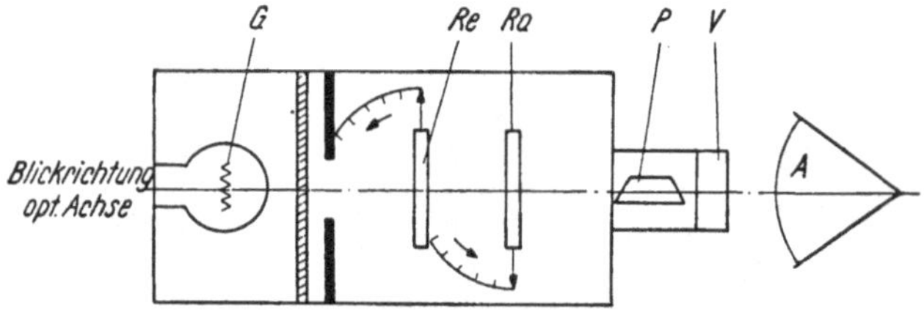

Abb. 77. Querschnitt durch das Dioptriemeter (schematisch)

Blickrichtung stehen blieb. Durch diese Schwenkung wurde die wirksame Rasterkonstante des geschwenkten Rasters gegenüber der Rasterkonstante des stehengebliebenen Rasters verkleinert. Es wird dabei also die Vergenz der durch die Doppelraster in das Auge fallenden Strahlen geändert. Die Abbildung 77 zeigt einen Querschnitt durch das Gerät und seinen einfachen optischen Aufbau. Eine kleine Glühbirne von 6 Volt dient zur Beleuchtung der Doppelraster Re und Ra. Zwischen Glühbirne und Doppelraster ist eine Milchglasscheibe zur gleichmäßigen Beleuchtung der Doppelraster eingeschaltet. Außerdem befindet sich dort noch eine Blende, so daß nur der mittlere Teil der Raster hell erscheint. Auf der anderen

Seite der Doppelraster befindet sich der Einblick für das Auge. Zwischen Auge und Doppelraster ist hier ein Abbesches Prisma eingeschaltet. Die Drehung des Prismas um die optische Achse des Gerätes bewirkt eine Drehung des Bildes, das im Gerät entsteht und dem Auge dargeboten wird. Als Bild erscheinen dem Auge Streifen, wenn es auf die Vergenz der austretenden Strahlen eingestellt ist. Die Streifen haben keine ausgesprochen scharfe Begrenzung, da es sich um Beugungserscheinungen handelt, doch läßt sich durch Schwenkung eines der beiden Raster und Änderung der Vergenz der austretenden Strahlen die Schärfe der Streifen ändern und auch ein Optimum an Schärfe einstellen. Die Streifen besitzen ungefähr die in Abbildung 78 dargestellte Form. Sie sind entweder schwarz-weiß oder auch farbig. Dies hängt mit der Beugung des Lichtes beim Durchtritt durch die beiden Raster zusammen und kann durch die Verhältnisse der Spaltbreiten zu den Strichbreiten der einzelnen Raster und durch Änderung des gegenseitigen Abstandes beider Raster beeinflußt werden. Letzteres darf natürlich nur im geringen Umfange geschehen, da sonst die oben beschriebenen Verhältnisse zwischen Rasterkonstante und Abstand gestört werden.

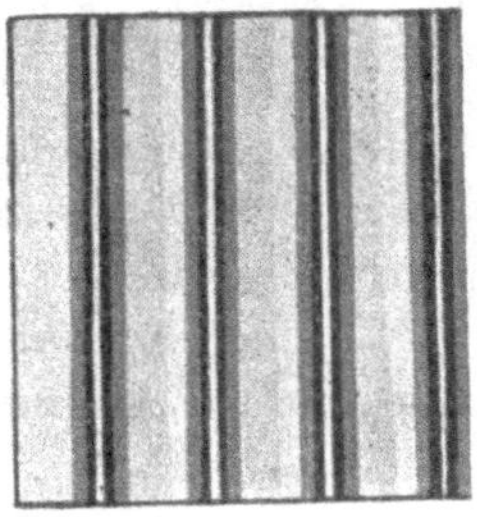

Abb. 78. Das als Test dienende Streifenbild im Dioptriemeter

Das Streifenbild wird zunächst ohne Zwischenschaltung eines Abbe-Prisma in der Lage dem Auge dargeboten in der sich gerade die Striche und Spalte der Raster befinden. Um nun aber Untersuchungen auch in anderen Meridianen des Auges durchführen zu können, müssen entweder die Raster um die optische Achse des Gerätes gedreht werden oder man erreicht die Drehung des Bildes durch die Zwischenschaltung eines Abbeschen Prismas, das seinerseits drehbar angeordnet ist und bei dessen Drehung sich das durch das Prisma hindurchgehende Bild um das Doppelte des Drehungswinkels des Prismas dreht. Diese Einschaltung eines Abbeschen Prismas ist mechanisch einfacher als die Drehung der ganzen Doppelrasteranordnung.

Das augenblickliche Arbeitsgerät, wie es von den Rathenower Optischen Werken hergestellt wurde, ist in Abbildung 79, 80 wiedergegeben. Hier ist neben den erforderlichen Einrichtungen für eine Längs- Seiten- und Höhenverstellung, der Kinn- und Stirnstütze, eine Registriervorrichtung vorgesehen, die es ermöglicht, die eingestellten Ergebnisse aufzuzeichnen. Mit der Drehung des Abbeschen Prismas ist der Transport eines Papierstreifens als Auswertebogen verbunden. Die Raster tragen Zeiger, an denen sich Markierungsstifte befinden. Diese Markierungsstifte bewegen sich in einem Schlitz parallel zur Blickrichtung entsprechend der Größe der Rasterschwenkung und werden nach Einstellung des Rasters bei der Untersuchung durch einen Tastknopf hochgedrückt. Hierbei zeichnen sie auf das Auswerteblatt das Ergebnis der Einstellung auf.

Der Untersuchungsgang ist also folgender. Die zu untersuchende Person hat in die Einblicköffnung zu sehen und ein Raster solange zu verschwenken, bis sie ein Streifenbild in möglichst günstiger Schärfe sieht. Die Raster sind in ihren

Bewegungen dabei so gekoppelt, daß durch Drehung eines Hebels zunächst ein Raster bewegt wird, während der andere in Nullstellung, also senkrecht zur Blickrichtung, verbleibt; wird bei dieser Drehung des Hebels dann Parallelstellung beider Raster erreicht und anschließend weitergedreht, so bleibt jetzt der erste, bisher geschwenkte Raster in der Nullstellung stehen und der zweite, bisher in der Nullstellung befindliche Raster wird aus seiner Stellung geschwenkt. Der Prüfling bewegt also immer nur einen Raster, ohne dabei zu wissen, welchen Raster er bewegt. Für die Vergenz der Strahlen bedeutet das, daß zunächst stark divergierende Strahlen in das Auge fallen, die Divergenz dann durch Drehung des Hebels allmählich immer geringer wird, bis schließlich die austretenden Strahlen parallel sind. Durch weiteres Drehen beginnen die Strahlen dann immer mehr zu konvergieren, bis sie zum Schluß die im Gerät größtmögliche Konvergenz erreicht haben. Der Prüfling kann nun innerhalb dieses Bereiches der Divergenz und Konvergenz beliebig eine Vergenz durch Drehung des Hebels erzielen, bei der ihm das Streifenbild in einer optimalen Schärfe erscheint. Dieser Wert wird an einer Skale abgelesen und entspricht einem bestimmten Abstande des Streifenbildes vom Beobachter oder einer bestimmten akkommodativen Einstellung des Beobachterauges.

Wir glaubten nun, mit diesem Gerät durch Ausmessung des Akkommodationsbereiches die Refraktion des Auges feststellen zu können. Die zu untersuchende Person soll durch Verschwenken der Raster anzeigen, von welcher geringsten bis zu welcher stärksten Vergenz es dem Auge möglich ist, durch akkommodative Änderung die Strahlen zu einem Bilde zu vereinigen. Die ersten Messungen mit Normalsichtigen zeigten aber, daß hier nicht über einen Bereich scharf gesehen wird, sondern nur an einer eng begrenzten Stelle, also nur bei einer bestimmten Rasterverschwenkung. Die Messungsergebnisse der einzelnen Versuchspersonen wichen voneinander ab. Die graphische Darstellung (siehe Abb. 81) ergab eine Abhängigkeit der Einstellung vom Alter der untersuchten Person. Wir sehen die ermittelte Kurve im Akkommodationsbereich zwischen dem Fern- und dem Nahpunkt. Eine Änderung der Einstellung bei Änderung der Helligkeit im Gerät trat nicht ein. Es gelang lediglich einigen Versuchspersonen, bei größter Helligkeit die Akkommodation des Auges etwas zu verändern und die Streifen über einen Bereich, der aber nicht dem Akkommodationsbereich entsprach, scharf zu sehen. Diese Änderung der Akkommodation gelang nur durch intensive Vorstellung, daß sich die Streifen im Raum in einer bestimmten Richtung vom oder zum Auge bewegten. Ließ die betreffende Versuchsperson die Vorstellung fallen, so glitt das Auge wieder mit seiner Akkommodation in die alte Lage. Daß kein Akkommodationsbereich eingestellt wurde, liegt wohl daran, daß das Auge nicht den geringsten Eindruck hat, wo sich die Streifen im Raume befinden, und daß sie bei Verschwenkungen eines Rasters ihre Entfernung vom Auge ändern. Es fehlt ihm die Möglichkeit, die Entfernung zu berücksichtigen. Dann ist aber wohl hier von wesentlicher Bedeutung, daß durch die Form der Streifen, durch ihre geringe Unschärfe ein Reiz zur Auslösung einer Akkommodation annähernd ausgeschaltet ist. Wir glauben daher, daß sich hier das Auge auf seine Ruhelage einstellt und

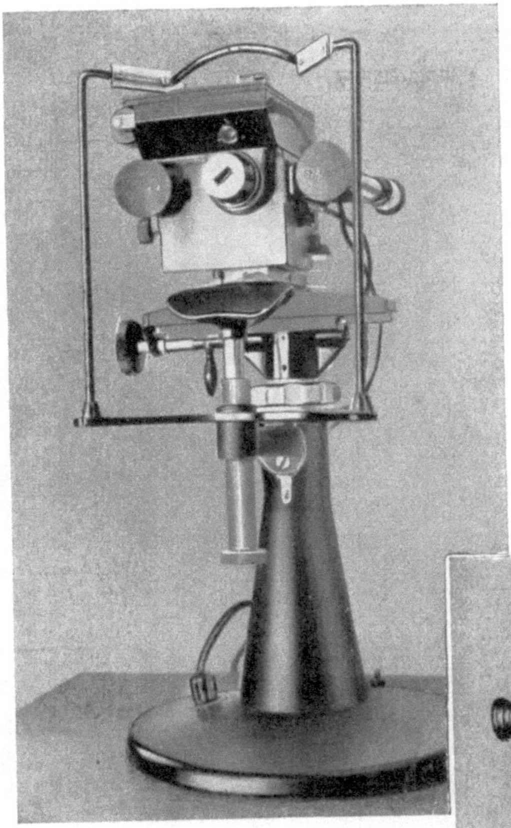

Abb. 79. Das Dioptriemeter, Seite des Einblickes

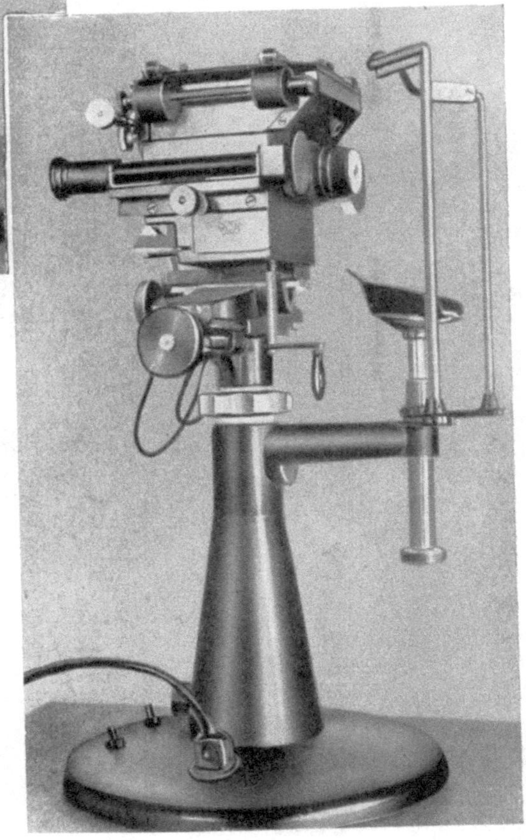

Abb. 80. Das Dioptriemeter Seitenansicht

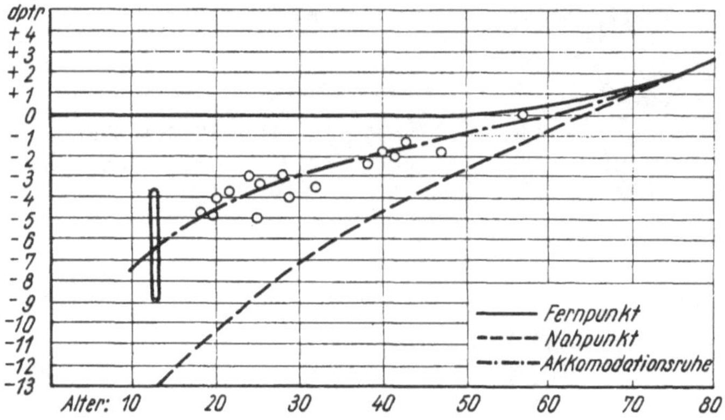

Abb. 81. Kurve der Akkommodationsruhelage (Dioptriemetermessung)

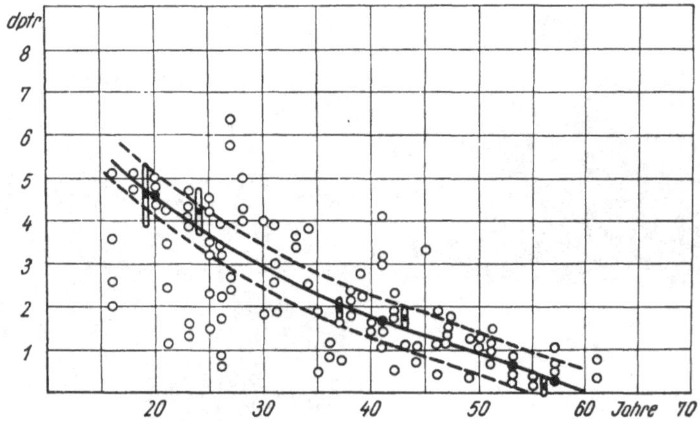

Abb. 82. Reihenuntersuchung zur Ermittlung der Akkommodationsruhelage mit dem Dioptriemeter an 70 Augen

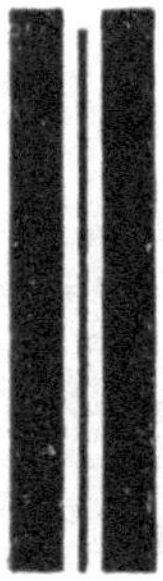

Abb. 83. DUANE-Strichfigur

daß durch die Verschwenkung eines Rasters bis zu einer optimalen Schärfe eines Testbildes die Erreichung dieser optimalen Schärfe die Lage dieses Akkommodationsruhepunktes anzeigt.

Unsere weiteren Untersuchungen sollten nun klären,

a) wie genau läßt sich diese Kurve der Akkommodationsruhe für die verschiedenen Alterstufen und für verschiedene Personen festlegen,

b) wie genau liegt die Akkommodationsruhe beim einzelnen Auge, oder treten hier bei verschiedenen Messungen erhebliche Schwankungen auf.

Wir haben eine größere Anzahl von Personen untersucht, und ihre Einstellung am Dioptriemeter mit den Ergebnissen der anderen Verfahren zur Refraktionsbestimmung verglichen. Dabei wurden Fehlsichtigkeiten entsprechend berücksichtigt, indem von dem mit dem Gerät gemessenen Wert die Fehlsichtigkeit abgezogen und nun ein Wert erhalten wurde, der dem Einstellungsergebnis eines Normalsichtigen entsprach. Das Ergebnis der Untersuchung zeigt das Bild 82. Mit zunehmender Akkommodationsbreite steigt auch die Streuung. Die Kurve der Akkommodationsruhe ist wieder eingezeichnet und dazu Parallelen im Abstande von $\pm 1/2$ dptr. Der größte Teil der untersuchten Augen fällt in diesen Bereich. Durch schwarze Punkte sind die Mittel der Ergebnisse von Untersuchungsreihen an 5 Versuchspersonen dargestellt. Diese Messungen sollten dazu dienen, festzustellen, wie genau die Akkommodationsruhe für das einzelne Auge konstant ist. Die Mittel dieser aus 8 bis 16 Messungen erhaltenen Werte liegen sehr gut zur Kurve der Akkommodationsruhe. Die bei jedem Punkt nach oben und unten dargestellten kleinen Bereiche geben die Genauigkeit jeder einzelnen Einstellung am Gerät an. Sie sind für ein jugendliches Auge größer als für ein älteres Auge.

Die Tabelle 13 bringt eine Zusammenstellung der Ergebnisse der Messungen an den 5 Versuchspersonen. Die Spalten enthalten das Alter der Versuchspersonen,

Tabelle 13. Ergebnisse der Untersuchungen mit dem Dioptriemeter

Name	Alter	Anzahl der Mess.	L/R	Probierglas sph	Probierglas zyl	Probierglas Achse	Dioptriemeter sph	sph m	sph M	Dioptriemeter zyl	zyl m	zyl M	Achse
Sch	19	16	*R*	0	0		−4,52	0,68	0,17	+0,75	0,73	0,18	80
			L	+0,5	+1,0	90	−4,25	0,84	0,21	+1,50	0,84	0,21	105
W	24	12	*R*	0	+0,25	60	−4,21	0,58	0,17	+1,75	0,86	0,25	55
			L	+0,25	+0,25	120	−4,00	0,49	0,14	+1,00	0,35	0,10	130
J	37	8	*R*	+1,0	0		−0,8	0,26	0,09	0	0,42	0,15	
			L	+1,0	0		−1,1	0,23	0,08	+0,25	0,49	0,17	105
Mü	43	8	*R*	+0,5	+0,25	0	−1,1	0,17	0,06	+0,25	0,19	0,07	35
			L	+0,25	+0,5	0	−1,6	0,29	0,10	+0,5	0,19	0,07	10
Me	56	7	*R*	0	+1,0	90	−0,1	0,20	0,08	+1,0	0,47	0,19	90
			L	0	+0,5	90	−0,1	0,12	0,05	+1,0	0,19	0,07	90

die Anzahl der Messungen, dann die Ergebnisse der Untersuchungen nach den gebräuchlichen Methoden mit den Probiergläsern und die Messungen mit dem Gerät. In der einen Spalte sehen wir die Fehler der einzelnen Beobachtungen. Allgemein kann man daraus schließen, daß die Akkommodationsruhe für das einzelne Auge ziemlich konstant ist.

X. Akkommodometrie

1. Meßverfahren und Testzeichen

Die Durchführung von Messungen des Akkommodationsvermögens des Auges stößt auf um so größere Schwierigkeiten, je größere Anforderungen an die Genauigkeit der Ergebnisse wir stellen. Hängt doch das Resultat von Umständen ab, die schwer zu erfassen und zu reproduzieren sind wie z. B. der höchsten Anstrengung, die dem Auge zur Akkommodation möglich ist, oder der Wahl der Testzeichen. Wir sahen schon bei der Besprechung der Kurven von Donders und Duane, daß wir hier verschiedene Nahpunkte unterscheiden müssen, den wirklichen Nahpunkt, den wir gewöhnlich beim Sehen als nahesten Punkt des Erkennens und Scharfsehens haben, und den scheinbaren Nahpunkt, der unter besonderen Bedingungen der Form der Testzeichen, der Beleuchtung des Kontrastes usw. vom Auge erreicht werden kann. Hierbei spielen die Verhältnisse eine Rolle, die zur Unterscheidung des Minimum separabile vom Minimum visibile bei der Sehschärfebestimmung führen. Es kann aber auch ein Ergebnis bei der Nahpunktbestimmung erzielt werden, das eine zu kurze Nahpunktsweite ergibt, wenn Testzeichen verwendet werden, deren Unterscheidung auch noch nach dem Unscharfwerden gelingt. Dies ist z. B. bei der Untersuchung mit Leseproben statt mit Sehproben der Fall. Monjé hat sehr eingehend diese Frage behandelt und für die von ihm verwandten Landolt-Ringe dieses bestätigt. Es ist hierbei unter günstigsten Bedingungen möglich, daß die Lücken der Ringe noch erkannt und ihre Lagen genau angegeben werden, wenn die Ringe bereits 0,5 dptr zu nahe sich vom Auge befinden. Monjé hat bei seinen Untersuchungen trotzdem diese Ringe bevorzugt, weil ihre Verwendung andere Vorteile mit sich bringt, so die Erzielung quantitativer Ergebnisse, die schnell zu erreichen und jederzeit zu wiederholen sind. Im übrigen sind die Einwände gegen derartige Testzeichen die gleichen, wie sie bei der Benutzung solcher Testzeichen zur Sehschärfeprüfung erhoben werden.

Die Forderungen, die an das Meßverfahren der Nahpunktsbestimmung gestellt werden müssen, sind nach Monjé:

1. das Testzeichen muß bei Annäherung an das Auge im Nahpunkt gerade noch scharf gesehen werden,
2. die Annäherung darf nicht kontinuierlich erfolgen. Es wird ja vom Auge eine erhöhte Muskelleistung, vielleicht eine maximale verlangt, die von diesem nur für eine kurze Zeit aufgebracht werden kann. Das Testzeichen ist also nur in

Stufen zu nähern, zwischendurch ist das Auge wieder auf einen entfernteren Punkt einzustellen,
3. die Prüfung muß in möglichst kurzer Zeit durchführbar sein, die Ergebnisse sollen trotzdem quantitativ einwandfrei und gut reproduzierbar sein,
4. das Verfahren muß einfach und leicht faßlich sein, daß es auch bei Kindern angewendet werden kann.

Dazu kommt eine weitere Bedingung, die vor allem bei standfesten Geräten zur Nahpunktbestimmung zu beachten ist;

5. die Untersuchung muß bei einer Neigung des Kopfes nach vorn durchgeführt werden, die der üblichen Neigung beim Nahsehen entspricht.

2. Geräte zur Bestimmung der Entfernung des Nahpunktes

Für die Bestimmung des Nahpunktes sind verschiedene Geräte geschaffen worden, die sich im Grundprinzip wenig voneinander unterscheiden.

Es handelt sich in der Hauptsache um Handgeräte, die dem Prüfling in die Hand gegeben und von ihm an den Kopf gehalten werden. Die wesentlichen Bestandteile sind eine Schiene mit einem Handgriff, der etwas in Längsrichtung der Schiene zur Schiene geneigt, also nicht rechtwinklig zur Schiene an dieser befestigt ist. Die Schiene trägt an dem einen Ende, das bei der Untersuchung dem Kopfe zugewandt wird, einen Gummipuffer oder eine Gabel mit zwei Gummiauflageflächen. Mit diesen Auflageflächen wird die Schiene auf das Jochbein unterhalb der Orbita gesetzt. Auf der Schiene ist ein Reiter beweglich abgebracht, der die Prüfzeichen trägt und dem Auge genähert werden kann. Die Einstellung des Reiters auf der Schiene kann an Skalen abgelesen werden. Meist tragen die Schienen eine Skale in Meterteilung und eine zweite in Kehrwerten der Entfernung, in Dioptrien. Der Nullpunkt der Skale befindet sich ungefähr in Höhe des vorderen Augenhauptpunktes, wenn das Gerät auf das Jochbein gesetzt ist. Eine Bedingung ist dabei, daß der Bau des Auges, der Orbita und des Gesichtes, den normalen Verhältnissen entspricht.

Es ist auch schon der Versuch gemacht worden (KRÄMER 1928), den Bau des Auges und der es umgebenden Gesichtsteile zu berücksichtigen. Ein zweiter Reiter mit einem seitlichen Diopter, durch das man den Hornhautscheitel von der Schläfenseite aus beobachten kann, wird solange verschoben, bis der Hornhautscheitel im Diopter erscheint. Die Verschiebung dieses zweiten Reiters wird ebenfalls an der Skale abgelesen. Durch Addition der Ablesungen beider Reitereinstellungen wird der eigentliche Nullpunkt der Messung in den Hornhautscheitel und bei Berücksichtigung der Entfernung des Augenhauptpunktes vom Hornhautscheitel, auch in den Augenhauptpunkt verlegt.

Geräte mit zwei Auflageflächen haben den Vorteil, das sie zur Mitte des Gesichtes orientiert sind und bei der Prüfung die Konvergenzeinstellung des Auges unterstützen. Die Geräte mit einer Auflagefläche müssen dafür entsprechend zur Gesichtsmitte geneigt werden, wenn man auf die Konvergenzstellung Rücksicht nehmen will. Unbedingt ist dies allerdings nicht nötig, da ja eine Konvergenz auch dann eintritt, wenn ein Auge seine Einstellung bei der Annäherung eines

Objektes beibehält. Es sei aber hier noch einmal an die Untersuchungen MAEDAS erinnert, daß der Nahpunkt näherrückt, wenn die Blickrichtung gesenkt und nasalwärts gelenkt wird.

Die Länge der Schiene ist meist für 50 cm oder 2 dptr Nahpunktabstand bemessen. Bei weiterer Entfernung des Nahpunktes müssen Vorsatzgläser benutzt werden.

Im folgenden mögen einige Geräte, wie sie augenblicklich zur Messung der Akkommodationsbreite benutzt werden, kurz beschrieben und in einigen Abbildungen gezeigt werden. Die meisten sind nicht nur auf die Möglichkeit der Messung des Nahpunktabstandes beschränkt, sondern sind universelle Nahprüfgeräte, die es gestatten, außer der Akkommodation noch die Konvergenz, das Nahmuskelgleichgewicht und den Nahastigmatismus zu prüfen.

Die erste Abbildung zeigt das Gerät von SCHOBER (siehe Abb. 84). Es ist ein einfaches Akkommodometer mit einer Anlagefläche, die auf das Jochbein des zu untersuchenden Auges gesetzt wird. Für die Aufnahme von zwei Probiergläsern ist eine Halterung vorgesehen. Als Testzeichen finden Verwendung ein einfacher Strich, ein Doppelstrichkreuz, die Duanesche Strichfigur (siehe Abb. 83) und eine Ziffernprobe. Die Testzeichen, die sich nur in einer Richtung ausdehnen (einfacher Strich, Duanesche Strichfigur), können waagerecht und senkrecht eingeschoben werden. Die Strichstärke der Strichfiguren beträgt 0,3 mm, das bedeutet für eine Entfernung der Testzeichen vom Auge von 30 cm einen Sehwinkel von 2′. Die Ziffergrößen und Strichstärken der Ziffernprobe ändern sich dagegen wie in der Tabelle 14 angegeben. Bei Benutzung der Ziffernprobe ist dementsprechend immer nur die für die jeweilige Entfernung in Frage kommende Größe zu verwenden. SCHOBER hält von den beigegebenen Testzeichen und Proben die Duanesche Strichfigur für die geeigneteste zur Bestimmung des Nahpunktes. Das Verschwinden des Mittelstriches zwischen den beiden schwarzen Balken ist das Kriterium des Unscharfwerdens.

Tabelle 14. Strichstärke und Größe der Ziffern im Akkommodometer nach SCHOBER

Visuswert in cm	Strichstärke in mm	Zifferngröße in mm	Visuswert in cm	Strichstärke in mm	Zifferngröße in mm
500/30	1,03	7,25	40/30	0,08	0,58
300/30	0,62	4,36	30 30	0,065	0,45
200/30	0,42	2,91	25/30	0,05	0,36
120/30	0,25	1,74	20/30	0,042	0,29
80/30	0,17	1,16	15/30	0,032	0,23
60/30	0,13	0,87	10/30	0,021	0,145
50/30	0,10	0,73	5/30	0,01	0,07

Bei der Konstruktion des Gerätes nach MONJÉ (siehe Abb. 85), des Proximeters, ging man von der Erkenntnis über den Zusammenhang von Akkommodation und Konvergenz und den Einfluß der Konvergenz auf die Funktionen des Sympathikus

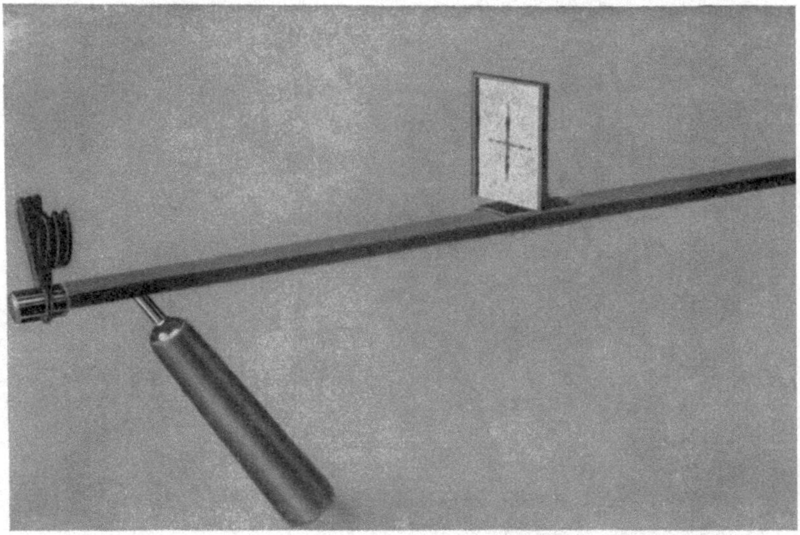

Abb. 84. Akkommodometer nach SCHOBER

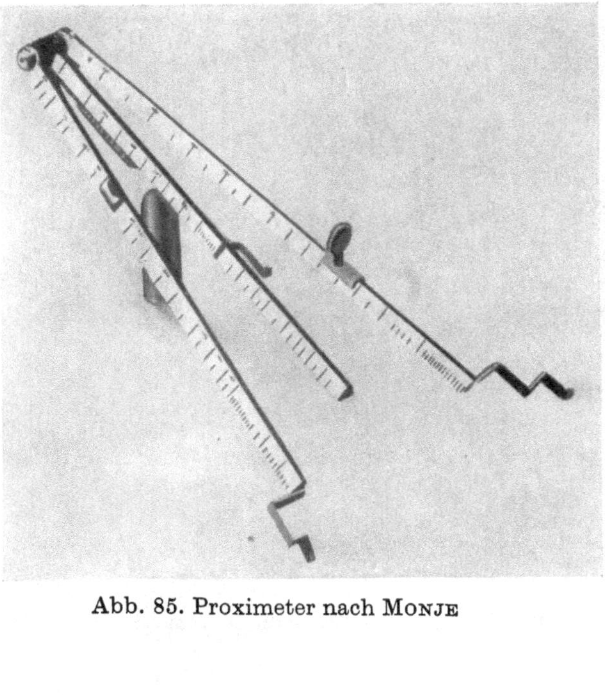

Abb. 85. Proximeter nach MONJE

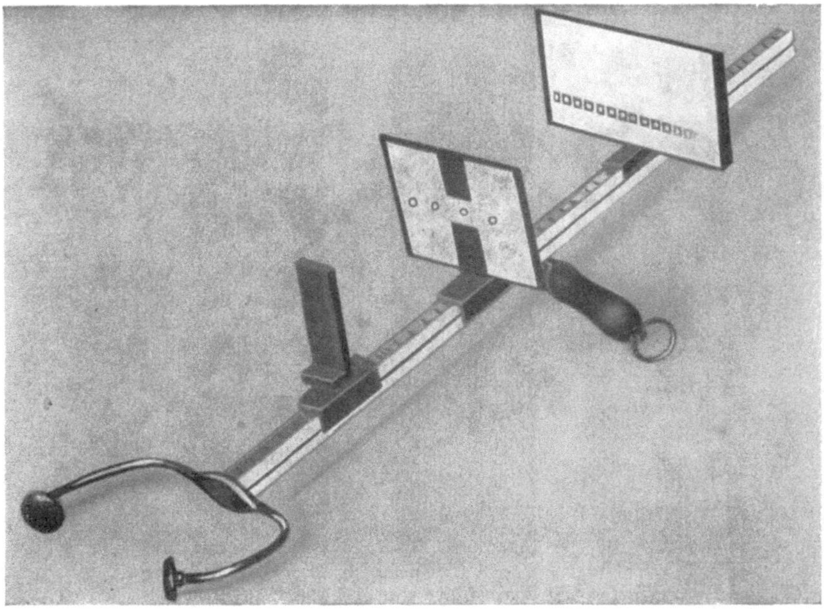

Abb. 86. Nahprüfgerät nach ABEL (aus PREUSSNER)

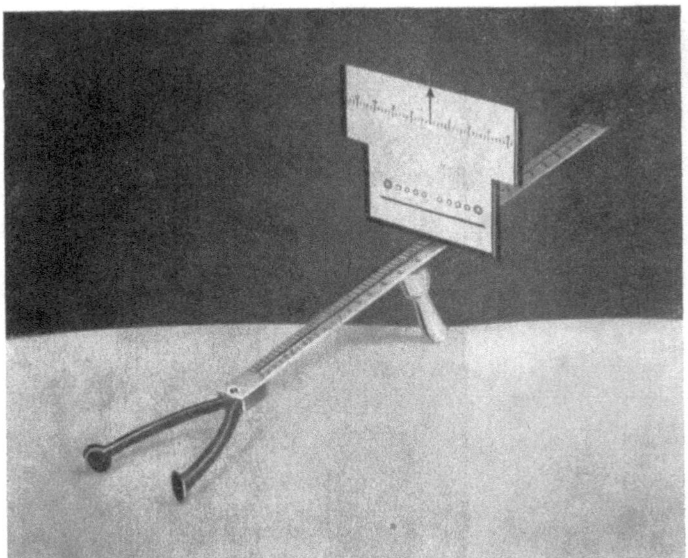

Abb. 87. Nahprüfgerät nach GLASER

und Parasympathikus und damit auf die Akkommodation nach den Arbeiten von MEESMANN, MONJÉ und PIPER aus und schuf ein Gerät, das die Messung der Konvergenz und Akkommodation gestattet.

Eine Schwierigkeit in der Messung des Konvergenznahpunktes liegt darin, daß die Entfernung des Konvergenznahpunktes von der Verbindungslinie der Augendrehpunkte aus gerechnet wird. Nach v. TSCHERMAK ist diese Verbindungslinie der Augendrehpunkte mit großer Genauigkeit gleichzeitig die Verbindungslinie der äußeren Orbitalränder. Das Gerät besitzt deshalb zwei Hartgummistützen an den Enden zweier Schienen, die winklig miteinander verbunden sind. Mit diesen Hartgummistützen wird es auf die äußeren Orbitalränder aufgesetzt.

Zwischen den beiden Schienen befindet sich eine dritte Schiene, die etwas kürzer als die beiden äußeren Schienen ist. Auf dieser läßt sich eine Marke zur Anregung und Messung der Konvergenz verschieben. Auf den beiden äußeren Schienen sind die Teilungen zur Messung der Entfernung des Akkommodationsnahpunktes auf Grund der Stellung einer Scheibe, die die Testzeichen für die Bestimmung des Nahpunktes trägt, angebracht. Als Testzeichen werden, wie bereits weiter oben erwähnt, Landoltringe verwendet, die in Strichstärke und Ausdehnung so gewählt sind, daß zu ihrer Erkennung in 33 cm Entfernung der Visus 1 erforderlich ist. Es werden vier Ringe mit verschiedenen Stellungen der Öffnungen benutzt. Sie sind nach Art der Recosscheibe befestigt, so daß dem Prüfling jeweils nur einer von den vier Ringen dargeboten werden kann. Bei der Untersuchung wird die Scheibe dem Auge in Stufen, zwischen denen der Prüfling immer wieder sein Auge auf die Ferne einstellt, genähert. Es müssen bei der Untersuchung von 5 Angaben immer noch 3 richtig sein.

Auf die Bedenken, die gegen derartige Testzeichen erhoben werden können, hat MONJÉ selbst hingewiesen, wie dies schon gesagt wurde, aber auch die Vorteile dargelegt. Es wird deshalb bei der Messung berücksichtigt, daß die Benutzung der Landoltringe unter den genannten Bedingungen einen gemessenen Nahpunkt ergibt, dessen Entfernung in Dioptrien 0,5 dptr größer als die des eigentlichen Nahpunktes des Auges ist.

Zur Einschaltung von Probiergläsern muß der Prüfling ein Probiergestell tragen.

Das Akkommodationsprüfgerät von ABEL (siehe Abb. 86) ist ein Universalgerät, das neben der Messung der Akkommodationsbreite auch der Prüfung des Nahastigmatismus, des Nahmuskelgleichgewichtes und der Konvergenz dient. Als Anlage besitzt es einen Bügel mit zwei Puffern, die auf die Jochbeine der Augen gesetzt werden; es ist somit zur Mitte des Gesichtes orientiert. Bei Benutzung von Probiergläsern trägt der Prüfling ebenfalls die Probierbrille. Verschiedene Reiter nehmen die Testtafeln und Trenner, die für die genannten Messungen und Prüfungen benötigt werden, auf.

Als Testzeichen verwendet ABEL zur Bestimmung des Nahpunktes ebenfalls Strichfiguren.

Das ABELsche Gerät wurde von GLASER im wesentlichen hinsichtlich der Testtafel weiterentwickelt. Das Gerät nach GLASER selbst gleicht dem Gerät nach ABEL (siehe Abb. 87). Glaser verwendet nur eine Tafel, die alle erforderlichen

Testfiguren enthält. Es entfällt dadurch der bei Abel nötige Wechsel. Außerdem hat Glaser die uns hier besonders interessierende Testfigur zur Messung des Nahpunktes abgewandelt im Hinblick darauf, daß er die gleiche Figur, die er zur Bestimmung des Nahpunktes benutzt, auch zum Abgleichen des Zylinders für die Nähe verwenden will. Nach Versuchen mit verschiedenen anderen Testzeichen hat auch Glaser sich für die Duansche Strichfigur entschieden, sie aber in eine

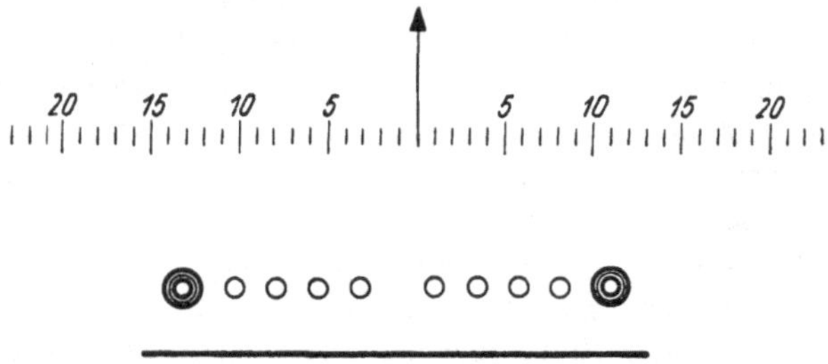

Abb. 88. Testtafel zum Nahprüfgerät nach Glaser

Kreisfigur verändert. Ein dünner feiner Kreis befindet sich zwischen zwei konzentrisch zu ihm verlaufenden breiten Kreisen (siehe Abb. 88).

Diese Auswahl gebräuchlicher Geräte möge genügen. Preussner zeigt in seiner Schrift noch zwei weitere Geräte des Auslandes.

3. Akkommodationsmessung nach Graff

Wenn wir die Akkommodation messen, müssen wir uns aber über die gemessenen Größen und ihre Genauigkeit im klaren sein. Wir sahen im Kapitel über die Akkommodationsbreite, daß die Akkommodationsfähigkeit des Auges in Dioptrien gemessen gleich der Brechwertzunahme des dioptrischen Apparates ist. Andererseits läßt sich ja diese Brechwertzunahme nicht unmittelbar messen, und wir sagten, daß die Akkommodation gemessen wird als Differenz der Fern- und Nahpunktsweite, beide gemessen vom vorderen Hauptpunkt des Auges, d. h. einer Stelle ca. 1,5 mm hinter dem Hornhautscheitel.

Ist das nun beides dasselbe? Es ist das Verdienst von Graff, hierüber Untersuchungen und Rechnungen durchgeführt zu haben. Da die von Graff abgeleiteten Formeln und aufgestellten Kurventafeln von praktischer Bedeutung bei einer genaueren Akkommodationsmessung sind und als Hilfsmittel und Hilfstafeln gebraucht werden können, sollen sie hier gebracht werden.

Für die Formelableitungen auf den folgenden Seiten soll die Zeichnung Abbildung 89 als Grundlage dienen. Aus dieser Zeichnung entnehmen wir zunächst: Alle Bezeichnungen oberhalb der Linie beziehen sich auf das akkommodierte Auge, alle Bezeichnungen unterhalb der Linie auf das desakkommodierte Auge. Wir haben rechts das Auge mit seinen beiden Hauptpunkten H und H', davor das Brillenglas mit der Dicke e zwischen den beiden Brillenglasscheiteln im Abstande d vom vorderen Hauptpunkt des Auges bis zum hinteren Brillenglasscheitel. N' ist der Nahpunkt und F' der Fernpunkt des Auges. Das Brillenglas besitzt einen Scheitelbrechwert F. Es bildet einen im Unendlichen liegenden Punkt F im Fernpunkt F' des Auges, und einen im Endlichen liegenden Punkt N im Nahpunkt N' des Auges ab. Alle anderen Bezeichnungen gehen unmittelbar aus der Figur oder aus dem Text im Zusammenhang mit der Figur hervor oder werden im weiteren Verlauf des Textes erläutert.

Gehen wir also zunächst von dem dioptrischen Apparat aus, so ist die strenge Definition der Akkommodation des Auges die Differenz zwischen dem Brechwert

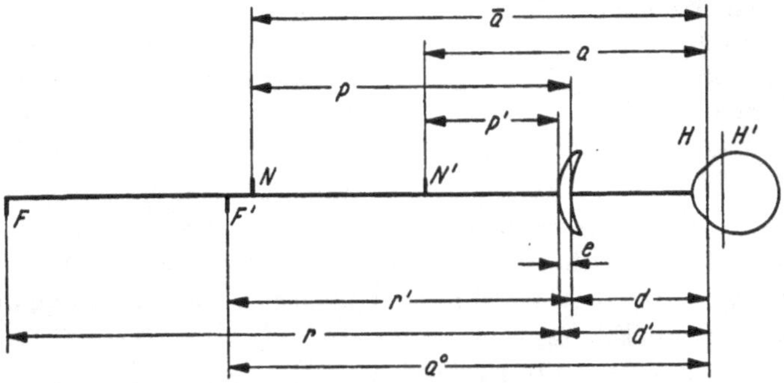

Abb. 89. Zur Ableitung der Formeln für die Akkommodationsmessung (nach GRAFF)

bei einer Einstellung auf Fernpunkt, bezeichnet mit D°, und dem Brechwert des akkommodierenden Auges, bezeichnet mit D, also

$$A_k = D - D^\circ = \text{Brechwertzunahme} \qquad (1)$$

Zur Bestimmung dieser Brechwertzunahme oder Akkommodation wird die Differenz der Kehrwerte der Entfernungen von Objekten gebildet, die vom Auge einmal mit dem Brechwert D° und das andere Mal mit dem Brechwert D scharf gesehen werden. Die Entfernungen der Objekte werden dabei vom vorderen Hauptpunkt des Auges aus gemessen. Bezeichnen wir also die Entfernung zu dem Objekt, das mit dem Brechwert D° scharf gesehen wird und daher im Fernpunkt des Auges liegt, mit a° und den Kehrwert dieser Entfernung mit A°, und die Entfernung zu dem Objekt, das mit dem Brechwert D scharf gesehen wird und im Nahpunkt des Auges, oder wenn dieses nicht voll akkommodiert, in einem Punkt des Akkommodationsgebietes liegt, mit a und den Kehrwert dieser Entfernung mit A, so erhält man als Akkommodation aus den gemessenen Größen

$$A'_k = A - A^\circ. \qquad (2)$$

Es ist nun $A_k = A'_k$, wenn man vernachlässigt, daß sich der hintere Hauptpunkt des Auges bei der Akkommodation verschiebt und der Netzhaut nähert.

Wir entnehmen aus der Aufstellung der Werte für das vereinfachte schematische Auge nach GULLSTRAND, (siehe Tabelle XV), daß diese Verschiebung bei einer Vollakkommodation von 9,24 dptr (von $D^\circ = 60{,}48$ dptr auf $D = 69{,}72$ dptr) eine Strecke von 0,28 mm beträgt.

Tabelle 15. Schematisches Auge

Akkommodation	völlig entspannt	angespannt
Hornhautradius	7,8 mm	7,8 mm
Brechungsindex (Kammerwasser und Glaskörper) . . .	4/3	4/3
Kammertiefe	3,6 mm	3,2 mm
Linsendicke	3,6 mm	4,0 mm
Brechungsindex der Linse	1,416	1,416
1. u .2. Linsenradius	10,0 u. 6,0 mm	5,0 u. 5,0 mm
Gesamtbrechkraft.	60,48 dptr	69,72 dptr
Hornhautabstand des 1.	1,55 mm	1,78 mm
und des 2. Hauptpunktes	1,85 mm	2,13 mm

Nun interessiert für die vorliegenden Untersuchungen im wesentlichen nicht der Gesamtbereich von rd. 10 dptr, sondern die Verschiebung bei einer Akkommodation bis ca. 4 dptr. GRAFF lehnte es zunächst ab, hier linear zu interpolieren. Er zog Messungen von FINCHAM heran, die zwar nur in geringer Anzahl vorhanden waren, aber dennoch zeigten, daß sich die Augenlinsen verschieden verhalten. Immerhin waren darunter auch solche Messungen, die eine lineare Änderung der Brechkraft der Vorderfläche über den ganzen Bereich zeigten (siehe Abb. 90). GRAFF legte, da diese Möglichkeit bestand, nun ebenfalls eine lineare Änderung des Vorderflächenbrechwertes seinen Rechnungen zugrunde und bestimmte daraus die Verschiebung des hinteren Hauptpunktes (siehe Abb. 91). Es ergibt sich dabei eine nicht lineare Verschiebung doch ist im Bereich von Null bis sechs Dioptrien die Abweichung vom Linearen zu gering, um besonders berücksichtigt zu werden. Aus der Abbildung folgt eine Verschiebung des Hauptpunktes um $k = 0{,}035$ mm je Dioptrie Akkommodation.

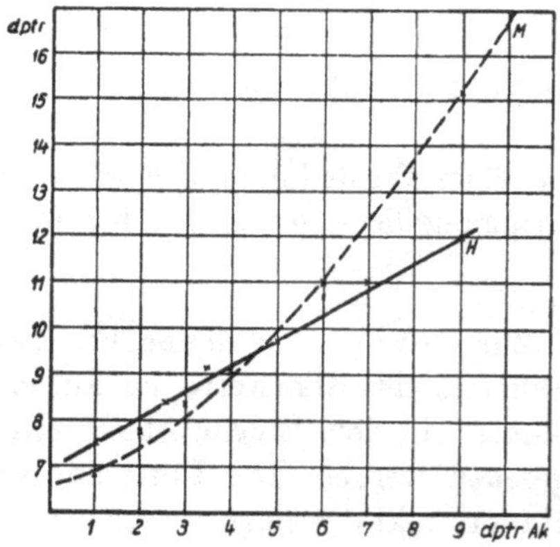

Abb. 90. Brechkraftänderung der Augenlinsenvorderfläche bei Akkommodation (nach FINCHAM)

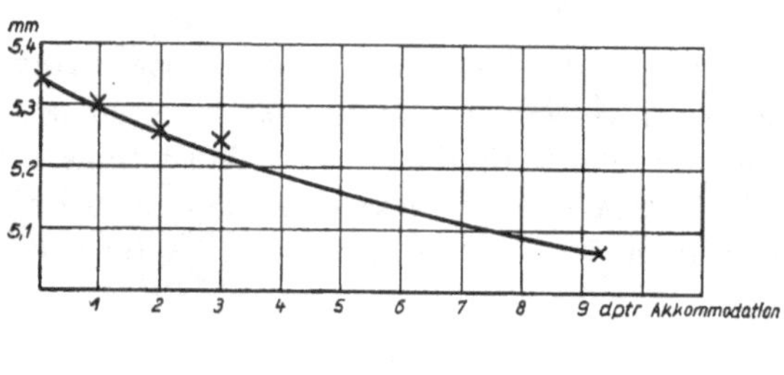

Abb. 91. Änderung des Abstandes zwischen Augenhauptpunkt und Hornhautscheitel bei Akkommodation (nach FINCHAM)

Führt man folgende Bezeichnungen ein

a = Entfernung eines scharf gesehenen Objektes vom vorderen Hauptpunkt in Metern,

$1/a = A$ = Kehrwert dieser Entfernung

a' = Entfernung des Bildpunktes dieses Objektes auf der Netzhaut vom hinteren Hauptpunkt in Metern,

$n' = 1{,}333$ = Brechungsindex des Glaskörpers

$n'/a' = A'$ = Kehrwert der Bildpunktentfernung

a'° = Entfernung des Bildpunktes bei Akkommodation Null oder wenn das Objekt sich im Fernpunkt befindet,

$A'^{\circ} = n'/a'^{\circ}$ = Kehrwert dieser Entfernung.

D, D° und A_k wie bisher
so erhält man zunächst aus der Hauptpunktverschiebung

$$a' = a'^{\circ} - 10^{-3}\, k\, A_k \tag{3}$$

Ferner ist

$$A_k = D - D^{\circ} \tag{1}$$

und nach der Linsenformel

$$A' = A + D \tag{4}$$

$$A'^{\circ} = A^{\circ} + D^{\circ} \tag{5}$$

Setzt man in den Kehrwert $A' = \frac{n'}{a'}$
a' nach *(3)* ein, so folgt

$$A' = \frac{n'}{a'^{\circ} - 10^{-3}\, k\, A_k} = \frac{A'^{\circ}}{1 - 10^{-3}\, \frac{k}{n'}\, A'^{\circ} A_k} \tag{6}$$

oder in ausreichender Näherung

$$A' = A'^{\circ} + 10^{-3}\, \frac{k}{n'}\, (A'^{\circ})^2\, A_k \tag{7}$$

Nach *(1)* und *(4)* ist

$$A' = A + D^{\circ} + A_k \tag{8}$$

Zieht man *(8)* von *(5)* ab, so ist

$$A'^{\circ} - A' = A^{\circ} - A - A_k \tag{9}$$

und mit *(7)* und *(5)*

$$A^{\circ} - A = A_k\, [1 - 10^{-3}\, \frac{k}{n'}\, (A^{\circ} + D^{\circ})^2] = \varkappa\, A_k \tag{10}$$

$$\varkappa = 1 - 10^{-3}\, \frac{k}{n'}\, (A^{\circ} + D^{\circ})^2 \qquad k = 0{,}035 \tag{11}$$

Die von Graff danach berechnete Kurve (siehe Abb. 92) zeigt den Prozentsatz, um den die Hauptpunktverschiebung im Auge die Akkommodation erhöht, in Abhängigkeit von der Fehlsichtigkeit. Die Kurve der Abb. 93 zeigt die Werte des Fehlers $\varkappa$, die Abbildung 94 die Werte des Kehrwertes $1/\varkappa$ ebenfalls in Abhängigkeit von der Fehlsichtigkeit.

Demnach würde selbst bei einem Normalsichtigen, der von Unendlich bis auf 0,25 m scharf sehen kann, die Akkommodation aus diesen Dingweiten mit 4 dptr um ca 10% zu klein bestimmt werden, oder man müßte diese Werte mit dem Faktor $1/\varkappa = 1{,}105$ multiplizieren, um die tatsächliche Brechwertzunahme in unserem Beispiel mit 4,4 dptr zu erhalten.

Oder es würden bei zwei Fehlsichtigen, dem einen mit — 10 dptr Kurzsichtigkeit, dem anderen mit + 10 dptr Übersichtigkeit, die beide um den gleichen Betrag

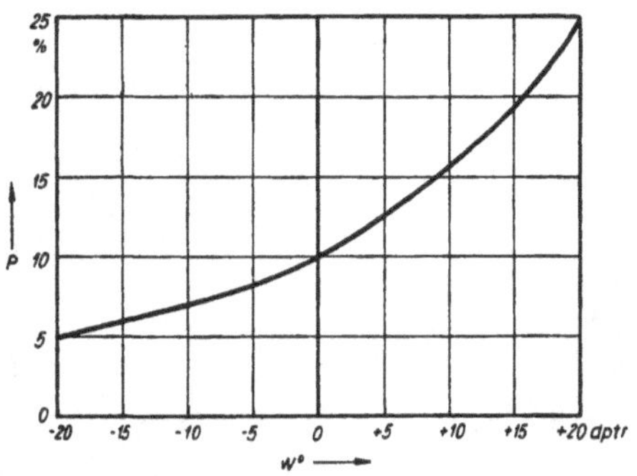

Abb. 92. Der Betrag P, um den die Akkommodation erhöht werden muß, wenn man die Verschiebung des Augenhauptpunktes berücksichtigen will, in Abhängigkeit von der Fehlsichtigkeit

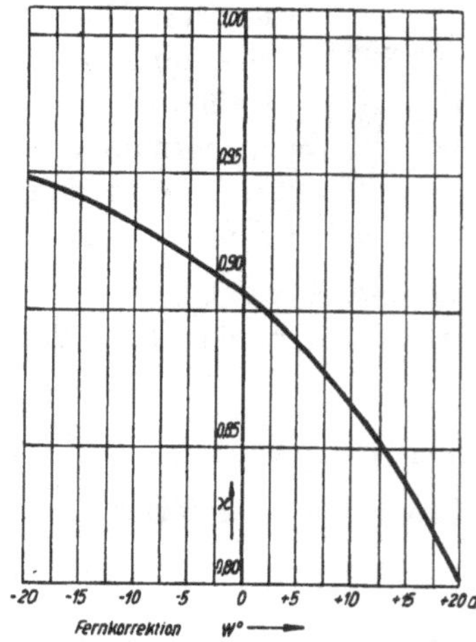

Abb. 93. $\varkappa$ als Funktion der Fehlsichtigkeit, gemessen durch die Fernkorrektion $W°$

von 5 dptr akkommodieren, der Akkommodationsbereich aus den Dingweitendifferenzen demnach verschieden sein und für den Kurzsichtigen 4,66 dptr, für den Übersichtigen 4,25 dptr betragen.

Diese Überlegungen gelten, wie bereits bei der Ableitung gesagt, nur für eine Akkommodation bis zu 6 dptr. Während die Akkommodation selbst unabhängig

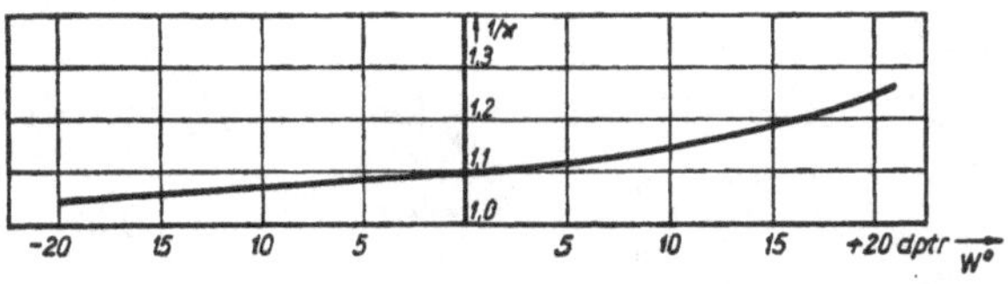

Abb. 94. $1/\varkappa$ als Funktion der Fehlsichtigkeit, gemessen durch die Fernkorrektion $W°$

von der Fehlsichtigkeit ist, hängt der bei der Berechnung der Akkommodation aus Dingweitendifferenzen gemachte Fehler von der Fehlsichtigkeit des Betreffenden ab.

Wir sahen bei der Besprechung der Geräte für die Messung des Akkommodationsbereiches, daß diese nur ca. 50 cm lang sind, d. h. daß andere Hilfsmittel benutzt werden müssen, wenn der Nahpunkt weiter vom Auge entfernt liegt als 50 cm, also z. B. Vorsatzgläser. Allgemein ist eine direkte Messung des Akkommodationsbereiches durch Bildung der Differenz der Dingweiten überhaupt nur bei Normalsichtigen und Kurzsichtigen möglich; bei Übersichtigen müssen sowieso Brillengläser eingeschaltet werden. Das gleiche, nämlich die Einschaltung von Brillengläsern, ist natürlich auch bei Emmetropen und Myopen möglich. Und so hat GRAFF zwei Methoden zur Akkommodationsmessung angegeben, die für Normalsichtige und beide Gruppen von Fehlsichtigen gleich gut anzuwenden sind. Die eine von beiden eignet sich dabei für kleinere Akkommodationsbreiten (bis zu 4 dptr), die andere für größere Akkommodationsbreiten (ab 4 dptr).

Damit führen wir aber zwischen Auge und betrachtetem Objekt ein Brillenglas ein und müssen uns nun zunächst fragen, ob die Verhältnisse die gleichen bleiben oder ob sie sich ändern und uns zwingen, bei Akkommodationsmessungen dies zu berücksichtigen.

Bevor wir also die beiden Methoden von GRAFF beschreiben, wollen wir uns Klarheit über einen eventuellen Unterschied zu der strengen Definition der Größe Akommodation verschaffen.

Bereits DUANE hat bei seinen Messungen, die der Aufstellung seiner Akkommodationskurve dienten, die Entfernungen zu den Dingpunkten nicht vom vorderen Augenhauptpunkt gemessen, sondern von einem Punkt, den er 14 mm vor den Hornhautscheitel legte und mit „spectacle point" bezeichnete. Er nennt die aus den Abständen der Objekte bis zum „spectacle point" gemessene Akkommodation die „spectacle accommodation" oder „Brillenglas-Akkommodation", weil an der Stelle des „spectacle point" sich das Brillenglas befindet, nach den bei uns üblichen Vorschriften allerdings nicht mit einem Abstande von 14 mm vom Hornhautscheitel sondern von 12 mm.

Analog der auf den Augenhauptpunkt bezogenen Akkommodation erhalten wir also als Brillenglas-Akkommodation

$$B_k = B^\circ - B \tag{12}$$

und es ist nun die Aufgabe, den Zusammenhang zwischen dieser Brillenglas-Akkommodation und der Brechwertzunahme des dioptrischen Apparates $A_k = D - D^\circ$ oder der durch die Dingweiten bestimmten Akkommodation $A_k = A^\circ - A$ zu ermitteln.

In *(12)* ist $B^\circ = R$ und $B = P$ unserer Figur, also

$$B_k = R - P$$

Aus der Linsengleichung für das Brillenglas folgt für den Fernpunkt

$$R' = R + F \tag{13}$$

$$r = \infty \quad R = 0 \tag{14}$$

$$R' = F \tag{15}$$

und für den Nahpunkt

$$P' = P + F \tag{16}$$

und in Verbindung mit der Gleichung für B_k unter Berücksichtigung von $R = 0$

$$B_k = -P' + F \qquad (17)$$

Wir vernachlässigen im folgenden die Dicke des Brillenglases und setzen

$$d + e \approx d \qquad (18)$$

Aus der Figur ergibt sich unter Berücksichtigung der Vorzeichen

$$-r' = -a^\circ - d \quad (19) \qquad \text{bzw.} \qquad -p' = -a - d \quad (20)$$

und

$$R' = \frac{1}{a^\circ + d} \quad (21) \qquad P' = \frac{1}{a + d} \quad (22)$$

$$= \frac{A^\circ}{1 + d A^\circ} \quad (23) \qquad = \frac{A}{1 + d A} \quad (24)$$

Aus *(15)* und *(23)* erhalten wir

$$F = \frac{A^\circ}{1 + d A^\circ} \qquad (25)$$

oder

$$A^\circ = \frac{F}{1 - dF}. \qquad (26)$$

Setzen wir dieses A° in *(10)* ein,

$$A = \frac{F}{1 - dF} - \varkappa A_k \qquad (27)$$

und das sich ergebende A in *(24)*, so wird

$$P' = \frac{F - (1 - dF) \varkappa A_k}{1 - d(1 - dF) \varkappa A_k} \qquad (28)$$

Aus *(28)* und *(17)* erhält man für B_k

$$B_k = F - \frac{F - (1 - dF) \varkappa A_k}{1 - d(1 - dF) \varkappa A_k}$$

oder

$$= \frac{(1 - dF)^2 \varkappa A_k}{1 - d(1 - dF) \varkappa A_k} \qquad (29)$$

Nach der Formel *(29)* sind von GRAFF die Kurven der Abbildung 95 berechnet worden. Abhängig von der Fehlsichtigkeit, also dem Brechwert des korrigierenden Glases, kann hiernach aus der ermittelten Brillenglas-Akkommodation die tatsächliche Akkommodation des Auges d. h. die Brechwertzunahme des dioptrischen Apparates bestimmt werden.

Aber auch diese Umrechnung nach den genannten Formeln oder den Kurven der Abbildung 95 besitzt Gültigkeit nur in beschränkten Fällen, soweit wir die Dicke des korrigierenden Glases und seine Form vernachlässigen können. Für die Bestimmung der Akkommodation von Übersichtigen, und gerade für diese sind wir ja auf ein Verfahren mit Einschaltung von Brillengläsern angewiesen, kann die Dicke und Form des Glases bei höheren Dioptrien nicht vernachlässigt werden.

Wir müssen hier zunächst einige Betrachtungen über den Scheitelbrechwert von Brillengläsern einfügen.

Nach den Abbildungsgesetzen einer Linse haben wir

$$P' = \frac{P + D}{1 - \delta\,(P + D)} + D' \quad \text{(v. Rohr).} \tag{30}$$

Hierin bedeuten D und D' die Brechwerte der beiden Flächen einer Linse (D = Vorderfläche, D' = Hinterfläche) von der Dicke e und aus einem brechenden Medium mit dem Brechungsindex n, $\delta = e/n$ die reduzierte Dicke, P und P' die Kehrwerte der Dingschnittweite p und Bildschnittweite p' (also gemessen von dem vorderen und hinteren Linsenscheitel), e, p und p' gemessen in Metern. Dieser Wert P' ist der Scheitelbrechwert der Linse oder in unseren Fällen des Brillenglases für die Entfernung p oder nach Graff der Nah-Scheitelbrechwert im Gegensatz zu dem Scheitelbrechwert im allgemein gebräuchlichen Sinne, den wir als Bezeichnung für die Wirkung des Brillenglases kennen und der eigentlich einen Scheitelbrechwert für einen Sonderfall darstellt, nämlich für den Fall, daß p unendlich groß wird, wir das Glas also als Glas für die Korrektion auf die Ferne benutzen wollen. In diesem Falle geht $p \to \infty$ und $P \to O$, und wir erhalten für

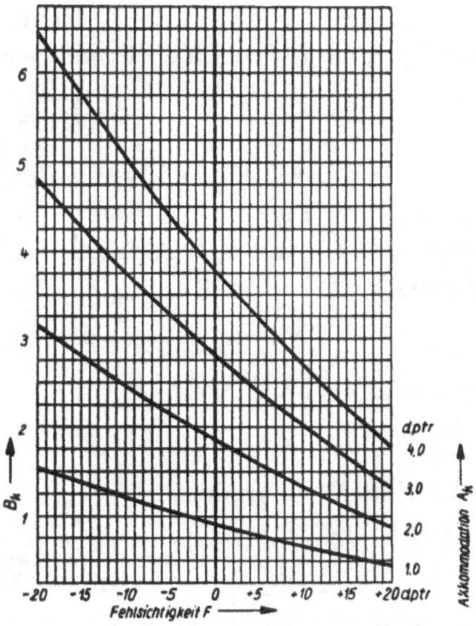

Abb. 95. Zusammenhang zwischen Akkommodation als Brechkraftzunahme und Brillenglasakkommodation in Abhängigkeit von der Fehlsichtigkeit

$$P' = \frac{D}{1 - \delta D} + D'. \tag{31}$$

Wir wollen dieses P' als Sonderfall mit W bezeichnen.

Dieses W entspricht also dem bisher in der Figur und im Text benutzten F als Brechwert des eingeschalteten Brillenglases. Doch wollen wir das F nur für den bisher betrachteten Fall eines Brillenglases von einer geringen Dicke, die, ohne einen Fehler zu begehen, vernachlässigt werden kann, beibehalten und in allen anderen Fällen statt dessen W verwenden.

Dieser Wert $P' = W$ ist uns wie gesagt als die übliche Bezeichnung für die Wirkung eines Brillenglases bekannt. Die als Scheitelbrechwert eines Glases angegebene Wirkung gilt also nur für die Fernkorrektion, der Scheitelbrechwert dieses Glases für die Nähe wird ein anderer sein. Wir müssen für unsere Überlegungen eine Beziehung schaffen zwischen dem Scheitelbrechwert des Glases, wie er als Wirkung angegeben ist und bei der Benutzung des Glases zur Akkommodationsmessung als bekannt eingeführt wird, und der eigentlichen Wirkung als Nahglas als dem Nah-Scheitelbrechwert.

Vorerst führen wir die von WEISS mit Eigenvergrößerung N des Glases bezeichnete Kürzung ein

$$N = \frac{1}{1 - \delta D} \tag{32}$$

und erhalten aus *(30)* und *(32)*

$$P' = \frac{N(P + D)}{1 - N\delta P} + D'; \tag{33}$$

zieht man hiervon *(31)* ab, so erhält man als Beziehung zwischen dem Nahscheitelbrechwert und dem eigentlichen Scheitelbrechwert

$$P' = \frac{N^2 P}{1 - N\delta P} + W \tag{34}$$

Gehen wir nun zur Akkommodation des Auges über. Wir kehren hierzu nocheinmal zur Figur 89 zurück; die Bezeichnungen bleiben die gleichen. Unter Berücksichtigung der Brillenglasdicke erhalten wir statt der dort abgeleiteten Formel *(24)*

$$P' = \frac{A}{1 + dA} \quad \text{die neue Formel} \quad P' = \frac{N^2 P}{1 - N\delta P} + W \tag{35}$$

und entsprechend

$$P = \frac{\bar{A}}{1 + (d + e)\bar{A}} \tag{36}$$

und P in P' eingesetzt

$$P' = \frac{N^2 \bar{A}}{1 + c\bar{A}} + W \quad c = d + e\left(1 - \frac{N}{n}\right) \tag{37}$$

das ist nach GRAFF die Beziehung zwischen dem Nah-Scheitelbrechwert und dem Scheitelbrechwert im üblichen Sinne für die Dingnähe (WEISS) — $\bar{A}$.

Die weiteren Umformungen geschehen nun durch Einsetzen bereits bekannter Formeln zur Herstellung des Zusammenhanges zwischen Akkommodation und den Scheitelbrechwerten. Aus *(10)* und *(24)* wird

$$P' = \frac{A^\circ - \varkappa A_k}{1 + d(A^\circ - \varkappa A_k)}. \tag{38}$$

Dies eingesetzt in *(37)* ergibt

$$W = \frac{A^\circ - \varkappa A_k}{1 + d(A^\circ - \varkappa A_k)} - \frac{N^2 \bar{A}}{1 + c\bar{A}} \tag{39}$$

Statt A° soll der Scheitelbrechwert des Glases eingeführt werden, das das Auge für ein unendlich fernes Objekt korrigiert, wenn es auf seinen Fernpunkt eingestellt ist. Wir bezeichnen ihn mit W° = Fernkorrektion (GRAFF). D. h. $\bar{A}$ und A_k werden 0 und wir erhalten

$$W^\circ = \frac{A^\circ}{1 + dA^\circ} \tag{40}$$

$$A^\circ = \frac{W^\circ}{1 - dW^\circ}$$

und für P' aus *(38)*

$$P' = \frac{W^\circ - \varkappa' A_k}{1 - d\varkappa' A_k} \tag{41}$$

worin

$$\varkappa' = (1 - dW^\circ)\,\varkappa = 1 - dW^\circ - 10^{-3}\,\frac{k}{n'}\,\frac{[W^\circ + (1 - d\,W^\circ)\,D^\circ]^2}{1 - d\,W^\circ}\,.$$

Damit wird W

$$W = \frac{W^\circ - \varkappa' A_k}{1 - d\,\varkappa' A_k} - \frac{N^2 \bar{A}}{1 + e\,\bar{A}}\,. \tag{42}$$

Vernachlässigt man die Größe von c, d, und $\varkappa$, so wird

$$W \approx W^\circ - A_k - \bar{A} \tag{43}$$

und bei Einführung von $W - W^\circ = Z$ als Nahzusatz zur Fernkorrektion erhält man die gebräuchliche Form

$$A_k = -\bar{A} - Z\,. \tag{44}$$

Man macht mit Benutzung dieser Formel also einen Fehler gegenüber der strengen Formel. GRAFF hat für die Anwendung in der Praxis die Formeln in Kurven umgewandelt, die in den folgenden Abbildungen gebracht werden.

Die Abbildung 96 zeigt zunächst die Eigenvergrößerung N für die Menisken, Bigläser und Oculus-Breitrand-Gläser in Abhängigkeit von den Scheidelbrechwerten.

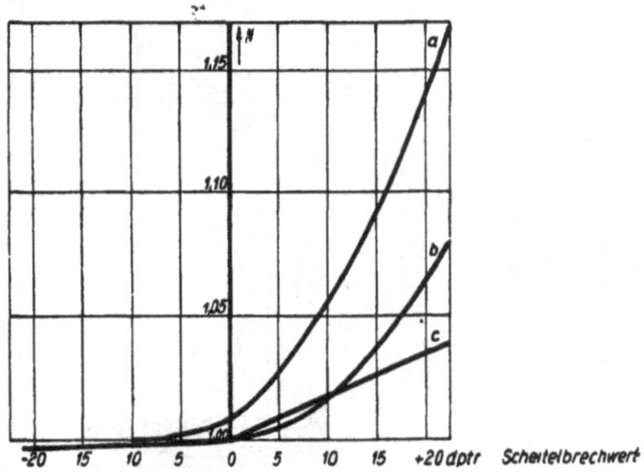

Abb. 96. Kurve der Eigenvergrößerung N für Scheitelbrechwerte von + 20 dptr bis — 20 dptr, a für Menisken, b für Bigläser und c für Oculus-Breitrand-Gläser

Die Abbildungen 97 zeigen den Fehler, den man bei der Benutzung der Näherungsformel begeht, wieder für Menisken, Bigläser und Oculus-Breitrand-Gläser in Abhängigkeit von der Fernkorrektion W° und dem Nahzusatz Z bei einem Objektabstand von 0,33 m.

In den Abbildungen 98 haben wir dann noch die Kurven der Fehler bei Ermittlung der Akkommodation nach der Näherungsformel in Abhängigkeit von der Fernkorrektion W° und der in Dioptrien ausgedrückten Dingnähe $\bar{A}$, in der ein Objekt mit der Fernkorrektion W° noch scharf gesehen werden kann. Diese werden für die Akkommodationsmessung (s. u.) ebenfalls benötigt.

Man kann auch *(42)* umformen und erhält dann unmittelbar für

$$A_k = \frac{(1 + c\,\bar{A})\,(W^\circ - W) - N^2\,\bar{A}}{\varkappa'[(1 + c\,\bar{A})\,(1 - dW) - d\,N^2\,\bar{A}]}$$

oder etwas besser

$$A_k = \frac{W^\circ - [W + (1 - c\,\bar{A})\,N^2\,\bar{A}]}{\varkappa'\,\{1 - d[W + (1 - c\,\bar{A})\,N^2\,\bar{A}]\}}$$

Die Abbildungen 99 liefern unmittelbar die Akkommodation eines Auges, wenn es auf ein Objekt in 0,33 m Entfernung scharf blickt und dazu ein Brillenglas mit $W^\circ + Z$ benötigt für Menisken, Bigläser und Oculus-Breitrand-Gläser und die Abbildung 100 ebenfalls die Akkommodation diesmal in Abhängigkeit von der

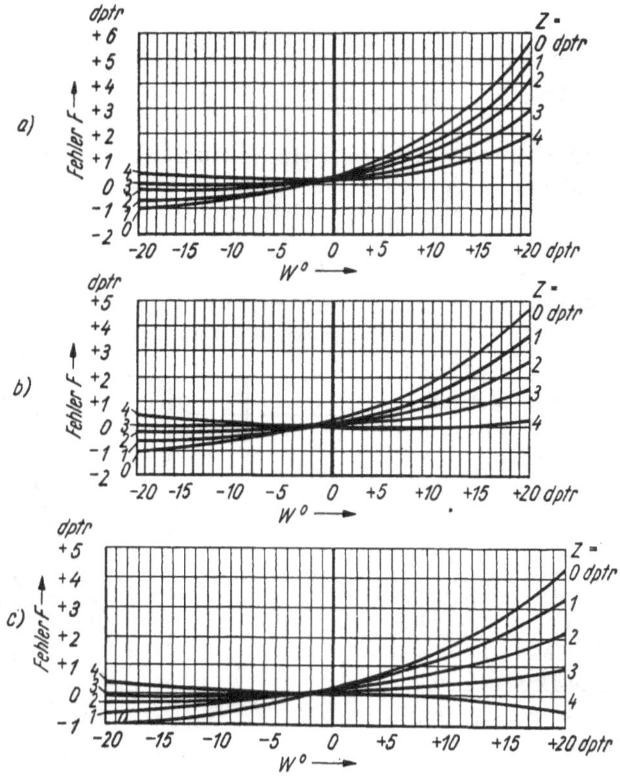

Abb. 97. Der bei der Berechnung der Akkommodation nach der üblichen Faustregel entstehende Fehler F in seiner Abhängigkeit vom Scheitelbrechwert W° des Fernbrillenglases und der Differenz Z der Scheitelbrechwerte vom Fernbrillenglas und dem Glas mit Nahzusatz, mit dem das Objekt in einer Dingnähe von 33 cm scharf gesehen wurde, für die Verwendung a von Menisken, b von Bigläsern und c von Oculus-Breitrand-Gläsern

Fernkorrektion und der Dingnähe in Dioptrien ausgedrückt, in der ein Objekt noch mit der getragenen Fernkorrektion scharf gesehen werden kann.

Nach der Ableitung der Formeln und Aufstellung der Kurventafeln zum praktischen Gebrauch sind wir nun in der Lage, Messungen der Akkommodation durchzuführen. Die von Graff vorgeschlagenen zwei Verfahren, die auch für Übersichtige in Frage kommen, sonst aber auch allgemein angewendet werden können, sind wie folgt:

1. Wenn der Akkommodationsbereich unter drei Dioptrien liegt: Es wird die Fernkorrektion ermittelt. Dann wird ein Gegenstand in eine feste Entfernung von 0,33 m vom vorderen Augenhauptpunkt gebracht und durch das Fernkorrektionsglas betrachtet; hierbei wird die größtmögliche Akkommodationsanstrengung gemacht, obwohl der Gegenstand nicht scharf gesehen wird. Es werden nun steigend Plusgläser als Nahzusatz vorgesetzt, bis das betrachtete Objekt bei größter Akkommodationanstrengung scharf erscheint. Ein Näherungswert für die Akkommodation ergibt sich aus der Differenz 3,0 — Nahzusatz Z in Dioptrien. Hierzu kann man in Abhängigkeit von der Fernkorrektion $W°$ und dem N Nahzusatz Z den Fehler aus den Kurven Abbildung 97 ermitteln und den Nähe-

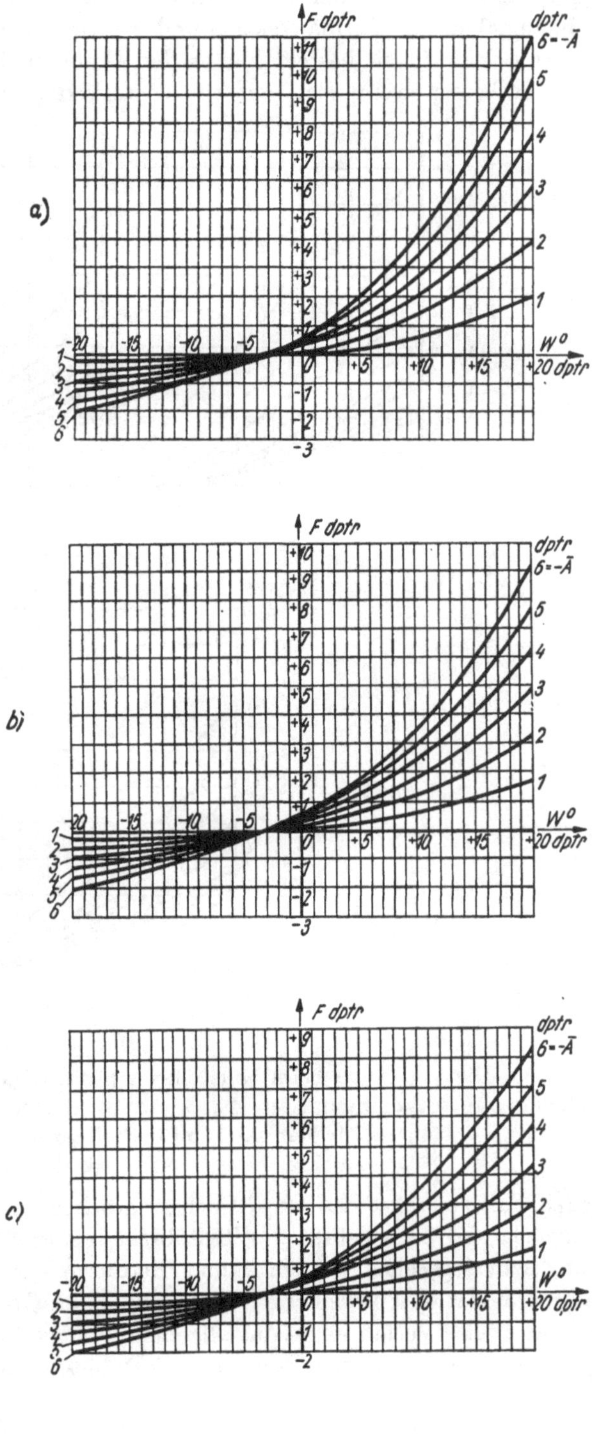

Abb. 98. Der bei der Berechnung der Akkommodation nach der üblichen Faustregel enstehende Fehler F, wenn das Objekt in der Dingnähe $-\bar{A}$ durch das fernkorrigierende Brillenglas vom Scheitelbrechwert $W°$ scharf gesehen wird, bei Verwendung a von Menisken, b von Bigläsern und c von Oculus-Breitrand-Gläsern

rungswert zusetzen oder unmittelbar aus Abbildung 99 die Akkommodation in Abhängigkeit von Fernkorrektion und Nahzusatz entnehmen.

Die Schwierigkeit besteht hier in der Akkommodationsanstrengung. Vielleicht geht es besser, wenn man mit einem stärkeren Plusglas beginnt, mit dem auf

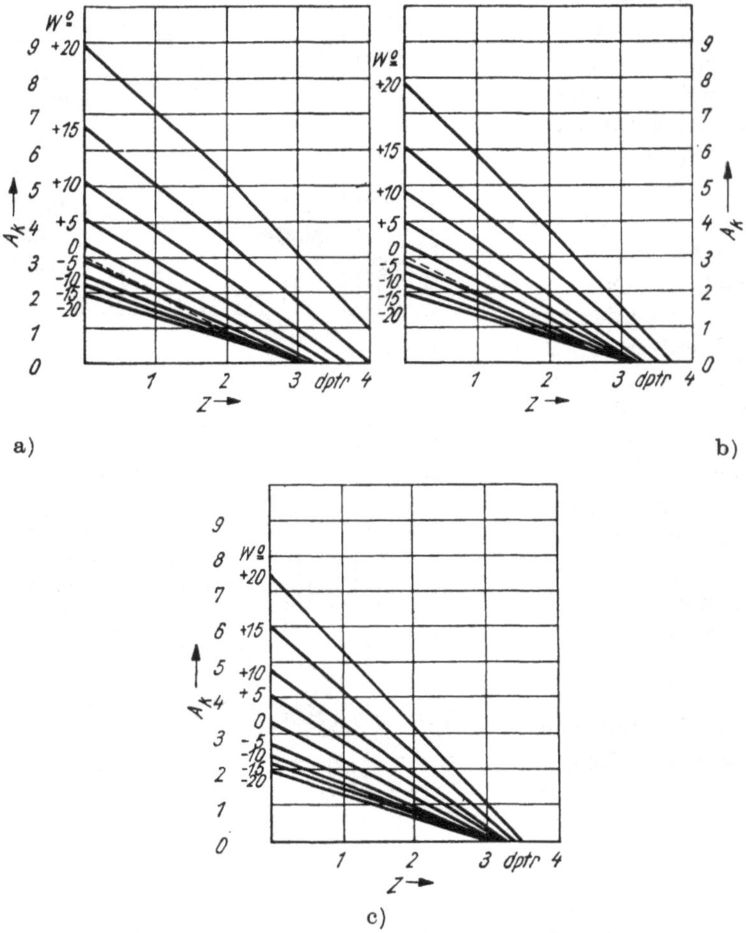

Abb. 99. Die von Auge beim Einstellen auf ein Objekt in 33 cm Entfernung aufzubringende Akkommodation A_k, wenn es durch ein Glas vom Scheitelbrechwert $W° + Z$ sieht; a für Menisken, b für Bigläser und c für Oculus-Breitrand-Gläser

jeden Fall zunächst das Objekt scharf gesehen wird, und dann dieses Glas abschwächt, bis noch gerade das Testobjekt mit größter Akkommodationsanstrengung scharf gesehen werden kann. Hierdurch wird das Auge gezwungen, seine Akkommodationsanstrengung bis zur äußersten Grenze zu steigern.

2. Das zweite Verfahren ist das allgemein übliche Verfahren der Bestimmung des Nahpunktes durch Annäherung eines Testobjektes an das Auge bis zur Grenze des

Scharfsehens, nur läßt GRAFF vorher das Auge für die Ferne korrigieren. Die vom Auge aufgewendete Akkommodationsanstrengung ist dann nicht $-\bar{A}$ entsprechend der Nahpunktweite $\bar{A}$ des Testobjektes in Dioptrien ausgedrückt, wie das sonst nach der Näherungsformel zu geschehen pflegt, sondern $-\bar{A} + F$, wobei

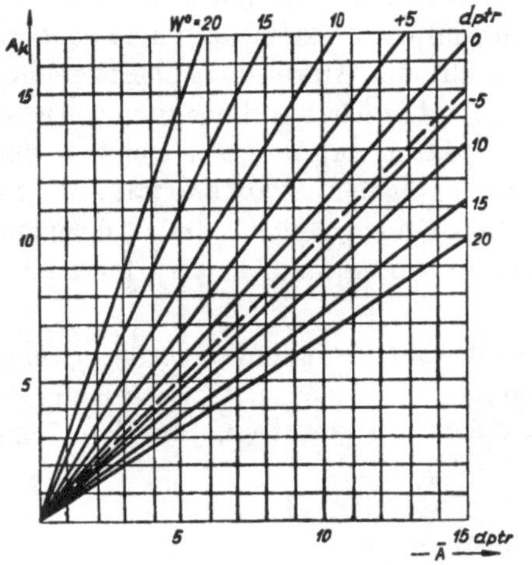

a)

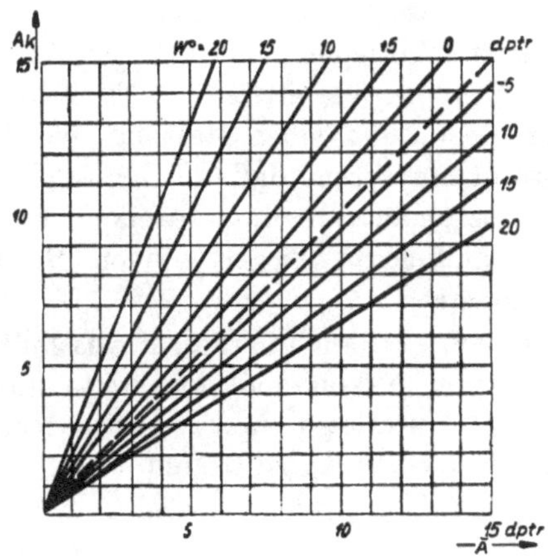

b)

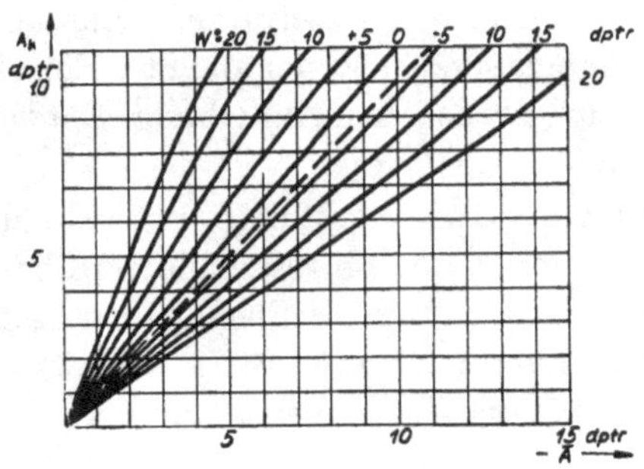

c)

Abb. 100. Zusammenhang zwischen der Akkommodation A_k und der Dingnähe $-\bar{A}$, in der ein Objekt vom Auge gesehen werden kann, wenn das Auge für die Ferne mit einem Glase vom Scheitelbrechwert $W°$ korrigiert ist (Gestrichelt die bisher übliche Näherungskurve); a für Menisken, b für Bigläser und c für Oculus-Breitrand-Gläser

der Korrektionswert F aus den Tafeln Abbildung 98 entnommen werden kann. Es ist andererseits auch möglich, aus Abbildung 100 unmittelbar die Akkommodation zu entnehmen.

Dieses zweite Verfahren ist einfacher durchzuführen und veranlaßt von sich aus das Auge zu einer größten Akkommodationsanstrengung. Es muß nur bei Annäherung der Testobjekte darauf geachtet werden, daß ihre Größen entsprechend der immer kürzer werdenden Entfernung verändert werden.

XI. Anomalien der Akkommodation

Wenn in dem folgenden Abschnitt auch von den Ursachen von Akkommodationsanomalien die Rede ist, so soll hiermit nicht eine Aufzählung der Ursachen gegeben werden, ja es sollen nicht einmal nur die wichtigsten von ihnen genannt werden. Wir wollen ja mit diesem Abschnitt nicht eine Anweisung zur Erkennung der Ursachen vermitteln. Die Erwähnung einiger Ursachen soll nur immer wieder die Bedeutung einer Messung der Akkommodationsbreite unterstreichen und darauf hinweisen, daß die Feststellung einer anomalen Akkommodationsbreite zur besonderen Aufmerksamkeit mahnt, da schwere Augen- und Allgemeinerkrankungen vorliegen können. Solche Fälle gehören stets in die Hand eines Augenarztes.

Es soll aber auch in diesem Abschnitt gezeigt werden, wann das Vorliegen einer anomalen Akkommodationsbreite anzunehmen ist. Auch hier verdanken wir GRAFF Unterlagen in Form von Kurven, die es uns gestatten, in jedem Falle eine Entscheidung zu treffen.

1. Ursachen

Eine der häufigsten Ursachen einer anomalen Akkommodation ist die Akkommodationslähmung. Sie kann eine nur teilweise Lähmung oder auch eine vollständige sein und führt dementsprechend nur zu einer Einschränkung der Akkommodationsbreite oder zu ihrer gänzlichen Aufhebung. Die Ursachen liegen in einer Lähmung des Ziliarmuskels.

Bereits v. HESS hat auf die Schwierigkeit bei der Feststellung einer Ziliarmuskellähmung hingewiesen und gezeigt, daß eine vorhandene Ziliarmuskellähmung nicht immer eine Akkommodationslähmung zur Folge haben muß, daß umgekehrt aus einer Akkommodationslähmung nur unter Berücksichtigung des Alters und der Fehlsichtigkeit auf die Größe der Ziliarmuskellähmung geschlossen werden kann.

Wir müssen also, wie auch aus den vorhergehenden Kapiteln hervorgeht, die Ziliarmuskellähmung von der Akkommodationslähmung unterscheiden. Beide sind nicht das gleiche, wie auch die äußerste Akkommodation nicht gleich der äußersten Ziliarmuskelkontraktion ist. Wir haben ja hierfür schon die Begriffe manifester und latenter Nahpunkt getrennt. Eine Ziliarmuskellähmung tritt danach nur dann als Akkommodationslähmung in Erscheinung, wenn sie größer ist als die latente Akkommodationsbreite. Dies ist also eher beim jugendlichen Auge der Fall als beim Erwachsenen oder gar Presbyopen und eher beim Myopen als beim Hyperopen.

Die Akkommodationslähmung kann bei emmetropen wie auch ametropen Augen eintreten. Sie tritt unabhängig vom Alter und vom Geschlecht auf. Sie kann eine dauernde Lähmung oder von vorübergehender Natur sein. Ihre Ursachen sind Lähmung des Oculomotorius, Infektionskrankheiten wie Syphilis und Diphtherie, Diabetes, Nierenerkrankungen, Fleisch-, Fisch-, und andere Nahrungsmittelvergiftungen, auch Gehirn- und Rückenmarkserkrankungen, dann aber auch äußere gewaltsame Eingriffe wie Schlag und Stoß auf das Auge.

Als erste Unterscheidungsmerkmale gegenüber der in ihrer Wirkung ähnlichen Presbyopie kann man das schnellere Einsetzen und den schnelleren Verlauf der Störung ansehen. Oft ist auch der Sphincter der Iris von der Lähmung mit betroffen, die Pupille ist dann erweitert, während sie bei der Presbyopie sich verengert. Dann sind durch die Presbyopie immer beide Augen gleichmäßig verändert. Eine verschiedene Veränderung deutet also mit ziemlicher Sicherheit auf eine Lähmung eines Auges hin. Den sichersten Aufschluß gibt jedoch immer noch die Messung der Akkommodationsbreite und der Vergleich mit den für das betreffende Alter üblichen Werten.

Eine andere Ursache von Akkommodationsstörungen sind asthenopische Beschwerden. Durch übermäßige Akkommodation bei anstrengender Naharbeit kommt es zu einer Überbeanspruchung des Akkommodationsmechanismus und zu Ermüdungserscheinungen, die sich schließlich als Herabsetzung der Akkommodationsfähigkeit und Einschränkung der Akkommodationsbreite äußern. Ein Aussetzen der Arbeit und eine Ruhepause für die Augen bringt oft eine Abhilfe.

Eine Herabsetzung der Akkommodationsfähigkeit kann ferner bei Kurzsichtigen, die nicht auskorrigiert wurden und daher ihre Akkommodation niemals vollständig ausnützen, eintreten. Man spricht von einer Verkümmerung des Ziliarmuskels. Vielleicht tritt aber hier auch eine Veränderung im Tonus des Muskels durch den Nichtgebrauch ein.

Eine Änderung in den normalen intraokularen Druckverhältnissen z. B. bei beginnendem Glaukom kann ebenfalls zu einer Störung der Akkommodation führen. Schließlich sei hier auch auf das folgende Kapitel des Zusammenhanges zwischen Akkommodation und der Wirkung von Drogen und Vitaminen verwiesen und hier nur erwähnt, daß als Folge der Verabreichung von alkaloiden Medikamenten gegen Magen- und Darmerkrankungen Akkommodationsschwächen festgestellt wurden oder solche auch bei fehlerhafter Ernährung infolge Vitaminmangel auftreten können.

2. Messung zur Ermittlung von Anomalien

Wichtiger als die Aufzählung der Ursachen ist aber die Frage, wann kann eine gemessene Akkommodationsbreite als zu klein angesehen werden.

Wir besitzen als Anhalt für eine normale Akkommodationsbreite des jeweiligen Alters die Kurven von DONDERS und DUANE. Wir sahen bereits im Kapitel VI Änderung der Akkommodation mit dem Alter, daß diese Kurven uns eigentlich keine Werte liefern, die beim Sehen unter den gewöhnlichen stets vorhandenen Bedingungen erreicht werden. Wir sagten dort, daß bei der Ermittlung dieser Kurven besondere Versuchsbedingungen hinsichtlich der Beleuchtung der Testtafeln, der Form der Testtafeln usw. vorlagen und wir so eigentlich stets einen scheinbaren Nahpunkt erhalten, der etwas näher liegt als der eigentliche Nahpunkt des Auges. Bei unseren Untersuchungen, die wir anstellen, um zu ermitteln, ob die Akkommodationsbreite eines Prüflings normal oder eingeschränkt ist, werden wir aber ähnliche Untersuchungsbedingungen schaffen, wie sie bei Ermittlung der Kurven bestanden. Wir können also diese Kurven ruhig zum Vergleich heranziehen. Nur dürfen wir nicht in den Fehler verfallen, die Werte dieser Kurven als strenge Richtwerte anzusehen. Die Werte sind ja Mittel aus sehr vielen Beobachtungen und Messungen und die Kurven sind nur als Näherungskurven zu verwenden. Aus den Abbildungen 101, 102 sieht man, wie bei den DONDERSchen und DUANESchen Messungen die Ergebnisse streuen, und insbesondere, wie schwierig es ist, über den Verlauf einer Näherungskurve im Alter über 60 Jahre eine Entscheidung zu fällen. Von den in den Abbildungen eingetragenen Messungsergebnissen können für ein jedes Alter sowohl die höchsten als auch die niedrigsten Werte durchaus noch als normal gelten. Wenn wir dies bedenken, können wir die Kurven gut als Richtlinien verwenden. DUANE hat seiner Kurve eine größere Anzahl von Messungen (ca. 5000) zugrunde gelegt als DONDERS. Seine Kurve kann daher wohl als die sicherer begründete angesehen werden.

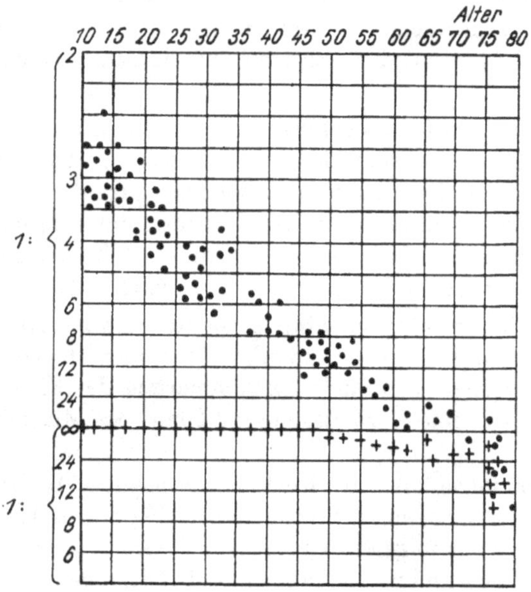

Abb. 101. Streuung bei Ermittelung der Kurve von DONDERS

GRAFF hat auf Grund seiner Berechnungen über die Akkommodation des für die Ferne korrigierten Auges unter Benutzung der DUANESchen Kurve drei Kurvenscharen aufgestellt, (siehe Abb. 103, 104 105) die uns die Normalwerte, die Mindestwerte und die Höchstwerte der Akkommodation für das jeweilige Alter und die entsprechende Fernkorrektion des Auges geben.

Die Kurven sind unter den Voraussetzungen berechnet, daß das fernkorrigierende Brillenglas im Normalabstand von 12 mm vor dem Hornhautscheitel sich befindet (nicht wie bei DUANE im „spectacle point") und daß die Dingnähe des Testobjektes vom Augenhauptpunkt gemessen wird. Sie sind zunächst für bestimmte Probiergläser aufgestellt (Oculus-Breitrand), gelten aber für alle anderen flachen Probiergläser ohne erhebliche Fehler.

Die in diesem Kapitel angeführten Beispiele sind den Arbeiten von GRAFF entnommen.

Beispiel:

Ein Auge eines 30jährigen Übersichtigen werde durch ein Probierbrillenglas von + 5,0 dptr für die Ferne berichtigt. Mit diesem Glas sehe er ein feines Objekt scharf nur bis auf eine Entfernung von 17 cm; dieses entspricht einer Dingnähe von 1/0,17 = 5,9 dptr. Geht man mit dieser Dingnähe — $\bar{A}$ = 5,9 dptr in die Abbildung 102 ein, so liegt beim 30jährigen die Ordinate weit oberhalb der mit + 5 dptr bezeichneten Kurve der $W°$, welche die Mindestwerte der normalen

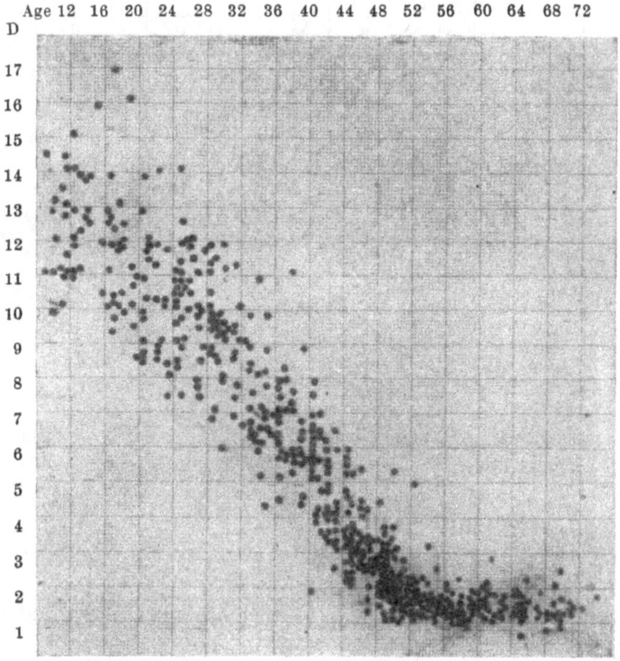

Abb. 102. Streuung bei der Ermittelung der Kurve von Duane

Dingnähen, hier 4,8 dptr aufzeigt, und dies besagt, daß die Akkommodationsbreite hier keineswegs zu klein ist. Ja geht man ebenso in die Abbildung 101 ein, welche die Mittelwerte der normalen Dingnähen bei normaler Akkommodationsbreiten angibt, so findet man dort eine Dingnähe — $\bar{A}$ von 6,3 dptr. Der vermeintliche Akkommodationsschwache hatte also mit seinen 5,9 dptr eine durchaus normale Akkommodationsbreite.

Man kann aber auch zunächst verfahren wie im Kapitel über Akkommodationsmessung beschrieben und mit dem Scheitelbrechwert und der Dingnähe $\bar{A}$ aus der Tafel Abbildung 100 für das verwendete Probierglas die eigentliche auf den Hauptpunkt des Auges bezogene Akkommodation erhalten. Diesen Wert kann man mit der Duane-Kurve und den beiden Grenzkurven für eine zulässige Abweichung nach oben oder unten vergleichen, wie sie ebenfalls Graff für den Hauptpunkt des Auges umgerechnet hat und wie sie in Abbildung 106 gezeigt wird.

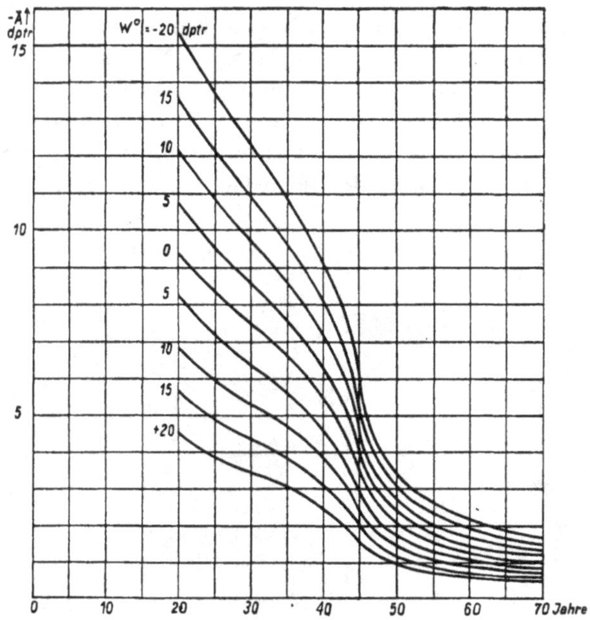

Abb. 103. Normalwerte der größten Dingnähen — $\bar{A}$ in Abhängigkeit vom Lebensalter bei für die Ferne (Scheitelbrechwert $W°$) berichtigtem fehlsichtigem Auge

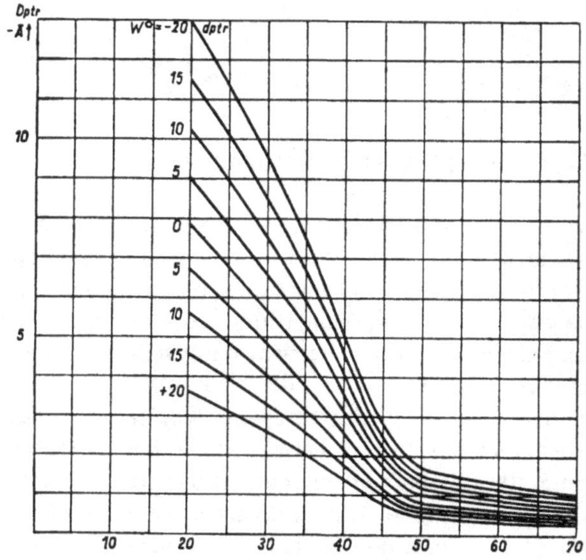

Abb. 104. Mindestwerte noch normaler größter Dingnähen — $\bar{A}$ in Abhängigkeit vom Lebensalter bei für die Ferne (Scheitelbrechwert $W°$) berichtigtem fehlsichtigem Auge

Beispiel:

Wir benutzen wieder das Beispiel unseres 30jährigen. Wollen wir nicht den Fehler bestimmen, den wir bei der Ermittlung der Akkommodationsbreite nach den allgemein üblichen Verfahren machen, sondern wollen wir unmittelbar die Akkommodation genau feststellen, dann gehen wir mit der Fernkorrektion von $+5{,}0$ dptr und der Dingnähe von 17 cm $= 5{,}9$ dptr in die Abbildung 100 ein und erhalten für den Schnittpunkt einer Senkrechten mit der Abzisse 5,9 dptr mit der Kurve der Fernkorrektion $W^\circ = +5$ dptr einen Ordinatenwert von 7,7 dptr, der der gesuchten Akkommodation entspricht. Aus der DUANE-Kurve mit ihren Grenzkurven Abbildung 106 kann man entnehmen, daß dieser Wert von 7,7 dptr für einen 30jährigen durchaus als normal anzusehen ist.

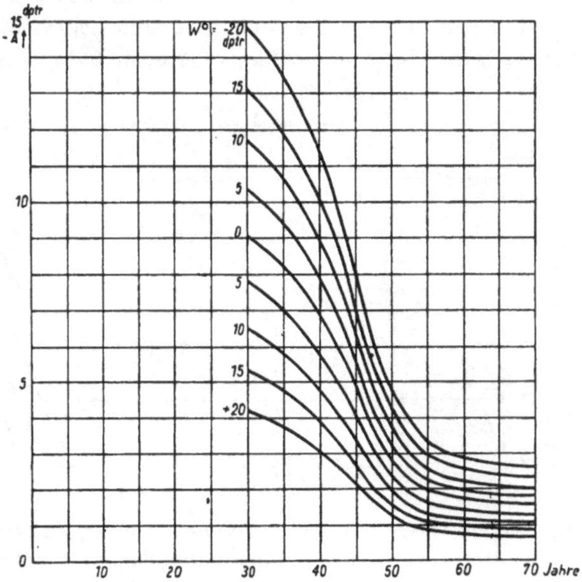

Abb. 105. Höchstwerte noch normaler größter Dingnähen $-\bar{A}$ in Abhängigkeit vom Lebensalter bei für die Ferne (Scheitelbrechwert W°) berichtigtem fehlsichtigem Auge

Für geringe Akkommodationsbreiten ist dieses Verfahren wegen des geringen Objektabstandes schwierig durchzuführen. Es eignet sich dafür mehr das zweite Verfahren, bei welchem ein fester Objektabstand (0,33 m) angehalten wird. Die Fernkorrektion W° wird durch Probiergläser mit höherem Scheitelbrechwert $W^\circ + Z$ ersetzt, bis das Objekt scharf gesehen wird. Aus den Kurven der Abbildungen 107, 108 lassen sich nun für jedes Alter und für die Fernkorrektionen W°

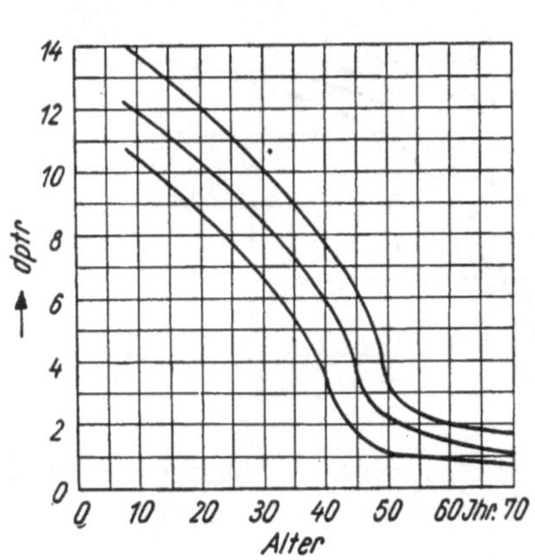

Abb. 106. Die DUANEsche Kurve der Akkommodation und die Grenzkurven der zulässigen Abweichung von dieser umgerechnet auf den Augenhauptpunkt unter Berücksichtigung der Verschiebung dieses Punktes beim Akkommodieren

zwischen $+20$ und -20 dptr die normalen und höchstzulässigen Zusätze Z entnehmen mit dem gemessenen Z vergleichen. Dieses Verfahren eignet sich nicht für große Akkommodationsbreiten.

Als Beispiel wieder ein Beispiel von GRAFF: Ein 46jähriger Myop, dessen Auge für die Ferne durch ein Probierglas vom Scheitelbrechwert $W° = -10$ dptr berichtigt wird, braucht normalerweise für 0,33 m Abstand kein besonderes Nah-

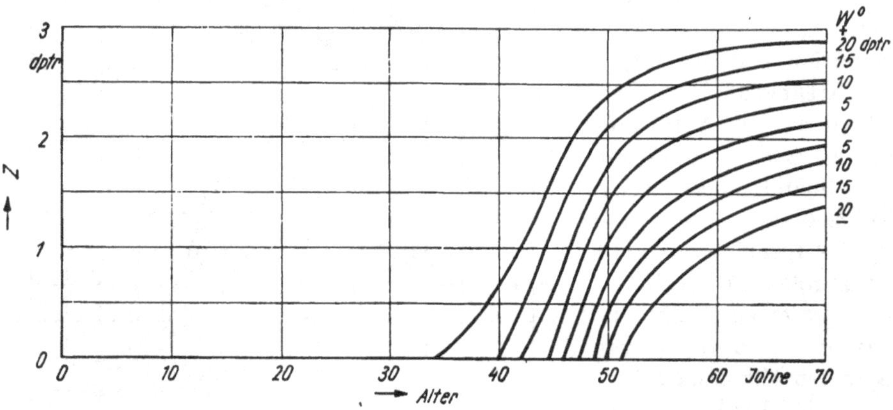

Abb. 107. Mittlere Normalwerte des kleinsten Nahzusatzes Z in Abhängigkeit vom Lebensalter bei den fernkorrigierenden Scheitelbrechwerten $W°$ für 33 cm entferntes Objekt

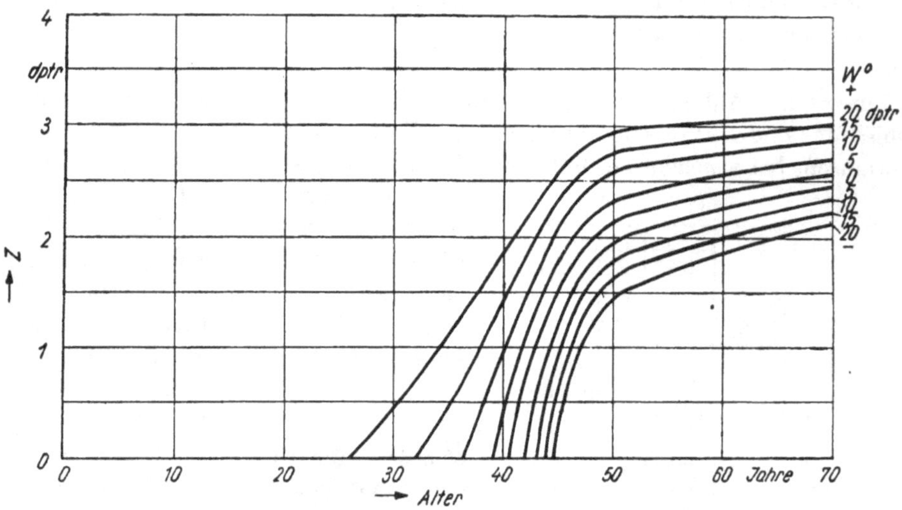

Abb. 108. Höchste Normalwerte des kleinsten Nahzusatzes Z in Abhängigkeit vom Lebensalter bei den fernkorrigierenden Scheitelbrechwerten $W°$ für 33 cm entferntes Objekt

glas, da nach Abb. 107 die mit $W^\circ = -10$ dptr bezeichnete Kurve erst über 49 Jahren positive Nahzusätze Z aufweist. Mußte nun das Glas unseres Patienten auf $-9{,}0$ dptr abgeschwächt werden, also um $Z = 1{,}0$ dptr, so fällt das noch unter normale Akkommodation, da dies Z in Abbildung 108 unter dem Grenzwert der $W^\circ = -10$ dptr-Kurve liegt.

XII. Die Akkommodation beim Sehen durch das Brillenglas

a) *Äußerer Akkommodationserfolg*

Es ist eine bekannte Tatsache, daß die Akkommodationsbreite eines Fehlsichtigen, der durch eine Brille korrigiert ist, eine andere ist, wenn er die Brille trägt, als die, wenn er keine Brille trägt. Der Unterschied kann von einem unwesentlichen Betrage sein, er kann aber auch Größen annehmen, die man schließlich bei der Verordnung eines Nahzusatzes auf jeden Fall berücksichtigen muß.

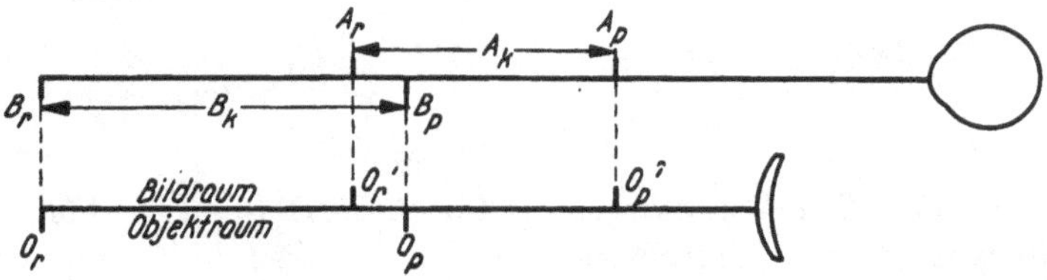

Abb. 109. Der äußere Akkommodationserfolg

In der Abbildung 109 ist im oberen Teil zunächst das unkorrigierte Auge mit seinem Fernpunkt A_r und seinem Nahpunkt A_p dargestellt. Die Akkommodationsbreite ist A_k. Wird dieses Auge durch ein Brillenglas korrigiert, so müssen wir in den unteren Teil der Zeichnung gehen. Die Korrektion ist dann richtig, wenn durch das Brillenglas der Fernpunkt, den das Auge mit Korrektion als Fernpunkt sehen möchte (für gewöhnlich liegt er im Unendlichen), in dem Fernpunkt, den das Auge ohne Korrektion sieht, abgebildet wird. D. h. mit anderen Worten: für das Brillenglas sind A_r bzw. A_pBilder — wir bezeichnen sie daher mit O_r' und O_p' — von zwei Punkten O_r und O_p, die im Objektraum des Brillenglases liegen. O_r und O_p werden also durch das Brillenglas in O_r' und O_p' abgebildet. Verlegen wir diese Punkte O_r und O_p wieder in den oberen Teil der Zeichnung, bringen wir sie also wieder in Beziehung zum Auge und nennen sie daher B_r und B_p, so heißt das; das Auge sieht, wenn es mit einem Brillenglas korrigiert wird, seinen Fernpunkt nicht mehr in A_r sondern in B_r und seinen Nahpunkt nicht mehr in A_p sondern in B_p. Und aus der Akkommodationsbreite A_k ist nun die Akkommodationsbreite B_k geworden. Diese Akkommodationsbreiten A_k und B_k sind im allgemeinen nicht einander gleich.

Erggelet hat für diese Akkommodationsbreite B_k des brillenbewaffneten Auges den Ausdruck „äußerer Akkommodationserfolg“ geprägt. Beim korrigierten

Kurzsichtigen ist dieser äußere Akkommodationserfolg größer, beim korrigierten Übersichtigen ist er kleiner als beim emmetropen Auge.

b) Fernbrille — Fernrohrbrille — Haftglas

Es soll hier nicht die Formel für den äußeren Akkommodationserfolg abgeleitet werden. Man findet die Ableitungen bei v. ROHR und BRÜCKNER. Die Formel lautet

$$B_k = \frac{A_k}{(1 + d\,A)^2 + A_k\,(d^2 A - i)}$$

Hierin bedeuten

B_k	äußerer Akkommodationserfolg
A_k	Akkommodationsbreite des unkorrigierten Auges
A	Fehlsichtigkeit oder Scheitelbrechwert des Korrektionsglases
d	Abstand zwischen dem hinteren Hauptpunkt des Brillenglases und dem vorderen Hauptpunkt des Auges
i	Abstand zwischen den Hauptpunkten des Brillenglases.

Für dünne Gläser ($i \approx 0$) wird daraus

$$B_k = \frac{A_k}{(1 + d\,A)^2 + A_k\,A\,d^2}$$

v. ROHR hat eine Schichtendarstellung für dünne Gläser entworfen, die in Abbildung 110 gezeigt wird. HARTINGER hat den äußeren Akkommodationserfolg

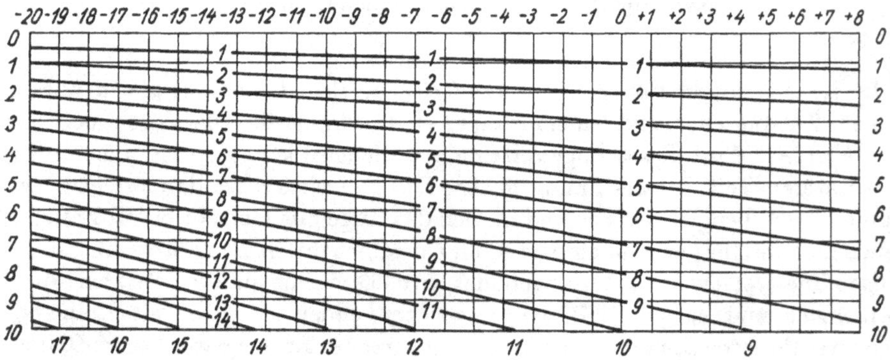

Abb. 110. Die Kurven gleichen äußeren Akkommodationserfolges für dünne Brillengläser im Abstand $d = 0{,}0133$ m vom Augenhauptpunkt H (aus v. ROHR)

für die Zeiss Fernrohrbrille mit der Vergrößerung 1,3 und 1,8fach berechnet und ebenfalls dafür die Kurvenbilder gezeichnet, Abbildungen 111 und 112 zeigen diese Kurvenscharen. In den drei Abbildungen stellen die hyperbelförmigen Kurven die Kurven gleichen äußeren Akkommodationserfolges dar. Als Abszissen sind die Fehlsichtigkeit oder der Scheitelbrechwert des Korrektionsglases bzw. der Fernrohrbrille, als Ordinaten die Akkommodationsbreiten des unbewaffneten Auges aufgetragen.

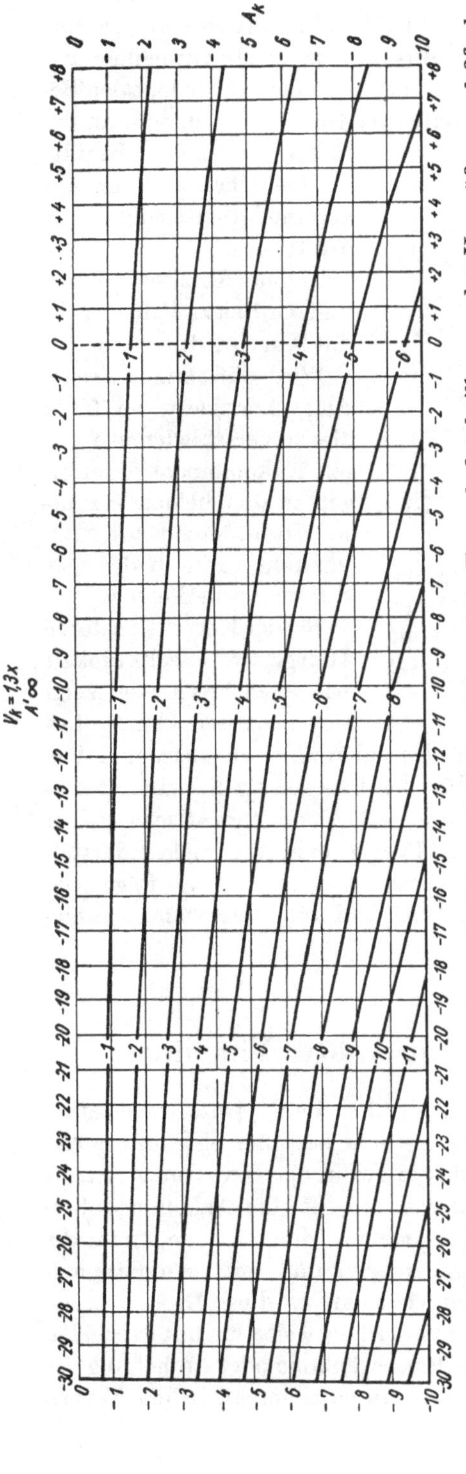

Abb. 111. Die Kurven gleichen äußeren Akkommodationserfolges einer Fernrohrfernbrille von der Vergrößerung 1,3fach

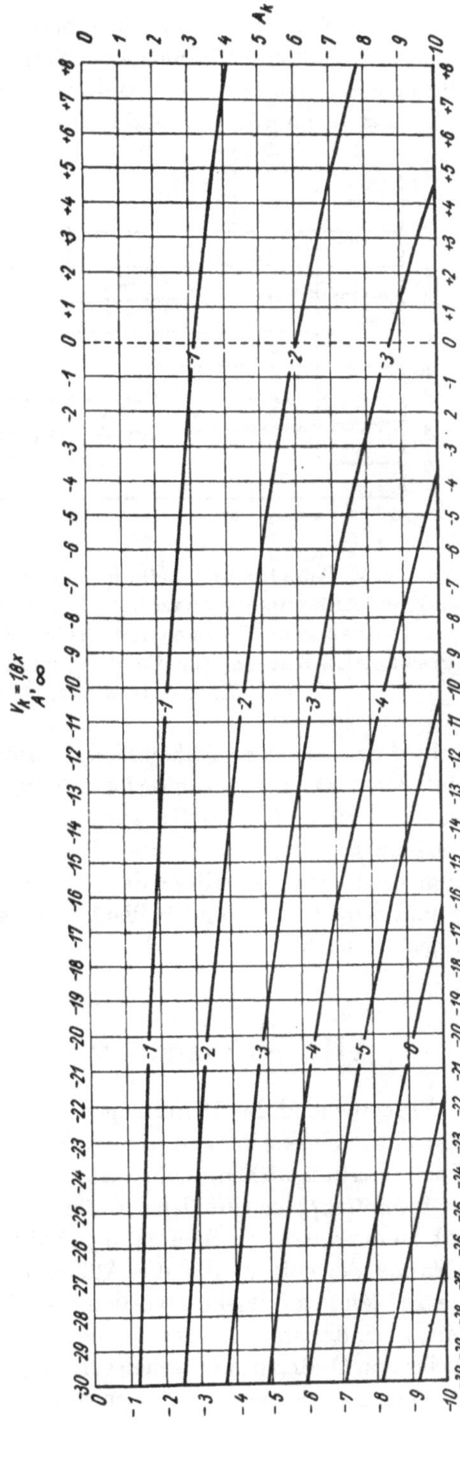

Abb. 112. Die Kurven gleichen äußeren Akkommodationserfolges einer Fernrohrfernbrille von der Vergrößerung 1,8fach

Als Beispiel nehmen wir einen Myopen mit einer Fernkorrektion von — 8 dptr und einer Akkommodationsbreite von 4 dptr. Aus Abbildung 110 entnehmen wir für eine Fehlsichtigkeit von — 8 dptr — abzulesen an der oberen horiziontalen Bezifferung — und für eine Akkommodationsbreite von 4 dptr — abzulesen an der linken vertikalen Bezifferung — einen äußeren Akkommodationserfolg von 5 dptr — durch den Schnittpunkt von Abszisse — 8 dptr und Ordinate 4 dptr geht die Kurve 5 dptr.

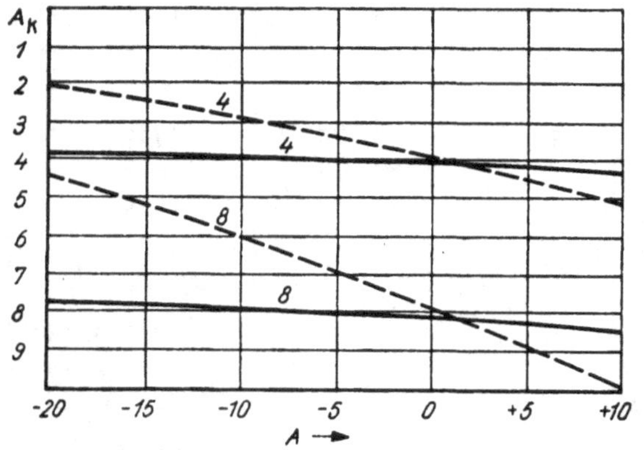

Abb. 113. Schichtendarstellung der Änderung des äußeren Akkommodationserfolges durch die Haftglas (ausgezogene Kurven) und Brillen-Berichtigung (gestrichelte Kurven) für die Refraktionen — 20 bis + 10 dptr (aus Bürki)

Wird ein astigmatisches Auge korrigiert, so führt dies zu verschiedenen äußeren Akkommodationserfolgen in den beiden Hauptschnitten. Nach Erggelet entsteht dadurch der sog. astigmatische Fehler.

Bei der Korrektion durch Haftgläser, sowohl afokale wie auch brechende, zeigt sich praktisch kein Unterschied zwischen den Akkommodationsbreiten des unbewaffneten Auges und dem äußeren Akkommodationserfolg (Bürki). Für den Übersichtigen bedeutet dies einen Vorteil, für den Kurzsichtigen einen Nachteil. Der astigmatische Fehler verschwindet fast vollkommen. Die Abbildung 113 zeigt in einer Schichtendarstellung die Gegenüberstellung der Kurven des äußeren Akkommodationserfolges von 4 und 8 dptr für dünne Brillengläser (gestrichelt) und für Haftschalen (ausgezogen) nach Bürki.

XIII. Akkommodation und Drogen bzw. Vitamine

Entsprechend der Wandlung in der Erkenntnis über die doppelte Innervation des Ziliarmuskels können wir heute die Drogen, welche beeinflussend auf die Akkommodation wirken, nicht mehr nur, wie das bisher in der Literatur geschieht in zwei Gruppen einteilen: in die Gruppe derjenigen, die die Akkommodation lähmen und mit dem Sammelbegriff Mydriatica gekennzeichnet wurden, und in die Gruppe derjenigen, die die Akkommodation anregen und mit dem Sammelbegriff Miotica versehen wurden. Wir müssen vielmehr, da diese Drogen durch eine Beeinflussung des vegetativen Nervensystems wirken, weiterhin unterscheiden 1. bei den Mydriatica zwischen solchen, die die Einschränkung oder Aufhebung der Akkommodationsbreite erzielen durch Lähmung des parasympathischen Nerven und solchen, die sie erzielen durch Reizung des sympathischen Nerven, und 2. bei den Miotica zwischen solchen, die die Akkommodation anregen oder sogar am Auge zu einem Akkommodationskrampf führen durch Lähmung des sympathischen und solchen, die dies erreichen durch Reizung des parasympathischen Nerven.

Die Bezeichnungen Mydriatica und Miotica führen diese Drogen infolge ihrer Wirkung auf die Pupille. Die Mydriatica wirken pupillenerweiternd, die Miotica pupillenverengernd. Zugleich mit dieser pupillenerweiternden oder pupillenverengernden Wirkung ist aber auch eine akkommodationslähmende oder eine akkommodationsfördernde Wirkung verbunden, da die Wirkung eine Reizung oder Lähmung im vegetativen Nervensystem ausübt.

a) Mydriatica

In die erste Gruppe der parasympathikuslähmenden Mydriatica gehören als bekannteste Drogen Atropin, das sehr stark wirkt und auch sehr lange anhält, und Scopolamin, Homatropin, Labotropin, Euphthalmin, Eumydrin, die in ihrer Wirkung schwächer sind als Atropin und auch nicht so lange anhalten.

Die zweite Gruppe der Mydriatica, die den Sympathikus reizen, enthält den natürlichen Reizstoff Adrenalin und ein Gemisch aus diesem Adrenalin und dem Methylaminoacetolbrenzcatechin, das Glaukosan, ferner Kokain, Sympathol Veritol, Ephedrin, Adrianol, Ephetonin, Pervitin, Mydrial.

Für verschiedene dieser Drogen ist eine Wirkung auf die Akkommodation bestritten oder angezweifelt worden, so z. B. für Mydrial und Kokain, oder es ergaben sich bei Versuchen widersprechende Ergebnisse. So wurde andererseits wiederum eine Wirkung des Kokain bereits festgestellt und anerkannt, als man noch die Akkommodation und die Einstellung auf die Ferne nur auf eine Kontraktion bzw. Erschlaffung des Ziliarmuskels infolge Reizung und Lähmung des Parasympathikus zurückführte, obwohl man wußte, daß Kokain nicht lähmend auf den Parasympathikus wirkt (Bellarminoff 1885).

Der Grund für diese unterschiedlichen Ansichten begründet in unterschiedlichen Ergebnissen der angestellten Versuche liegt wohl im wesentlichen darin, daß es sich bei diesen Drogen um körpereigene Substanzen handelt im Gegensatz zu den Drogen der Gruppe 1, die körperfremd sind. W. R. Hess (1950) hat gezeigt, daß körperfremde Stoffe viel leichter in den Körper eindringen als körpereigene und daher in ihrer Wirkung konstanter und einheitlicher sind als die körpereigenen, die in ihrer Wirkung individuelle Unterschiede zeigen.

Adrenalin ist ein Wirkstoff, der u. a. an den Nervenendigungen des sympathischen Nervensystems gebildet wird und die Reizung des Nerven in eine Erregung des glatten Muskels verwandelt. Kokain dagegen übt wahrscheinlich direkt keine Reizung auf den Sympathikus aus, sondern schützt das an den Nervenendigungen gebildete Adrenalin vor einem zu schnellen Abbau, erwirkt dadurch eine längere Reizwirkung des Adrenalin (Schober 1950). Es kann also nur beim Vorhandensein des Adrenalin oder eines ihm ähnlichen Stoffes wirken, d. h. nur dann, wenn das sympathische Nervensystem in Ordnung ist und arbeitet.

Pervitin und Mydrial, sog. Weckamine, wirken beschleunigend auf den Akkommodationsvorgang, wie SCHOBER (1950) nachweisen konnte. Ähnlich wirken Koffein und Tein.

b) Miotica

Die Drogen der ersten Gruppe der Miotica, die sympathikuslähmenden, werden am Auge nur selten wegen ihrer anderweitigen Giftwirkungen verwandt. Hierher gehören das Ergotoxin und Ergotamin.

Als akkommodationsanregende Drogen kommen dagegen die Miotica der zweiten den Parasympathikus reizenden Gruppe in Anwendung. Es sind dies in der Hauptsache Pilocarpin und Eserin, Prostigmin, Mintacol. Die letzteren drei haben für das parasympathische System eine ähnliche Wirkung wie Kokain für das sympathische. Sie schützen das an den parasympathischen Nervenendigungen gebildete Acetylcholin, das die der parasympathischen Reizung entsprechende Erregung am glatten Muskel auslöst, vor dem allzu schnellen Abbau und wirken somit ebenfalls indirekt auf den Parasympathikus.

Die in der Hauptsache verwendeten Drogen der Gruppe 1 der Mydriatica zur Akkommodationslähmung und der Gruppe 2 der Miotica zur Akkommodationsanregung sind also keine unmittelbaren Gegenspieler. Die gegenseitige Wirkung ist daher nicht gleichmäßig aufhebend (SCHOBER 1950). Wohl ist es möglich, durch die gebräuchlichen akkommodationslähmenden Mittel die Wirkung der akkommodationsanregenden Mittel vollends aufzuheben, jedoch nicht umgekehrt durch die gebräuchlichen akkommodationsanregenden Mittel die Wirkung der akkommodationslähmenden.

Von den verhältnismäßig wenigen Arbeiten auf dem Gebiet der Wirkung von Drogen auf die Akkommodation soll hier die Arbeit von MONJÉ (1952) Erwähnung finden, die er zum Nachweis der antagonistischen Innervation durch den Parasympathikus und Sympathikus im Anschluß an die Arbeit MEESMANNS veröffentlicht hat. Uns interessiert aus dieser Arbeit hier die Wirkung eines sympathikusreizenden Mittels, des Glaukosans, auf die Akkommodation.

MONJÉ hat drei Versuche nebeneinander durchgeführt: 1. Versuche über die Wirkung von Glaukosan nach Lähmung des Parasympathikus durch Homatropin, 2. Versuche über die Wirkung von Glaukosan und Homatropin und 3. Versuche über die alleinige Wirkung von Glaukosan. Er faßt als Ergebnisse seiner Untersuchungen zusammen, daß Glaukosan nach Lähmung des Parasympathikus ein weiteres Hinausrücken des Nahpunktes bewirkt, daß bei Einträufelung von Glaukosan und Homatropin das Hinausrücken des Nahpunktes schneller erfolgt als nach einer Einträufelung von nur Homatropin und daß bei Einträufelung von Glaukosan allein eine gleiche Wirkung erzielt werden kann wie nach einer Einträufelung von Homatropin, doch ergeben sich hier größere individuelle Unterschiede als beim Homatropin wegen der ungünstigeren Resorptionsbedingungen für Glaukosan als körpereigene Substanz. Allgemein tritt eine maximale Wirkung des Glaukosan allein oder in Verbindung mit Homatropin erst nach 15 bis 20 Minuten ein und klingt dann sehr schnell wieder ab. Das ist wahrscheinlich mit ein Grund für die unterschiedlichen Ergebnisse früherer Versuche, bei denen zu spät (erst nach $^1/_2$ Stunde oder später) die Wirkung gemessen wurde.

c) Vitamin B_1

Über die Wirkung des Vitamin B_1 auf die Akkommodation hat SYSI Untersuchungen angestellt. Nach Einspritzung von Vitamin B_1 zeigte sich eine Vergrößerung der Akkommodationsbreite. Die Wirkung begann $^1/_2$ Stunde nach der Einspritzung und dauerte vier bis fünf Tage an. Die Refraktion blieb während dieser Zeit unverändert. Eine Erklärung, auf welchen Teil des Akkommodationsmechanismus das Vitamin wirkt, konnte nicht gegeben werden. Die Kürze der Zeit bis zum Einsetzen der Wirkung spricht eher für eine Wirkung auf die Nervenmuskeltätigkeit als auf die Elastizität der Linse. Dann würde dies aber nach Ansicht SYSIS gegen die bisherige Erklärung des Akkommodationsvorganges insbesondere der Alterung der Linse sprechen.

Literaturverzeichnis

ABRAHAM, S., The use of several new drugs as substitutes for homatropine. Amer. J. Ophthalm 36,69 (1953).

ADAMS, Mc. und BEACH, Kombination akkommodationslähmender Mittel mit Benzedrin. Ref. Klin. Mbl. f. Augenhk. 100, 784 (1938).

ADAMSON, I. und FINCHAM, E. F., The effect of lenses and convergence upon the state of accommodation of the eye Trans. Ophthalm. Soc. U. K. 59 Pt 1, 163 (1939).

AEBLY, I., Zur Frage der geometrischen Gestalt der normalen Hornhautoberfläche. Arch. Entw. Mech. 52, 223 (1922).

ALBADA, L. E. W. v., Der Einfluß der Akkommodation auf die Wahrnehmung von Tiefenunterschieden. Graef. Arch. f. Ophthalm. 54, 430 (1902).

ALEXANDER, G. F., The influence of age on the power of the crystalline lens. Trans. Ophthalm. Soc. U. K. 41, 219 (1921).

AMMANN, Zur Akkommodation des Presbyopen. Arch. f. Augenhk. 46, 272.

ARNULF, A., DUPUY, O. und FLAMANT, F., Les microfluctuations d'accommodation de l'oeil et l'acuité visuelle pour les diamètres pupillaires naturelles. C. R. 232, 349 (1951).

AURICCHIO, G., Sul centraggio delle superfici lenticolari durante l'accommodazione. Boll. Ocul. 31, 721 (1952).

AXENFELD, Th. Lehrbuch und Atlas der Augenheilkunde. Fischer, Jena 1949.
— Tonische Akkommodation. Klin. Mbl. f. Augenhk. 62, 59 (1919).

AXENFELD, Th. und SCHURENBERG, E., Beiträge zur Kenntnis der angeborenen Beweglichkeitsdefekte der Augen. Einseitiger Akkommodationskrampf. Klin. Mbl. f. Augenhk. 39, 64.

BALL, G.V., Dämmerungsmyopie. Optometrie 4, 8 (1952), 1/2, 9 (1953).

BANISTER, H. und POLLAK, K. G., The Accommodation Time of the Eye. Brit. Jl. Psychol. 19, 394 (1929).

DE BARI, E., Betrachtungen über das Nahsehen des kurzsichtigen Auges. Graef. Arch. f. Ophthalm. 139, 165 (1938).

BARNES, K. C., Willkürliche Dissoziation der Akkommodation und des Konvergenzvermögens. Arch. Ophthalm (Am) 41, 599 (1949).

BARRET, C. D., Die relative Akkommodation und der Fusionsspielraum. Optometrie 9, 11 (1953).

BEAUVIEUX, La Zonule. Arch. d'Ophthal. Juli/1922.

BEER, Die Akkommodation des Auges in der Tierreihe. Wien. klin. Wochenschr. 42 (1898).

BELCHRADEK, I., Experimenteller vorübergehender Astigmatismus bei Ermüdung des menschlichen Ziliarmuskels. Casopis lekaruv ceskych 61, 81 (1922).

BERENS, C. und STARK, E., Studien über die Augenermüdung, Akkommodationsermüdung, Experimentelle und klinische Untersuchungen. Ref. Zbl. f. Ophthalm. 22, 744 (1930).

BERNSTEIN, F., Alterssichtigkeit. Ein Maßstab für die Lebensdauer. Zentrztg. Opt. und Mech. 52, 321 (1931).

BERNSTEIN, F. und STEINHAUS, H., Untersuchungen über den Zusammenhang von Presbyopie und Lebensdauer unter Berücksichtigung der Todesursache. Arch. f. Augenhk. 105, 731 (1932).

BESIO, E. La forme du cristallin humain. Jl. d. Physiol. 1901.

BETSCH, A., Über die menschliche Refraktionskurve. Klin. Mbl. f. Augenhk. 82, 365 (1929).

BETSCH, A., Zum Problem der Refraktionskurve. Klin. Mbl. f. Augenhkd. 115, 205 (1949).

BETTMANN, J. W., Scheinbare Akkommodation im aphaken Auge. Amer. Jl. Ophthalm. 33, 921 (1950).

BOCCI, A., Über den Akkommodationsmechanismus des Auges für die Ferne. Subjektive Prüfung bei Menschen und objektive beim Tier. Ztschr. f. Sinnesphysiol. 46, 379 (1912).

BOSA, F., Über die intrakapsuläre Akkommodation der Linse. Ann. Ottalm. 65, 621 (1937).

BOUMA, P. I., Sehschärfe und Wahrnehmungsgeschwindigkeit bei der Straßenbeleuchtung. Philips Techn. Rundschau 1, 215 (1936).

BRAND, I., Klinische Erfahrungen mit einem neuen synthetischen Mydriaticum. Klin. Mbl. f. Augenhk. 120, 596 (1952).

BRANDES, S., Astigmatische Akkommodation unter dem Einfluß einseitiger Einwirkung von Homatropin und Eserin. Arch f. Augenhk. 49, 255 (1903).

BROWN, A. L., A case substantiating the relaxation theory of accommodation. Amer. Jl. Ophthalm p 383 (1928).

BRÜCKE, E., Über den Musculus Cramtonianus und den Spannmuskel der Chorioidea. Arch. Anat. 370 (1846).

BRÜCKNER, A., Grundzüge der Brillenlehre für Augenärzte. Springer. Berlin 1924,

BÜTTNER, K., Akkommodation und spektrale Dispersion des menschlichen Auges. Ztschr. f. ophthalm. Optik 20, 35 (1932).

BULL, Du rapport de la contraction irrégulière du muscle ciliaire avec l'astigmatisme. Ann. d'ocul. I 107.

BURIAN, H. und SCHUBERT, G., Das Wesen der Naheinstellungsreaktion der Pupille. Graef. Arch. f. Ophthalm. 136, 377 (1937).

BUROW, A., Über den Einfluß peripherer Netzhautpartien auf die Regelung der akkommodativen Bewegungen des Auges. Graef. Arch. f. Ophthalm. 6, 106 (1860).

CASPARY, H. und GOERITZ, K., Synergie von Akkommodation und Pupillenreaktion. Pflüg. Arch. 193, 225 (1922).

CASPARY, H., Probleme der Akkommodations- und Refraktionsänderung. Med. Klin. 27, 1717 (1931).

CATTANEO, D., Quelques observations sur le Mechanisme de l'accommodation. Ann. d'Ocul 166, 32 (1929).

CLARKE, E., Influence of age on accommodation. Trans. Ophthalm. Soc. U. K. p 260 (1920).

COLENBRANDER, M. C., Determining the accommodation with a strong negative lens. Ophthalmologica 127, 48 (1954).

— Über Messungen am lebenden menschlichen Auge. Ber. Klin. Mbl. f. Augenhk. 103, 341 (1911).

COLLINS, E. T., Accommodative power of the human lens. London 1937.

COMBERG, W., Hinweise über die Bates'sche Akkommodationslehre. Vortrag ref. Klin. Mbl. f. Augenhk. 88, 541 (1932).

— Experimenteller Beweis der Helmholtzschen Akkommodationstheorie. Ber. Klin. Mbl. f. Augenhk. 93, 219 (1934).

— Ungewöhnliche Leistungen der Nahanpassung bei älteren Menschen. Vortrag Ber. Klin. Mbl f. Augenhk. 115, 706 (1949).

COSTELLO, B., Alcune considerationi circa l'influenca dell' accommodazione sulla grandezza delle imagini retiniche. Ann. Ophthalm. 55, 923 (1927).

COTLIER, I., Latente astigmatische Akkommodation. Mittel zu ihrer Erkennung, ihre Korrektion. Rev. med. del Rosario 27, 324 (1937).

— Astigmatische Akkommodation. Ann. Arg. oftalm. 2, 36 (1941).

CRZELLITZER, A., Die Tscherningsche Akkommodationstheorie Graef. Arch. f. Ophthalm. 42, 34 (1896).

CZAPSKI, S. und EPPENSTEIN, O., Grundzüge der Theorie der optischen Instrumente. Barth. Leipzig 1924.

DEŁAN, A., Ophthalmometrische Messungen an der toten menschlichen Kristalllinse. Widmarks Mitt. Vol VIII (1906).

DIMMER, F., Ein Fall von tonischer Reaktion der Pupille und des Ziliarmuskels. Klin. Mbl. f. Augenhk. 49, 332 (1911).

DOBROLOWSKY, W., Über verschiedene Veränderungen des Astigmatismus unter dem Einfluß der Akkommodation. Graef. Arch. f. Ophthalm. 14, 51 (1908).

DONDERS, F. C., Relative Akkommodationsbreite. Graef. Arch. f. Ophthalm. 6, 84 (1860).

— Beiträge zur Kenntnis der Refraktions- und Akkommodationsanomalien; Einfluß des Lebensalters. Graef. Arch. f. Ophtalm. 6, 210 (1860).

— Die Anomalien der Refraktion und Akkommodation des Auges. Dtsch. Ausg. Wien 1866.

DUANE, A., An attempt to determinate the normal range of accommodation. Trans. Amer. Ophthal. Soc. 11, 634 (1908).

— The Accommodation and Donders curve. Ophthalm. Rev. 1909.

— Normal values of accommodation at all ages. Jl. Amer. med. assoc. 59, 1010 (1912).

— Studies in monocular and binocular accommodation. Trans. Amer. Ophthalm. Soc. 20, 132 (1922)-

— Are the current theories of accommodation correct? Amer. Jl. Ophthalm. 8/3 (1925).

— Subnormal Accommodation. Arch. of Ophthalm. 54, 566 (1925).

— Studies of the accommodation. Ophthalmoscope 10, 486.

DUKE-ELDER, W. S., Die Natur des Glaskörpers. Brit. Jl. of Ophthalm. Monogr. Supplem. 4 (1930).

EGGERS, H., Zur Frage der Akkommodationsreserve. Arch. Ophthalm. (Amer) 41, 701 (1949).

EHRENSTEIN, W., Probleme der ganzheitspsychologischen Wahrnehmungslehre. Barth, Leipzig 1954.

EINTHOVEN, W., Die Akkommodation des menschlichen Auges. Ergbn. d. Physiol. 1 (1902).

ERGGELET, H., Die Refraktion und die Akkommodation mit ihren Störungen. Schieck-Brückner, Kurzes Handb. d. Ophthalm. II Bd. Springer, Berlin 1932.

— Über den äußeren Erfolg der Akkommodation bei Brillenträgern. Zeitschr. f. Ophthalm. Optik 8, 16 (1920).

— Das Nahglas für das akkommodierende astigmatische Auge Zeitschr. f. ophthalm. Optik 13, 131 (1925).

— Zum äußeren Akkommodationserfolg. Ref. Klin. Mbl. f. Augenhk. 74, 771 (1925).

— Über Akkommodationshilfen. Klin. Mbl. f. Augenhk. 81, 382 (1928).

ESSER, A., Zur Genese der akkommodativen Mikropsie und Makropsie. Zeitschr. f. Augenhk. 44, 132 (1920).

FALKOWSKA, Z., Pilocarpine test in the examination of accommodation disturbances. Klin. oczna 22, 271 (1952).

FAZAKAS, A., Beiträge zur Lehre der Akkommodation. Ref. Klin. Mbl. f. Augenhk. 87, 539 (1931).

FERREE, C. E. u. RAND, G., Intensity of Light in Relation to the Near Point and the Apparat Range of Accommodation. Amer. Jl. Ophthalm. 18, 307 (1925).

FICK, A. E., Über die Akkommodation der Astigmatiker bei ungezwungenem Sehen. Graef. Arch. f. Ophthalm. 52, 1 (1901).

— Über ungleiche Akkommodation bei Gesunden und Anisometropen. Arch. f. Augenhk. 19, 123 (1889).

FINCHAM, E. F., Die Änderung in der Form der Linse bei Akkommodation. Trans. Opt. Soc. 26 (5), 239 (1924/25).

— Der Akkommodationsmechanismus, seine anatomische und physiologische Betrachtung. Proc. Opt. Conv. 1926.

— Die Funktion der Linsenkapsel bei der Akkommodation des Auges. Trans. Opt. Soc. 30, 3 (1928).

— The mechanism of accommodation and the recession of the near-point. Report of Phys. and Opt. Soc. Joint Discussion and Vision 1932.

— Some observations on the dynamis refraction of the eyes Refractionist N. 348 (1934).

— A study of accommodation by photography of the living lens and ciliary body in a rase of aniridia Trans. Ophthalm. Soc. U. K. Vol. 55 (1935).

— An experiment on the influence of tension upon the form of the crystalline lens Trans. Ophthalm. Soc. U. K. Vol. 56 (1936).

— Der Mechanismus der Akkommodation. London 1937.

— Faktoren, welche die Akkommodation des Auges kontrollieren Brit. Med. Bull. 9, 18 (1953).

FISCHER, F. P. Über Fixierung der Linsenform mittels der Gefriermethode. Arch. f. Augenhk. 56, 342.

— Zonuladehnbarkeit und Akkommodation. Klin. Mbl. f. Augenhk. 93, 195 (1934).

FISHER, E. I., Akkommodation, Konvergenz und ihre Berücksichtigung bei der Brillengläserbestimmung. Optometrie Heft 7/8, 22 (1953).

FLIERINGA, H. J. Untersuchungen auf dem Gebiet der relativen Akkommodationsbreite. Diss. Leyden 1923.

FLIERINGA, H. J. Einseitige Akkommodationslähmung nach Diphtherie. Klin. Mbl. f. Augenhk. 72, 405 (1924).

FLIERINGA, H. J. u. VAN DER HOEVE, J., Arbeiten auf dem Gebiet der Akkommodation. Graef. Arch. f. Ophthalm. 114, 1 (1924).

FUCHS, E., Über den Ziliarmuskel. Graef. Arch. f. Ophthalm. 120, 733 (1928).

FUSS, G., Über das Fusionskonvergenz- u. -divergenzvermögen. Ztschr. f. Augenhk. 58/59, 419 (1926).

GASSOWSKY, L. N. u. SAMSONOWA, W. G., Pulsierende Schwingungen in der Akkommodation des Auges. Graef. Arch. f. Ophthalm. 132, 82 (1934).

GILLESSEN, P., Experimentelle Untersuchungen zur Frage der Kontraktilität der Linsenfasern. Graef. Arch. f. Ophthalm. 138, 598 (1938).

GLASER, Th., Meine Erfahrungen mit dem Nahprüfgerät nach Abel, Mschr. Feinm. Optik 69, 40 (1952).

GOLDMANN, H. u. HAGEN, R., Zur direkten Messung der Totalbrechkraft des lebenden menschlichen Auges. Ophthalmologica 104, 15 (1942).

GOLDSTEIN, K. u. JABLONSKI, W., Über den Einfluß des Tonus auf Refraktion und Sehleistungen. Graef. Arch. f. Ophthalm. 130, 395 (1933).

GRAFE, A., Pharmakologische Wirkungen auf Iris und Ziliarmuskel. In Bethe-Bergmann, Handb. d. norm. u. pathol. Physiol. Bd. XII/1 S. 196 Springer, Berlin 1931.

GRAEFE, A. v., Pathologisches zur Akkommodationslehre. Graef. Arch. f. Ophthalm. 2, 299 (1855).

GRAFF, Th., Grundlagen der Akkommodationsmessung. Pflüger. Arch. 255, 302 (1952).

— Zur Dioptrik der Probierbrille, Klin. Mbl. f. Augenhk. 112, 79 (1947).

— Zur Theorie der Nahbrille, Optik 9, 126 (1952).

— Die Akkommodation beim Sehen durch das Nahbrillenglas. Klin. Mbl. f. Augenhk. 121, 205 (1952).

— Die Akkommodationsbreite beim Sehen durch das Fernbrillenglas. Klin. Mbl. f. Augenhk. 123, 577 (1953).

— Neue geometrisch optische Betrachtungen über die Akkommodation. Optometrie 6, 14 und 9, 4 (1953) u. 1, 12 (1954).

LE GRAND, Y., Sur l'existence chez certain sujets d'une accommodation negative. C. R. 230, 1422 (1951).

GRAVES, B., Change of tension on the lens-capsule during accommodation and under the influence of various drugs. Brit. Med. Jl. Jan. 1926.

GRIMM, R. Über die Möglichkeit, binokular ungleich zu akkommodieren, und über das Wesen der Akkommodation. Graef. Arch. f. Ophthalm. 131, 127 (1933).

GRÖNHOLM, V., Studien über den zeitlichen Ablauf der Akkommodation und der mit der Akkommodation assoziierten Fusionsbewegungen des Auges unter normalen und einigen pathologischen Verhältnissen. Arch. f. Augenhk. 67 Erg. H. 119 (1910).

GROETHUYSEN, G., Dioptrik des Auges. Refraktionsanomalien. Augenleuchten und Augenspiegel. In Bethe-Bergmann, Handb. d. norm. u. pathol. Physiol. Springer, Berlin 1931.

GROSS, K., Über Akkommodation im Alter. Ztschr. f. Sinnesphysiol. 62, 49 (1931).

GROSSMANN, K., The mechanism of accommodation in man. Ophthalm. Rev. 23, 1 (1904).

GUGGENHEIM, I. u. FRANCESCHETTI, A., Refraktometrische Untersuchungen des Glaskörpers von Kaninchen und Mensch. Arch. f. Augenhk. 98, 448 (1928).

GUGLIANETTI, L., Nuovo metodo per la misura dei tempi di accommodazione. Arch. Ophthalm. 30, 25 (1923).

GULLSTRAND, A., Zusätze zum Handb. d. Physiol. Optik von Helmholtz Bd. 1 1909.

— Wie ich den intrakapsulären Akkommodationsmechanismus fand (Nobel-Vortrag) Arch. f. Augenhk. 72, 169 (1912).

— Einführung in die Methoden der Dioptrik. In Tigerstedts Handb. d. physiol. Methodik Bd 3, S. 1, 180 (1914).

HARTINGER, H., Die Fernrohrbrille für das akkommodierende astigmatische Auge. Ztschr. f. ophthalm. Optik 17, 35 (1926).

HARTRIDGE, H. u. YAMADA, K., Accommodation and other optical properties of the eye of a cat. Brit. Jl. of Ophthalm. 6 (1922).

HARTRIDGE, H., Die Akkommodationstheorie von Helmholtz. Brit. Jl. Ophthalm. 10 (1925).

HECHT, S., Eine Grundlage für die Beziehung zwischen Sehschärfe und Beleuchtung. Naturwiss. 18, 223 (1930).

HEGNER, C. A., Refraktion, Sehschärfe, Akkommodation und Refraktionsanomalien des Auges. In Abderhalden, Handb. d. Biolog. Arbeitsmethoden Abt. V Teil 6 Springer, Berlin 1924.

HEINE, L., Mikroskopische Fixierung des Akkommodationsaktes. Vers. d. Ophthalm Ges. Heidelberg 1897, 23.

— Die akkommodative Linsenverschiebung im Auge subjektiv und objektiv gemessen. Graef. Arch. f. Ophthalm. 44, 299 (1897).

— Beiträge zur Physiologie und Pathologie der Linse. Graef. Arch. f. Ophthalm. 43 (1898).

— Linsenschlottern und Linsenzittern. Graef. Arch f. Ophthalm. 47, 662 (1899).

— Die Anatomie des akkommodierten Auges. Graef. Arch. f. Ophthalm. 49, 1 (1901).

— Ein Versuch über Akkommodation und intraokularen Druck am überlebenden. Kinderauge. Graef. Arch. f. Ophthalm. 60, 448 (1905).

HELMHOLTZ, H. v., Über die Akkommodation des Auges. Graef. Arch. f. Ophthalm. 1, 1 (1855).

— Hdb. d. physiol. Optik. 1909.

HELSON, H. Demonstration of pupillary accommodative and consensual reflexes trough changes apparent size of a pinhole. J. gen. Psych. 13, 186 (1933).

HENDERSON, Th., Die Anatomie und Physiologie der Akkommodation der Säugetiere. Trans. Ophthalm. Soc. U. K. Vol. 46 (1926).

HENKE, W., Der Mechanismus der Akkommodation für Nähe und Ferne. Graef. Arch. f. Ophthalm. 6, 53 (1860).

HENKER, O., Einführung in die Brillenlehre. Dritter Band des Augenoptiker von Pistor, Jena 1948.

HENSEN, V. u. VÖLKERS, C., Experimentaluntersuchungen über den Mechanismus der Akkommodation, Kiel 1868.

— — Über die Akkommodationsbewegung der Chorioidea im Auge des Menschen, des Affen und der Katze. Graef. Arch. f. Ophthalm. 18 (1873).

Hess, C. v. Über einige bisher noch nicht gekannte Ortsveränderungen der menschlichen Linse während der Akkommodation. Ber. XXV Vers. d. Ophthalm. Ges. Heidelberg 1896.

— Arbeiten aus dem Gebiete der Akkommodationslehre. Graef. Arch. f. Ophthalm. 42 (1) 288 u. (2) 80 (1896).

— Über das Vorkommen partieller Ziliarmuskelkontraktion Graef. Arch. f. Ophthalm. 42, 80 (1897).

— Arbeiten aus dem Gebiet der Akkommodationslehre. Graef. Arch. f. Ophthalm. 43 (3), 477 (1897).

— Ortsveränderungen der menschlichen Linse während der Akkommodation und ihre Messung. Graef. Arch. f. Ophthalm. 43 (1897).

— Arbeiten aus dem Gebiete der Akkommodationslehre. (Die relative Akkommodation.) Graef. Arch. f. Ophthalm. 46, 446.

— Beobachtungen über den Akkommodationsvorgang. Klin. Mbl. f. Augenhk. 42, 309 (1904).

— Über Linsenbildchen, die durch Spiegelung am Kern der normalen Linse entstehen. Arch. f. Augenhk. 61 (1905).

— Untersuchungen zur vergleichenden Physiologie und Morphologie des Akkommodationsvorganges. Arch. f. Augenhk. 62, 345 (1909).

— Die Refraktion und Akkommodation des menschlichen Auges und ihre Anomalien 1910.

— Die Akkommodation beim Menschen, In Bethe-Bergmann, Handb. d. normalen und pathologischen Physiol. XII, Springer, Berlin 1931.

— Messende Untersuchungen über die Gelbfärbung der menschlichen Linse und über ihren Einfluß auf das menschliche Sehen. Arch. f. Augenhk. 63, 164 (1909).

— Weitere Mitteilungen über die Gelbfärbung der menschlichen Linse und ihren Einfluß auf das Sehen. Arch. f. Augenhk. 64, 293 (1909).

— u. Heine, L., Arbeiten aus dem Gebiet der Akkommodationslehre. Graef. Arch. f. Ophthalm. 46, 243 (1898).

Hess, W. R., Die funktionelle Organisation des vegetativen Nervensystems. Basel 1948.

Hess, W. R., Koella, W. u. Szabo, Th., Experimentelle Studien über die antagonistische Innervation. Ztschr. f. exper. Med. 115, 481 (1949 50).

Hildebrandt, H., Experimentelle Untersuchungen über das Sehen bei nichtoptimaler Akkommodation. Psychol. Forsch. 6, 113 (1924).

Hill, R. V., The accommodative-effort syndrome: pathologic physiology. Amer. Jl. Ophthalm. 34, 423 (1951).

Hirasawa, Experimentelle Untersuchungen über die Akkommodationsgeschwindigkeit. Ref. Klin. Mbl. f. Augenhk. 101, 932 (1938).

Hönig, A., Studien aus dem Bereiche der Akkommodation. Lebensalterbestimmungsversuche aus dem Auge. Arch. f. Augenhk. 27, 91 (1911).

van der Hoeve, J., Die optische Heterogenität der Linse. Graef. Arch. f. Ophthalm. 98, 39 (1919).

Hofmann, F. B., Über die Lösung von Konvergenz und Akkommodation. Ztschr. f. Augenhk. 58/59, 42 (1926).

Hollwich, F., Die „vegetative Dystonie“ des Auges und ihre Behandlung. Med. Mtschr. 6, 642 (1952).

HRUBY, K., Wirkungen von Eserin und Pilocarpin. Graef. Arch. f. Ophthalm. 141, 517 (1939).

HUGGERT, A., Der Einfluß der Akkommodation auf die Dicke der vorderen Rinde der menschlichen Kristallinse. Acta. Ophthalm. (Dän) 25, 425 (1947).

IKEZAWA, E., Über den Zusammenhang zwischen der Naheinstellung und der Pupillenweite. Act. Soc. Ophthalm. Jap. 34, 1549 (1930).

ISAKOWITZ, I. Ein grundsätzlicher Einwand gegen die v. Pflugksche Akkommodationstheorie. Klin. Mbl. f. Augenhk. 93, 196 (1934).

IVANOFF, A., Influence de l'Accommodation sur l'Aberration Sphérique de l'Oeil. Compt. Rend. 223, 1027 (1946),

— On the Influence of Accommodation on Spherical Aberration in the Human Eye, an Attempt to Interpret Night-Myopia. Journ. Opt. Soc. Am. 37, 730 (1947).

— Les Aberrations de Chromatisme et de Sphéricité de l'Oeil Leur Role en Vision Nocturne. Rev. d'Opt. 26, 145 (1947).

— Neuere Untersuchungen über physiologische Optik. Optometrie 4, 2 (1952).

— Au sujets de l'aberration géometrique de l'oeil. C. R. 231, 526 (1950).

— Au sujets de variations de l'amplitude d'accommodation de l'oeil suivant la région utilisée da la pupille. C. R. 230, 1896 (1950).

— Les aberrations de l'œil, leur role dans l'accommodation, Paris 1953.

JACKSON, E. Accommodation with aphakia. Optician 64, 127 (1922).

JESS, A. Über den Verlauf der tonischen Akkommodation. Klin. Mbl. f. Augenhk. 69, 837 (1922).

JOHNSON, G. L., A new theory of accommodation. Refractionist Sept./1924.

KARPE, G., Eine Untersuchung der Tiefenverschiebung des zweiten Linsenreflexes bei Akkommodation. (Skoma) Acta Ophthalm. (Dän) 16, 125 (1938).

KATZ, J., Untersuchungen über eine feste Okulareinstellung an Ferngläsern und Periskopen zum Gebrauch bei Tage, in der Dämmerung und bei Nacht. Klin. Mbl. f. Augenhk. 114, 71 (1949).

— Bemerkungen zur Frage der Akkommodation und Konvergenz. Klin. Mbl. f. Augenhk. 115, 134 (1949).

KELLERSOHN, Cl., L'éclairage moderne. Bull. Soc. Ophthalm. France 773 (1952).

KITAHARA, S., Über die Wirkung von Sympathikusreizmitteln auf die Akkommodation. Act. Soc. Ophthalm. Jap. Bd. 37 H. 3.

KNAPP, I. H., Über die Lage und Krümmung der Oberflächen der menschlichen Kristallinse und den Einfluß ihrer Veränderungen bei der Akkommodation auf die Dioptrik des Auges. Graef. Arch. f. Ophthalm. 6 (2), 1 (1860).

KÖLLNER, H., Die Sehrichtungen. Arch. f. Augenhk. 89, 67 (1921).

KÖNIG, A., Gesammelte Abhandlungen zur physiologischen Optik. Barth, Leipzig 1903.

— Physiologische Optik. In Wien-Harms, Handb. d. Experimentalphysik, Ak. Verlagsges. Leipzig 1929.

KOEPPE, L., Über das Problem der Krümmungen der elastischen Membranen resp. Diskontinuitätsflächen in der lebenden Hornhaut und Linse. Dtsch. Opt. Wchschr. 8, 672 u. 695 (1922).

KOOMEN, M., SCOLNIK, R. u. TOUSEY, R., The Spherical Aberration of the Eye. Journ. Opt. Soc. Am. 39, 370 (1939).

— — — Messungen der Akkommodation bei Dämmerung und Dunkelheit mit Hilfe der Purkinje Bilder. Journ. Opt. Soc. Amer. 43, 27 (1953).

KOSTER, W. Presbyopie im jugendlichen Alter, astigmatische Akkommodation unter dem Einfluß von Eserin. Arch. f. Augenhk. 49, 177 (1903).

KRÄMER, Vorrichtung zur Messung der Akkommodationsbreite. Vortrag ref. Klin. Mbl. f. Augenhk. 80, 404 (1928).

KRAUSE, C., Über die gekrümmten Flächen der durchsichtigen Teile des Auges. Pogg. Ann. 21 (1834).

— Fortsetzung der Untersuchungen über die Gestalt und Dimension des Auges. Pogg. Ann. 39 (1836).

KRAUSS, Diskussionsbeitrag zum Vortrag Seidel: Zur Akkommodationsfrage. Ref. Zbl. ges. Ophthalm. 41, 353 (1938).

KRÖNER, F. A. W., Scheinbare Akkommodation. Diss. 1910. Ref. Klin. Mbl. f. Augenhk. 49, 117 (1911).

KRÜMMEL, H., Nerven des menschlichen Ziliarkörpers. Graef. Arch. f. Ophthalm. 138, 845 (1938).

KÜHL, A., Die Akkommodationsruhe und ihr Einfluß auf das Nachtsehen ohne und mit Fernrohr. Festschr. z. 25jähr. Bestehen d. Oscar v. Miller Polytechnikums Akd. f. angew. Techn. München 1949.

— Über die mögliche Leistung einer subjektiven Refraktionsbestimmung. Graef. Arch. f. Ophthalm. 129, 455 (1933).

LANCASTER, W. B. u. WILLIAMS, E. R., New Light on the Theory of Accommodation with Practical Applications. Trans. Amer. Acad. Ophthalm. 170 (1914).

LANDOLT, E., Einfluß des Alters auf die Akkommodationsbreite. Klin. Mbl. f. Augenhk. 71, 235 (1876).

LAU, E., Beugungserscheinungen an Doppelrastern Ann. d. Physik. 6. Folge Bd. 2 Heft 7/8 (1948).

LAU, E. u. MÜTZE, K., Ein Dioptriemeter. Optik 8, 419 (1951).

— — Verwendung von Doppelrastern in der Optik. Wiss. Ann. 1, H. 1 (1952).

— — Neue Wege zur Bestimmung der Fehlsichtigkeit. Dtsch. Opt. Wchschr. 69, H. 1 (1952).

LERPERGER, O., Tonische Reaktion der Pupille und des Ziliarkörpers Klin. Mbl. f. Augenhk. S. 241 (1914).

LEWITZKY, M., Zur Technik der Nahpunktbestimmung. Ztschr. f. Augenhk. 71, 152 (1930).

LINDNER, K., Lehrbuch der Augenheilkunde. Urban & Schwarzenberg, Wien 1952.

LITINSKY, G., Warum ist die binokulare Sehschärfe höher als die monokulare? Ref. Zbl. ges. Ophthalm. 23, 562 (1930).

LITTMANN, H., Über die Akkommodationsentspannung mit optischen Methoden. Klin. Mbl. f. Augenhk. 115, 136 (1949).

LOHMANN, W., Über die Frage: Konvergenz oder Akkommodationsverengung der Pupille bei Naheinstellung. Vortrag Ref. Klin. Mbl. f. Augenhk. 46, 222 (1908).

— Zur Genese der akkommodativen Mikropsie und Makropsie. Arch. f. Augenhk. 88 (1921).

LUEDDE, W. H., Ciliary muscle. Presbyopia. Arch. of Ophthalm. Jan. 1922.

— Der Akkommodationsmechanismus. Amer. Jl. Ophthalm. p 15/1927.

— Mechanism of accommodation. Trans Amer. Ophthalm. Soc. Febr./1932.

LUEDDE, W. R., The mechanism of accommodation. Arch. of Ophthalm. 1 (1932).

LUCKIESH, M. u. MOSS, F. K., Functions of Relative Accommodation. Amer. Journ. Ophthalm. 24, 423 (1941).

— A New Method of Subjective Refraction at the Near-Point. Amer. Jl. Ophthalm. 18, 249 (1941).

— — The Plus Bias in Static Refraction. Amer. Jl. Ophthalm. 18, 313 (1941).

LUX, F., Die Akkommodation des Auges, eine Funktion der Osmose? Ztschr. f. Sinnesphysiol. 62, 205.

MAEDA, Über die Beziehung zwischen der Akkommodation und der Helligkeit. Acta Soc. Ophthalm. Jap. Bd. 36, 7.

MAKLAKOFF, A., Changements des éléments dioptriques de l'oeil pour différents degrés d'accommodation (russ.) Moskau 1903.

MARGOTTA, G. Über die Dickenzunahme der Linse bei Akkommodation. Boll. Oc. 11 (9), 928 (1932).

MARX, E., Untersuchungen über die Formveränderung der Linse während der Akkommodation. Klin. Mbl. f. Augenhk. 47, 280 (1909).

MARX, E. u. TRENDELENBURG, W., Über die Genauigkeit der Einstellung des Auges beim Fixieren. Ztschr. f. Sinnesphysiol. 45, 87 (1911).

MEESMANN, A., Experimentelle Untersuchungen über die antagonistische Innervation der Ziliarmuskulatur. Graef. Arch. f. Ophthalm. 152, 335 (1952).

MELLICK, A., Die Konvergenz, eine analytische Untersuchung nach Altersgruppen. Klin. Mbl. f. Augenhk. 118, 548 (1951).

METZGER, W., Gesetze des Sehens. Kramer, Frankfurt a. M. 1953.

MONJÉ, Über pharmakodynamische und klinische Untersuchungen der Akkommodation. Graef. Arch. f. Ophthalm. 152, 357 (1952).

MORAT u. DOYON, Le grand sympathique nerf accommodateur. Arch. de Physiol. 1891.

MORGAN, W. M. u. OLMSTEDT, J. M. D., Quantitative Measurements of Relative Accommodation and Relative Convergence. Proc. Soc. Exper. Biol. Med. 41, 303 (1939).

MORGAN jr. M. W., Relationship between accommodation and convergence. Arch. of Ophthalm. 47, 745 (1952).

MÜLLER, H., Akkommodation im Greisenalter oder Linse mit doppeltem Brennpunkt? Ztschr. f. Sinnesphysiol. 62, 137 (1932).

MÜTZE, K., Über Ergebnisse bei Augenuntersuchungen mit dem Dioptriemeter. Wiss. Ztschr. d. Karl Marx Univers. Leipzig Math. Naturw. Reihe 3, 1 (1953/54).

— Über augenoptische Arbeiten des Instituts für Optik und Feinmechanik der DAdW. Feingerätetechnik 3, 41 (1954) u. Optometrie 1953 Heft 10/11, S. 19.

NICOLAI, C., Der Mechanismus der Akkommodation, eine neue Theorie. Klin. Mbl. f. Augenhk. 94, 617 (1935).

NIZETIC, Br. u. CREMA, A., Sulla faticabilità del meccanismo accommodazione convergenza sotto l'influenza dell'alcaolemia acuta. Gior. Ital. Oftalm. 6, 84 (1953).

NOISZEWSKI, K., Blinzeln als Akkommodation des Auges für die Ferne. Die Fernakkommodation. Klinika Oczna 5, 50 (1927).

— Die Akkommodation oder die Einstellung für die Ferne. Klinika Oczna 6, 129 (1928).

NOJI, R., Die Beziehungen des Nahpunktes zur Kopfhaltung und der Einfluß der letzteren auf die relative Akkommodationsbreite. Nipon Gankakai Zasshi (jap) 31, 327 (1927).

NORDENSON, J. W., Zur Frage nach dem Akkommodationsvorgang. Klin. Mbl. f. Augenhk. 93, 591 (1934).

NOWACK, E., Neue Wege und Ziele in der Untersuchung des Sehens bei Nacht. Graef. Arch. f. Ophthalm. 145, 46 (1943).

OBAL, Neue Gesichtspunkte zur Akkommodationstherapie Klin. Mbl. f. Augenhk. 119, 648 (1951).

OBARRIO, P., Der Akkommodationsmechanismus auf Grund experimenteller Unterlagen. Amer. Jl. Ophthalm. 2 (1926).

OCAMPO, G. D., Di-isopropyl fluorophosphate (DFP) in cycloplegic refraction. Amer. Jl. Ophthalm. 35, 1484 (1952).

ODQUIST, B., Studien über den Akkommodationsmechanismus im Menschenauge. Svensk. Läk. Sällsk. Hdl. 63, 321 (1937).

— Versuch einer Darstellung des Akkommodationsmechanismus des menschlichen Auges durch ein Modell. Acta ophthalm. Kopenhagen 15, 521 (1937).

OESTERBERG, G. Topographien der Stäbchen- und Zapfenschicht der menschlichen Netzhaut. Acta Ophthalm. (Skand) 1935 Suppl. Bd. 6.

OHM, J., Über einseitige bzw. nicht assoziierte Innervation der Augenmuskeln. Graef. Arch. f. Ophthalm. 149, 364 (1949).

OSTWALT, Beitrag zur Dioptrik des Auges. Graef. Arch. f. Ophthalm. 44, 565 (1897).

OTERO, I. M., Influence of the States of Accommodation on the Visual Performance of the Human Eye. J. Opt. Soc. Amer. 41, 942 (1951).

PALACIOS, J., De la miopia y de la presbicia nocturna. Investigación y progreso 14, 257 (1943).

PASCAL, I. Effect of accommodation on the retinal image. Brit. J. Ophthalm. 36, 676 (1952).

— Basis and Applications of the Accommodative Unit. Ophthalmologica 120, 428 (1950).

— Lens replacement of accommodative activity. Ophthalmologica 123, 394 (1952).

PAU, H., Der kolloid-osmotische Druck der Linseneiweiße in seiner Bedeutung für die akkommodative Verschiebung der Linse. Graef. Arch. f. Ophthalm. 149, 701 (1949).

— Zur Mechanik der akkommodativen Linsenverschiebung. Graef. f. Arch. f. Ophthalm. 151, 565 (1951).

— Akkommodative Verschiebung von Cholesterinkristallen im Auge. Klin. Mbl. f. Augenhk. 119, 424 (1951).

— Die Bedeutung der akkommodativen Kernverschiebung der Linse für den intrakapsulären Akkommodationsmechanismus. Klin. Mbl. f. Augenhk. 121, 224 (1952).

— Die akkommodative Linsenverschiebung als Ausdruck antagonistisch wirkender Kräfte. Ophthalmologica 124, 239 u. 271 (1952).

PFALZ, G., Klinische Erfahrungen über Spasmus und Tonus des Akkommodationsapparates. Klin. Mbl. f. Augenhk. 41 (1903) Beilageheft,

— Adaptiver Langbau und aphakische Akkommodation bei angeborener Linsenluxation. Klin. Mbl. f. Augenhk. 47, 594 (1909).

PFLIMLIN, R., Vitamin B und seine klinische Bedeutung für die Ophthalmologie Klin. Mbl. f. Augenhk. 106, 513 (1941).

PFLÜGER, E., Klinische Beiträge zur Kenntnis der Ziliarmuskelkontraktion. Klin. Mbl. f. Augenhk. 41, 353 (1903).

v. PFLUGK, A.,, Neue Wege zur Erforschung der Akkommodation
1. Mitteilung. Graef. Arch. f. Ophthalm. 128, 179 (1932)
2. Mitteilung. Graef. Arch. f. Ophthalm. 130, 239 (1933)
3. Mitteilung. Graef. Arch. f. Ophthalm. 131, 614 (1934)
4. Mitteilung. Graef. Arch. f. Ophthalm. 133, 339
5. Mitteilung. Graef. Arch. f. Ophthalm. 133, 345 (1935).

— Ist die Helmholtzsche Erklärung des Akkommodationsvorganges heute noch haltbar? Münch. Med. Wchschr. 51, 2036 (1932).

— Die Lehre von der Akkommodation im Lichte der Neueren Forschung. Klin. Mbl. f. Augenhk. 88, 721 (1932).

— Sind im Auge die anatomischen Grundlagen für eine Akkommodation im Sinne der Helmholtzschen Theorie gegeben? Klin. Mbl. f. Augenhk. 92, 445 (1934).

— Was geht im Auge während der Naheinstellung vor? Vortrag Ges. f. Naturf. u. Heilk. 1934.

— Zum Akkommodationsproblem, Bemerkungen zu den Aufsätzen von Nicolai und Strebel. Klin. Mbl. f. Augenhk. 95, 369 (1935).

PIPER, H. F., Augenhaltung und Akkommodationsimpuls. Graef. Arch. f. Ophthalm. 152, 719 (1952).

PISTOR, H., Der Augenoptiker
Bd. 1 Einführung in die geometrische Optik
Bd. 2 Das menschliche Auge
Bd. 3 Einführung in die Brillenlehre. Lang, Pößneck.

POOS, Fr., Zur Frage der sympathischen Innervation des Ziliarmuskels und ihrer Bedeutung für die Akkommodation. Klin. Mbl. f. Augenhk. 80, 749 (1928).

POUFOUR DU PETIT, Mémoire sur le cristallin de l'oeil de l'homme, des animaux à quatre pieds, des oiseaux et des poissons. Mém. de l'Acad. des Sciences 1730.

PREUSSNER, E., Die Praxis der Akkommodometrie. WVA, Fulda 1952.

RABL, C., Über den Bau und die Entwicklung der Linse. Ztschr. f. Wiss. Zoologie, 63, 496 (1898).

RAEDER, I. G. Untersuchungen über die Lage und Dicke der Linse im menschlichen Auge bei physiologischen und pathologischen Zuständen nach einer neuen Methode gemessen. Graef. Arch. f. Ophthlm. 110, 73 (1922).

REDDINGIUS, R. A., Erhöhte Erregbarkeit der Akkommodation. Graef. Arch. f. Ophthalm. 45, 374 (1898).

REUSS, A. v., Untersuchungen über den Einfluß des Lebensalters auf die Krümmung der Hornhaut nebst einigen Bemerkungen über die Dimensionen der Lidspalte. Graef. Arch. f. Ophthalm. 27 (1), 27 (1881).

RIEKEN, H., Ein Verfahren zur objektiven Prüfung des Dämmerungssehens. Graef. Arch. f. Ophthalm. 145, 1 (1943).

RIPPLE, P., Variation of accommodation in vertical directions of gaze. Amer. Jl. Ophthalm. 35, 1630 (1952).

ROELOFS, O., Der Zusammenhang zwischen Akkommodation und Konvergenz. Graef Arch. f. Ophthalm. 85, 66 (1913).

RÖMER, P. u. DUFOUR, O., Experimentelle und kritische Untersuchungen zur Frage nach dem Einfluß des Nervus Sympathikus auf den Akkommodationsvorgang. Graef. Arch. f. Ophthalm. 54, 491 (1902).

RÖNNE, H., Über tonische Akkommodations-Reaktion lichtstarrer Pupillen. Klin. Mbl. f. Augenhk. 47, 41 (1909).
RÖSSLER, F., Die Akkommodationsbereitschaft bei Asthenopie. Graef. Arch. f. Ophthalm. 143, 337 (1941).
— Zur Korrektion der Alterssichtigkeit; Kritik der Akkommodationskurven von Donders und Duane. Ztschr. ophthalm. Optik 30, 129 (1942).
— Die reflektorische Akkommodationseinstellung als Ausdruck einer Reizbeantwortung des Auges. Wr. Med. Wschschr. 94, 436 (1944).
— Die reflektorische Akkommodationseinstellung. Wr. Med. Wchschr. 95, 37 (1944).
— Über die akkommodative Einstellung des Auges und ihre Abhängigkeit vom Zustande des Nervensystems. Graef. Arch. f. Ophthalm. 150, 75 (1950).
ROHEN, J., Die funktionelle Gestalt. des Auges und seiner Hilfsorgane. Abhdlg. d. Math. Naturw. Klasse d. Ak. d. Wiss. u. d. Literatur Mainz 1953, Heft 4.
ROHR, M. v., Zur Akkommodation von Brillenträgern. Ztschr. ophthalm. Optik 9, 1 (1921).
— u. BOEGEHOLD, H., Das Brillenglas als optisches Instrument. Springer, Berlin 1934.
RUSHTAN, R. H. The Clinical Measurement of the Axial Lenght of the Living Eye. Trans. Ophthalm. Soc. U. K. 58, 136 (1938).
SAUNTE, O., Linsenmaalinger. 1905.
SCHENK, F., Dioptrik und Akkommodation des Auges. In Nagels Handb. d. Physiol. Bd. III (1904).
SCHIECK, F. u. BRÜCKNER, A., Kurzes Handbuch der Ophthalmologie 2. Bd. Physiologie, Optik, Untersuchungsmethoden. Springer, Berlin 1932.
SCHMIDT-RIMPLER, Die Akkommodationsgeschwindigkeit des menschlichen Auges. Graef. Arch. f. Ophthalm. 26 (1), 103 (1880).
SCHOBER, H., Das Sehen, Bd. 1 Markewitz, Mühlhausen 1950, Bd. 2 Fachbuchverla Leipzig 1954.
— Bericht über die Arbeiten zur Nacht-Kurzsichtigkeit im lichttechnischen Institut d. technischen Hochschule Wien.
— Die Nachtmyopie und ihre Ursachen. Graef. Arch. f. Ophthalm. 148, 171 (1948).
— Ein einfaches Akkommodometer. Klin. Mbl. f. Augenhk. 115, 214 (1949).
— Vermeidbare Fehlerquellen bei den üblichen Methcden der Nahvisusbestimmung. Klin. Mbl. f. Augenhk. 119, 653 (1951).
— Die Benutzung der Nachtmyopie für die augenärztliche Praxis. Vortrag Ref. Zbl. ges. Ophthalm. 60, 183 (1953).
— Akkommodation-Konvergenz-Pupillenweite. Mtschr. Feinm. Optik 70, 135 (1953).
— Akkommodation-Konvergenz-Pupillenverengerung. Der Augenoptiker H. 7 (1954).
— Über die Akkommodationsruhelage. Optik 11 (6), 282 (1954).
SCHOEN, W., Der Akkommodationsmechanismus. Arch. f. d. ges. Physiol. Bd. 59 (1895).
— L' accommodation de l' oeil humain. Arch. d. Ophthalm. 1901.
SCHÜTZ, E., Die Helmholtzsche Theorie einschließlich neuerer Ergebnisse (Vortrag) Ref. Klin. Mbl. f. Augenhk. 93, 668 (1934).
SCHULTZE, O., Mikroskopische Anatomie der Linse und des Aufhängebändchens. In Graefe-Saemisch, Hdb. d. Ophthalmmologie Bd. 1 Springer, Berlin 1900.

SCHWARZ-WENDL, Grundzüge der Physiologie. Urban und Schwarzenberg 1949.

SEIDEL, E., Zur Akkommodationsfrage. Klin. Mbl. f. Augenhk. 101, 99 (1938).

— Zur Physiologie des Akkommodationsvorganges am menschlichen Auge. Graef. Arch. f. Ophthalm. 139, 513 (1938).

SHEARD, C., Ocular Accommodation. Hartford USA 1920.

SIEBECK, R., Die antagonistische Innervation der Akkommodation und die Akkommodationsruhelage. Graef. Arch. f. Ophthalm. 153, 425 (1952).

— Akkommodationsimpuls und Akkommodationserfolg unter medikamentösem, Einfluß. Graef. Arch. f. Ophthalm. 153, 438 (1952).

SIEGRIST, A., Refraktion und Akkommodation des menschlichen Auges. Springer, Berlin, 1925.

SILEX, P., Zur Frage der Akkommodation des aphakischen Auges. Arch. f. Augenhk. 19, 102 (1889).

SLATAPER, F. I., Standardwerte der Sehleistung und der Brechkraft bei den einzelnen Altersstufen. Arch. Ophthalm (Am) 43, 466 (1950).

SMITH, Pr., Model illustrating Tscherning's theory of accommodation. Trans. Ophthalm. Soc. U. K. Vol. 17 (1897).

— Accommodation theories of Helmholtz and Tscherning Ophthal. Rev. Nov. 1898.

STADFELT, A., Die Veränderung der Linse bei Traction der Zonula Klin. Mbl. f. Augenhk. Dez. 1896.

STANKA, R., Akkommodative Lageveränderungen von Linsentrübungen. Klin. Mbl. f. Augenhk. 69, 731.

STENSTRÖM, S., Messung der Länge der Augenachse im Zustande verschiedener Akkommodation. Nordisk. Medicin 44, 1881 (1950).

STIEVE, R., Über den Bau des menschlichen Ziliarmuskels, seine Veränderungen während des Lebens und seine Bedeutung für die Akkommodation. Anat. Anzg. 97, 69.

STILLING, I., Über den Mechanismus der Akkommodation
1. Einlt. Vorbemerkungen,
2. Der durchsichtige Augenkern Ztschr. f. Augenhk. 25, 15 (1911),
3. Der Ziliarmuskel und seine Wirkungsweise,
4. Der Akkommodationsvorgang Ztschr. f. Augenhk. 25, 141 (1911).

STOLZAR, I. H., A new group of cycloplegic drugs. Amer. J. Ophthalm. 36, 110 (1953).

STORY, J. B., Aniridia, accommodation changes under eserin. Trans. Ophthalm. Soc. U. K. 44 (1924).

STREBEL, Über die Mechanik des Akkommodationsvorganges und die Wirkungsweise der drei Fasersysteme des Ziliarmuskels. Klin. Mbl. f. Augenhk. 95, 235 (1935).

— Ein einfaches Modell der von v. Pflugk gemessenen Zonula-Elastizität und Widerlegung der Helmholtz-Theorie. Klin. Mbl. f. Augenhk. 95, 247 (1935).

SUZUKE, M. und YUKITI, E., Accommodotonie in newborneeyes. Act. Soc. Jap. ref. Zbl. ges. Ophthalm. 40, 207.

SYSI, R., Untersuchungen über die Wirkung des Vitamins B_1 auf die Akkommodation. Klin. Mbl. f. Augenhk. 107, 301 (1941).

TAIT, E. T., Accommodativo convergence. Amer. Jl. Ophthalm. 34, 1093 (1951).

TAKABATAKE, Über die Beziehung zwischen der Nahpunktdistanz und dem Farbton der Sehprobefigur. Act. S. O. Jap. 40, 2414 (1936).

Takao, S., Über die relative Divergenz- und Konvergenzbreite. Act. Soc. Ophthalm. Jap. 38 (8) (1934).

Taylor, H. L., Accommodation in cases of astigmatism. Proc. Opt. Conv. 1905.

Terrien, F., Le cristallin, Anatomie, physiologie, pathologie Paris 1926.

v. Tratwetter, D., Über den Nerv der Akkommodation. Graef. Arch. f. Ophthalm. 12, 95 (1866).

Trendelenburg, W., Der Gesichtssinn. Grundzüge d. Physiologischen Optik. Springer, Berlin 1943.

Troncoso, M. U., Theories of accommodation. Amer. Jl. Ophthalm. 11 (1928).

v. Tschermak-Seysenegg, A., Einführung in die physiologische Optik Springer, Wien 1947.

Tscherning, M., Beiträge zur Dioptrik des Auges. Ztschr. f. Sinnesphysiol. 3, 429 (1892).

Tscherning, M. v., Etude sur le mécanisme de l'accommodation. Arch. de. Phys. Jan. 1894.

— Theorie des changements optiques de l'oeil pendant l'accommodation. Arch. de Physiol. Vol. VII 1895.

— La surcorrection accommodative de l'aberration de spéhricite de l'oeil J. de Physiol. March. 1899.

— The theori of accommodation. Ophthalm. Rev. April 1899.

— Le mecanisme de l'accommodation. Ann. d' Ocul Mars 1904.

— The development of the science of physiological optics in the nineteenth century Trans. Opt. Soc. 1907—1908.

— Optique physiologique. Paris 1908.

— v. Helmholtz und die Theorie der Akkommodation Paris 1909.

— v. Helmholtz und die Akkommodationstheorie. Deutsche Übersetzung Leipzig 1910.

Uhthoff, Ein Fall von totaler angeborener Irideremie. Ber. Kongreß Heidelberg 1912.

Unterharnscheidt, Über incomplette Oculomomotoriuslähmung und akkommodativen Linsenastigmatismus.

Vierordt, Versuche über die Zeitverhältnisse des Akkommodationsvorganges im Auge. Arch f. Physiol. d. Heilk. Neue Folge 1, 17 (1857).

Vogelsang, K., Untersuchungen über die mechanischen Eigenschaften der Linsenkapsel des Rinderauges. Graef. Arch. f. Ophthalm. 144, 342 (1942).

Vogt, A., Ein Wahrscheinlichkeitsbeweis für den Helmholtzschen Akkommodationsmechanismus. Klin. Mbl. f. Augenhk. 72, 412.

— Ein einzigartiger Fall von einseitigem Akkommodationskrampf und nachfolgender subkapsulärer Schalentrübung der Linse. Klin. Mbl. f. Augenhk. 92, 406 (1934).

Wallwork, P. M., Magnifaction by the Use of Thickness Lenses. Brit. J. Physiol. Opt. 12, 77 (1938).

Wawilow, S. J., Das Auge und die Sonne. Akademie-Verlag, Berlin 1953.

Weber, Th., Unterscheidung zweier wesentlich verschiedener Arten der Akkommodation des Auges. Arch. f. Physiol. d. Heilk. 14, 479.

Winkelmann, J. E., Der durch die Retinareizung und die binokularen optischen Reflexe ausgelöste motorische Impuls. Klin. Mbl. f. Augenhk. 118, 433 (1951).

WOINOW, Zur Frage über die Akkommodation. Graef. Arch f. Ophthalm. 15 (1), 167 (1869).

YAOI, I., Über die Veränderung der relativen Konvergenzintensität während der Ermüdungszeit nach Naharbeit. Acta Soc. Ophthalm. Jap. 41 (6), (1937).

YELD, R. A., Function of the lens in accommodation. Jl. Amer. Med. Anoc. March 1928.

— Mechanism of accommodation. Amer. Arch. Ophthalm. 7 (1932).

YOUNG, Th., On the Mechanism of the Eye. Trans. of the Royal Soc. 1801.

ZEEMANN, W., Über die Form der hinteren Linsenfläche. Klin. Mbl. f. Augenhk. 46, 83 (1908).

Nachweis der Abbildungen

Die Abbildungen und Tabellen wurden aus folgenden Lehrbüchern, Handbüchern und Einzelveröffentlichungen entnommen:

AXENFELD, Th., Lehrbuch und Atlas der Augenheilkunde. Fischer, Jena 1949. Abb. 1, 4, 5, 14, 15, 24, 25, 26, 29.

BÜRKI, Das Haftglas, Karger, Basel. Abb. 113.

BÜTTNER, K., Akkommodation und spektrale Dispersion des menschlichen Auges. Ztschr. f. ophthalm. Optik 20, 35 (1932). Tabelle 11.

DONDERS, Beiträge zur Kenntnis der Refraktions- und Akkommodationsanomalien: Einfluß des Lebensalters. Graef. Arch. f. Ophthalm. 6, 210 (1860). Abb. 101.

DUANE, A., Studies in monocular and binocular accommodation. Trans. Amer. Ophthalm. Soc. 20, 132 (1922). Abb. 102.

FINCHAM, E. F., Der Mechanismus der Akkommodation, London 1937 hrsg. Britisch Journal of Ophthalmology, Abb. 27, 28, 53, 54, 55, 66, Tabelle 1, 4, 5, 6, 7.

GRAFF, Th., Grundlagen der Akkommodationsmessung. Pflüg. Arch. 255, 302 (1952). Abb. 92, 97, 98, 106.

Zur Theorie der Nahbrille. Optik 9, 126 (1952). Abb. 90, 91, 94, 99 Tabelle 15.

Die Akkommodationsbreite beim Sehen durch das Fernbrillenglas. Klin. Mbl. f. Augenhk. 123, 577 (1953). Abb. 100 c, 103, 104, 105, 107, 108.

Neue geometrisch-optische Betrachtungen. Optometrie 5,4 und 9,4 (1953) und 1,12 (1954). Abb. 93, 95, 96, 97, 98.

HARTINGER, H., Die Fernrohrbrille für das akkommodierende astigmatische Auge. Ztschr. f. ophthalm. Optik 17, 35 (1926). Abb. 111, 112.

HELMHOLTZ, H. v., Handbuch der Physiologischen Optik, 1909. Abb. 42, 43, 44, 45, 46, 47, 52, 56, 57, 70, Tabelle 8.

IVANOFF, A., Neuere Untersuchungen über physiologische Optik Optimetrie 1952, Heft 4, 2 Abb. 61, 62. Tabelle 9, 10.

Les aberrations de l'oeil, Paris 1953 Abb. 65

LAU, E., Beugungserscheinungen an Doppelrastern. Ann. d. Physik 6, 27 (1948). Abb. 75, 76.

LINDNER, K., Lehrbuch der Augenheilkunde. Urban & Schwarzenberg, Wien 1952. Abb. 36, 37.

PISTOR, H., Der Augenoptiker, Bd. II Lang, Pößneck. Abb. 2, 3, 6, 33, 34, 35.

PREUSSNER, E., Die Praxis der Akkommodometrie, WVA, Fulda 1952. Abb. 86.

ROHEN, A., Die funktionelle Gestalt des Auges und seiner Hilfsorgane. Abb. 7, 8, 9, 10, 11, 12, 13, 18, 19, 20, 21, 22, 23, 49, 50, 51.

ROHR, M. v. und BOEGEHOLD, H., Das Brillenglas als optisches Instrument, Springer, Berlin 1934. Abb. 110.

SCHOBER, H., Das Sehen Bd. I Markewitz, Mühlhausen 1950. Abb. 38.
Bd. II Fachbuchverlag, Leipzig 1954. Tabelle 3, 4.
Ein einfaches Akkommodometer. Klin. Mbl. f. Augenhk. 115, 214 (1949). Abb. 83, Tabelle 14.
Über die Akkommodationsruhelage. Optik 11 (6), 282 (1954). Abb. 63, 71.

SCHWARZ-WENDL, Grundzüge der Physiologie, Urban u. Schwarzenberg 1949. Abb. 39, 40, 41.

STIEVE, R., Über den Bau des menschlichen Ziliarmuskels, seine Veränderungen während des Lebens und seine Bedeutung für die Akkommodation. Anat. Anzg. 97, 69. Abb. 16, 17, 48.

STUDNITZ, G. v., Physiologie des Sehens, Leipzig 1952. Abb. 31.

Namenverzeichnis

Sachregister